U0396978

Studies on the Chemical and
Bioactivities of Chinese *Garcinia* plants

中国藤黄属植物化学成分及
生物活性研究

主　编　徐宏喜　李西林
副主编　谭红胜　付文卫
　　　　张　洪　张　莉
　　　　李松林　韩全斌

上海科学技术出版社

图书在版编目(CIP)数据

中国藤黄属植物化学成分及生物活性研究 / 徐宏喜，
李西林主编.—上海：上海科学技术出版社，2017.7
ISBN 978 - 7 - 5478 - 3571 - 5

Ⅰ.①中… Ⅱ.①徐… ②李… Ⅲ.①藤黄属-药用
植物-中药化学成分-研究②藤黄属-生物活性-研究
Ⅳ.①R284②Q949.758.5

中国版本图书馆 CIP 数据核字(2017)第 105694 号

本书出版得到以下项目支持：

国家自然科学基金课题"藤黄属植物抗肿瘤活性成分及其作用机理研究"(81173485)；

国家自然科学基金课题"藤黄属植物中多异戊烯基𠮷吨酮类及苯甲酮类化合物库的构建及其抗肿瘤活性定量构效关系研究"(81273403)；

国家自然科学基金课题"岭南山竹子中活性提取化合物的合成、结构修饰及抗 EV71 病毒研究"(81602990)；

国家自然科学基金课题"怒江藤黄中 Nujiangexanthone A 抗肿瘤作用机制研究"(81603344)；

国家自然科学基金课题"山木瓜抗肿瘤活性成分及作用机制研究"(81303188)。

中国藤黄属植物化学成分及生物活性研究
主编　徐宏喜　李西林

上海世纪出版股份有限公司
上 海 科 学 技 术 出 版 社　出版
(上海钦州南路 71 号　邮政编码 200235)
上海世纪出版股份有限公司发行中心发行
200001　上海福建中路 193 号　www.ewen.co
上海盛通时代印刷有限公司　印刷
开本 787×1092　1/16　印张 24.5
字数 470 千字
2017 年 7 月第 1 版　2017 年 7 月第 1 次印刷
ISBN 978 - 7 - 5478 - 3571 - 5/R·1372
定价：149.00 元

内容提要

　　本书是一部全面、系统阐述中国藤黄属植物化学成分及生物活性研究的专著。基于中国藤黄属植物已有和潜在的药用价值，本书作者在前人工作的基础上，结合自己多年来的研究成果，对中国藤黄属植物的种类、资源分布、应用历史、化学成分、药理作用及机制等进行了系统的整理和总结，为今后进一步开发和利用中国藤黄属植物的药用资源提供借鉴和参考。

　　本书适合致力于中药和药学研究的科研院所、大专院校的工作人员、教师、研究生以及相关制药企业研究人员阅读。

编　委　会

主　编

徐宏喜　李西林

副主编

谭红胜　付文卫　张　洪　张　莉　李松林　韩全斌

编　委

（以汉语拼音为序）

蔡双璠	丁之洁	冯极灵	付文卫	高建平	高雪梅
韩全斌	黄胜雄	孔思远	劳远至	李　洋	李松林
李西林	吕　玥	孟潇筱	乔春峰	沈凯凯	沈云辉
宋景政	谭红胜	唐跃勋	汪选斌	汪永玲	王晓宇
吴　曼	吴　蓉	席志超	徐丹青	徐宏喜	徐林峰
许　刚	张　洪	张　娟	张　莉	张贵彪	张国才
张红梅	郑昌武	郑全龙	郑赵情	周　燕	周秀佳

陈凯先院士序

新中国成立以来，我国在国际上有较大影响的新药研究成果大部分是以中药和植物药为基础研发成功的，如青蒿素抗疟、三氧化二砷治疗白血病等。近年来，中药和天然植物药研发有了前所未有的发展，中药创新药物的研发逐渐呈现定量化、系统化和深入化的特点。如何更有效地利用传统中药的特色优势，结合最新的科学技术和方法，创制出具有自主知识产权的中药新药，从而提高中药新药的技术评价方法和手段的科学性，实现中药现代化、国际化和产业化，已成为医药工作者的目标和使命。

本书主编徐宏喜教授及其所带领的团队在十余项国家自然科学基金项目和其他国际合作基金项目资助下，经过多年坚持不懈的研究，在中药活性物质基础和药效作用机制研究方面取得了可喜的成果。他们充分发挥了我国中医药资源的优势，结合现代科学技术，建立了具有国际水平的中药抗病毒、抗肿瘤活性成分鉴定及药效评价研究平台，运用现代色谱、光谱及其联用分离分析技术与分子、细胞、组织及整体动物等多层次药效模型相结合，发现和鉴定中药药效成分的化学结构，阐明药理活性机制和作用靶点。相关成果在国际药学相关期刊发表 SCI 论文 250 多篇，获得十余项美国和中国专利，并入选 Elsevier 2014、2015 和 2016 年中国高被引学者榜（药理学、毒理学和药剂学）。

近十余年来，徐宏喜教授集中精力和资源，重点对中国藤黄属植物的化学成分、分析鉴定、药理活性以及作用机制等进行了系统和深

1

入的研究。至今已经发表藤黄属植物相关的 SCI 研究论文 70 余篇,包括 *Autophagy* 等 20 多篇影响因子大于 5 的高质量研究论文,其中不少成果展现了他们研究思路的新颖性、研究手段的先进性、研究成果的系统性和创新性。

藤黄属植物抗肿瘤研究是近年来天然植物药的研究热点之一。我国学者开发的一类抗肿瘤新药藤黄酸注射液数年前曾获得国家药监局批准进行临床试验。尽管因为各种原因未能获得新药证书,但在藤黄酸基础上经过结构修饰和优化的一些化合物,以及从藤黄属植物中新发现的一些 xanthones 和 polycyclic polyprenylated acylphoroglucinols(PPAPs)类化合物被报道具有显著的抗肿瘤活性,其中有些化合物比藤黄酸活性强且毒性低,引起国内外相关领域学者的关注。

此次,徐宏喜教授领导的研究团队将相关研究成果整理成书,以《中国藤黄属植物化学成分及生物活性研究》为名正式出版。该书着重介绍了中国藤黄属植物的主要活性成分、药理作用及其作用机制,文献引用完整,是一部系统、全面介绍中国藤黄属植物的研究专著,值得同行借鉴参阅。

相信本书的编撰完成不仅会对中国藤黄属植物的开发利用和新药发现起到促进作用,而且对于其他具有研究价值和应用前景的专科专属天然植物的研究也能够起到很好的示范作用。

谨以为序!

陈凯先

中国科学院　院士

上海市科学技术协会　主席

上海中医药大学　前校长

2017 年 1 月

陈新滋院士序

随着世界各国学者对植物药研究的不断深入,许多结构新颖、活性强、副作用小的天然活性物质相继被发现和报道,一些来源于植物的新药也被陆续成功开发上市。据统计,在过去的40年里,由美国FDA批准上市的抗肿瘤新药中,有40%~60%是直接或间接来源于天然药物。

藤黄属植物是一类重要的药用植物类群,全世界约有450种,中国有22种,该属植物富含异戊烯基取代的xanthones,这类成分结构新颖多样,具有广泛的药理活性,其中尤以藤黄酸(gambogic acid)为代表的笼状xanthones具有广谱强效的抗肿瘤活性,是近年来抗肿瘤天然产物的研究热点之一。除xanthones类化合物外,多环多异戊烯基间苯三酚类(PPAPs)、双黄酮类(bioflavonoids)和联苯类(biphenyls)等化合物也是本属植物的特征性成分,具有多种生物活性。从该属植物中发现机制独特、毒性低的先导化合物,开发成为新型抗肿瘤药物的机会很大。期待在不久的将来,在藤黄属活性先导化合物的研究基础上,能够开发出活性强、靶点明确、毒副作用小的新型抗肿瘤新药以造福于人类健康。

本书主编徐宏喜教授长期从事藤黄属植物的药学相关研究,取得了实质性进展,并积累了丰富的经验,是该领域的权威专家。本书内容全面,总结到位,具有较高的学术水平,目前为止国内外尚未见类似题目和内容的专著出版。出版后预计将对从事天然药物化学、药物化学、合成化学及生物学的读者有较强的指导和启发作用,是一部难得的专著。

随着近几年国内外对天然来源化合物研究的重视,开展规模、系统、规范的化学成分和活性评价研究,创建这些化合物活性与化学结构的信息库是中药及天然植物药研究的重要任务之一。本书的出版对于中药及天然植物药的研究具有很高的实用价值和学术参考价值,愿推荐给从事中药及天然药物的研究人员,并谨在此感谢作者对相关领域做出的贡献。

斯以为序!

中国科学院 院士

香港浸会大学 前校长

中山大学 教授、学术委员会主任

2017 年 1 月

孔祥复院士序

　　当代共存着源自西方的现代医学体系和源自东方的传统医学体系，就当前人类所面临的一些主要难治性疾病来看，其大多都是病因不明确、多因素导致的复杂疾病，如肿瘤、糖尿病及神经退行性疾病等。西方医学在寻找治疗这些疾病的有效药物方面进展缓慢，迫切需要发展新的思路和方法，而传统医学具有整体、多靶点、多层次作用和调节的特点，在共同探寻医治这些疾病方面显示出其优势。近年来，中医药在治疗肿瘤、病毒性疾病及代谢性疾病等复杂疾病方面取得了一定的成就与进展，引起国内外学者的兴趣。明确中药中的活性成分和作用靶点已经成为一个非常重要的科学问题，也是解释中药有效性和科学性的关键，这对于整体医学的发展会起到促进作用。

　　徐宏喜教授早年留学日本攻读药学博士学位，师从国际知名传统药物学家难波恒雄教授。博士毕业后又先后在新加坡国立大学、加拿大 Dalhousie 大学和香港中文大学等不同研究机构从事中药活性成分及其药效评价研究，发表的一系列高质量研究论文受到国内外同行的关注，入选 2014、2015 和 2016 年中国高被引学者榜。近十多年来，徐宏喜教授在中国藤黄属植物抗肿瘤活性成分和作用机制研究方面取得了显著的成绩，在国际上处于领先水平。至今已经分离鉴定了 300 多个活性成分，其中包含 130 多个新化合物，构建了藤黄属植物 xanthones 和 PPAPs 类化合物数据库，发现了一些抗肿瘤活性强、毒副作用小的先导化合物，并对部分化合物的抗肿瘤作用机

1

制进行了深入和系统的研究,开拓了该领域新的研究方向。

　　徐宏喜教授在其团队研究成果的基础上,适时编著本书,对中国藤黄属植物的药用历史、种质资源、化学成分、药理作用及机制等进行全面总结,内容翔实,图文并茂。通阅本书,可以全面而系统地了解该属植物的药用历史和潜在的价值。我相信本书的出版不仅能为业界学者对藤黄属植物的研究提供很好的参考,而且还将对中药及天然植物药的研究起到积极推动作用。

　　书将付梓,特以作序,乐观厥成!

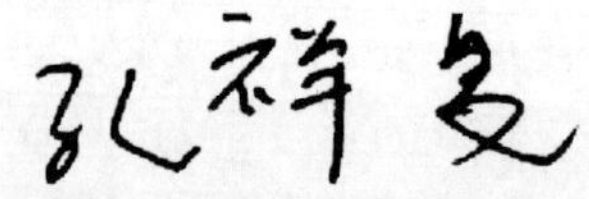

孔祥复

中国科学院　院士

香港中文大学华南肿瘤学国家重点实验室　主任

2017 年 1 月

前　言

中药藤黄（Gamboge），是藤黄科植物藤黄 *Garcinia hanburyi* Hook. f. 树干裂口处分泌的干燥树脂，是传统的进口南药之一。其原植物是一种常绿乔木植物，主要分布于印度及东南亚热带地区，我国广东和广西也有栽培。

早在唐末《海药本草》中就有记载藤黄治疗痈疽肿毒、顽癣恶疮，可见其药用历史悠久。藤黄有毒，中医药用一般将其研末或加工制成膏剂外敷，甚少内服。现代研究证实，藤黄的主要成分之一藤黄酸（gambogic acid）及其类似成分在肿瘤细胞上显示出较强的细胞毒活性，相关研究成果已在 *Cancer Research*、*Blood* 和 *PNAS* 等一些国际顶级期刊发表，这类成分作为抗肿瘤活性先导化合物已成为天然产物新药研发的热点之一。

在全球范围内，藤黄属（*Garcinia* Linn.）植物约有 450 余种，其中，390 种是具有接受命名的物种（数据来自 www.theplantlist.org）。除了藤黄以外，被誉为"水果皇后"的莽吉柿 *G. mangostana* 在东南亚是一种家喻户晓的热带水果，即我们熟悉的山竹。其性偏寒凉，有清热降火的功效。藤黄属还有一种非常有名的药用植物 *G. cambogia*，其果实富含的羟基柠檬酸可抑制脂肪合成和促进脂肪代谢，有一定的减肥效果。此外，藤黄属植物 *G. kola* 的树枝所含成分具有显著的抗菌和抗病毒作用，能防治多种口腔疾病，在尼日利亚等一些非洲国家，人们通过咀嚼其枝条来清洁口腔和牙齿。

藤黄属植物在我国有 22 种（包括引种栽培），主要集中分布在广东、广西、云南、台湾和海南等南部省区。在中国藤黄属植物中,木竹子 *G. multiflora* 分布较广、资源也较多,其树皮作为民间草药,具有消炎止痛的功效,用于治疗各种炎症;岭南山竹子 *G. oblongifolia* 俗称"黄牙果",其树皮具有一定的药用价值,用于治疗溃疡和烫伤;大叶藤黄 *G. xanthochymus* 的树脂和茎皮是传统的傣药,有驱虫、清热退火等功效;云南藤黄 *G. yunnanensis*、大果藤黄 *G. pedunculata*、云树 *G. cowa* 和山木瓜 *G. esculenta* 等植物的果实成熟后酸甜可口,是深受当地群众喜爱的野生水果。

从植物资源角度来看,我国分布的藤黄属植物种类相对较少,在调查和采集过程中,我们了解到多数种类的分布区域比较局限和狭窄,由于橡胶种植、产业开发等其他经济发展的影响,这些存在于热带原生林的植物种类日益受到威胁,个别物种已经濒危。例如,金丝李 *G. paucinervis* 生于石灰岩山上,种子不易发芽,天然更新不良,已逐渐陷入濒危状态,目前该植物已被列为国家二级保护植物;广西藤黄 *G. kwangsiensis* 和尖叶藤黄 *G. subfalcata* 也只分布于极小的区域,已十分稀少。因此,在研究开发国产藤黄属植物的同时,必须大力加强种质资源保护。

笔者与藤黄属植物结缘是从研究 *G. kola* 开始。1996 年,笔者在加拿大 Dalhousie 大学开展天然药物抗耐药菌活性成分鉴定和作用机制研究项目。通过大量的活性筛选,我们发现产于尼日利亚的药用植物 *G. kola* 中的双黄酮类化合物,具有较强的广谱抗菌作用。其主要成分 GB1 在 *G. kola* 中含量很高,对临床上主要的耐药菌如耐甲氧西林金黄色葡萄球菌(MRSA)和耐万古霉素肠球菌(VRE)也有抑制作用。此后 20 年来,笔者先后在香港赛马会中药研究院和上海中医药大学工作,一直专注于中国藤黄属植物化学成分及生物活性研究,旨在发现藤黄属植物的药用价值,为开发新药提供科学依据。

藤黄属植物的广谱抗癌作用是我们研究的兴趣点之一,我们从中发现了一系列结构新颖的活性成分,对多种类型的肿瘤细胞株有显著的抑制作用。例如,藤黄酸(gambogic acid)的 C-2 差向异构体曾被美国学者认为是一对不可分开的混合物,我们经过尝试各种分离方法,成功对其实现了拆分。运用循环高速逆流色谱技术,建立了能够较大量制备两个异构体和研究其主要活性成分的方法,相关成果先后获得了美国和中国发明专利。此外,我们还采用分子生物学及蛋白质组学技术,对藤黄酸和 gambogenic acid 作用于肝癌细胞的靶点和机制进行了深入的研究,相关成果于 2009 年发表在 *Proteomics* 上。到目前为止,笔者先后对 17 种中国藤黄属植物的化学成分、抗肿瘤活性及作用机制等进行了比较系统和深入的研究,分离鉴定了 300 多个化合物,其中 130 多个结构新颖的化合物具有不同程度的抗肿瘤活性,数种具有药物开发价值的活性成分或组分已获得美国及中国发明专利。

　　鉴于中国藤黄属植物已有和潜在的药用价值,笔者在前人工作的基础上,结合团队多年来系统深入的研究成果,对中国藤黄属植物的种类、资源分布、药用历史、化学成分、药理作用及机制进行了全面的系统整理和总结,编著成书,希望为进一步开发和利用中国藤黄属植物的药用资源提供借鉴和参考。本书的编写参阅了近十几年国内外相关研究资料,在此,谨对所有参与相关研究的人员以及所引用资料的作者表示深深的感谢与敬意。在本书编写过程中,特邀中国科学院陈凯先院士协助修改,并承蒙陈凯先院士、陈新滋院士和孔祥复院士作序,上海中医药大学徐建光校长及季光副校长等相关领导以及中药学科王峥涛教授、李医明教授、马越鸣教授、赵志礼教授及沈岚教授等专家也提供了许多宝贵的意见,在此一并表示感谢!

　　藤黄属植物的研究近年来发展迅速,论文发表数量不断增加,新成分、新药效和新机制不断被报道,限于我们的经验和时间等原因,本书可能存在不足,敬请同仁及广大读者提出批评和建议。

徐宏喜

2017 年 3 月

主 编 简 介

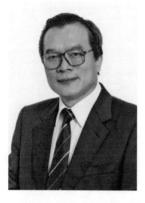

徐宏喜，现为上海中医药大学首席教授、博士生导师、上海中医药大学中药学院院长。国家中组部"千人计划"特聘教授，上海市首批特聘专家。1994年获得日本富山医科药科大学国立和汉药研究所药学博士学位，并于新加坡国立大学化学系及加拿大Dalhousie大学微生物学系进行博士后研究工作。曾先后受聘为香港中文大学中药研究中心科学主任、香港和记黄埔（中国）有限公司副总经理兼高级医药顾问、上海和黄药业有限公司董事兼研究开发总监。2001~2010年担任香港赛马会中药研究院副总裁兼中药研究室主任。至今已发表SCI论文200多篇，H指数为43，入选2014、2015及2016年中国高被引学者榜。拥有1项PCT专利以及8项美国研究发明专利。

主要社会兼职包括：中华中医药学会中药实验药理学分会主任委员、世界中医药学会联合会中药分析专业委员会副会长、世界中医药学会联合会中药鉴定专业委员会副会长、全国中医药高等教育学会中药教育研究会第三届理事会副理事长、国际现代化中医药学术会议联席主席、上海市侨界知识分子联谊会第八届理事会常务理事、上海市药学会中药专业委员会主任委员、国际和国内十余种学术刊物的编委及现代化中医药国际协会创会董事等。先后应邀前往我国台湾、香港、澳门等地以及美国、日本、新加坡、韩国、巴西、加拿大、奥地利、印度等国家做学术报告。

主要研究领域包括中药活性成分及药效评价研究、中药质量控制分析方法研究以及中药新药开发等。重点进行病毒感染、肿瘤、糖尿病等重大疾病及耐药菌的中药防治与药效评价研究，阐明中药药效物质基础及作用机制，研发具有自主知识产权的创新药物及相关产品。

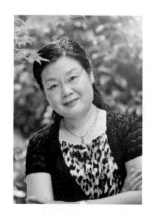

李西林，现为上海中医药大学教授。1984年本科毕业于湖北中医学院（现湖北中医药大学），1990年于湖北中医学院获硕士学位，2000年于上海中医药大学获得博士学位。主要从事中药鉴定学、中药资源学、药用植物学、中药质量评价等教学和研究工作，编写教材及专著30余部，主编《名贵中药材鉴别》和《有毒中药的鉴别图谱》2部，发表科研论文40余篇。

主要社会兼职包括：世界中医药学会联合会中药鉴定专业委员会常务理事，中国中药鉴定学教育研究会副秘书长，上海市植物学会理事等。

目　录

第四章　中国藤黄属植物的生物活性研究 / 218

第一章

藤黄属植物研究概述

第一节　藤黄属植物简介

藤黄科（Guttiferae）植物，全世界共有约40属1000多种，主要分布于热带美洲、热带非洲和热带亚洲。我国有 8 属，即金丝桃属（*Hypericum* Linn.）、三腺金丝桃属（*Triadenum* Raf.）、黄牛木属（*Cratoxylum* Bl.）、铁力木属（*Mesua* Linn.）、红厚壳属（*Calophyllum* Linn.）、格脉树属（*Ochrocarpus* Thou.）、藤黄属（*Garcinia* Linn.）和猪油果属（*Pentadesma* Sabine）。

藤黄科的很多植物都具有较高的经济价值和良好的药用价值，许多种的木材坚固耐用，如我国云南、广东及广西栽培的铁力木（*Mesua ferrea* L.）等；许多种因含有丰富的树脂或树胶，成为化工和医药的重要原料，如从藤黄（*Garcinia hanburyi* Hook. f.）中生产中药藤黄；有不少种类的果实可作为水果食用，如热带著名果树的莽吉柿（*Garcinia mangostana* Linn.）；从猪油果（*Pentadesma butyracea* Sabine）的果实中提炼的食用油可作为黄油代用品；从红厚壳（*Calophyllum inophyllum* Linn.）和印度藤黄（*Garciniaindica* Choisy）的种子中可获得油脂；还有很多种类是优良的蜜源植物和庭园绿化植物。

藤黄科植物多为乔木或灌木，在其裂生的空隙或小管道内含有树脂或油。单叶，全缘，对生或轮生。单花或集呈伞状、聚伞状花序。花整齐，两性或单性，轮状排列或部分呈螺旋状排列。萼片（2）4～5（6），覆瓦状排列或交互对生；花瓣（2）4～5（6），离生，覆瓦状排列或旋卷。雄蕊多数，离生或呈 4～5（～10）束，子房上位，常 3 或 5 个合生心皮，1～12 室，具中轴、侧生或基生胎座，每室胚珠 1 枚或多数。花柱 1～5 或无；柱头 1～12，呈放射状。蒴果、浆果或核果。种子 1 枚或多数。

藤黄属（*Garcinia* L.）植物全世界约有 450 种，其中 390 种具有已接受命名。该属植物主要分布于热带亚洲、澳大利亚东北部、马达加斯加、热带非洲及非洲南部、波利尼西亚西部和热带美洲。我国的藤黄属植物有 22 种（包括引种栽培），大多分布于台湾南部、福建、广东、海南、广西南部、云南南部、西南部至西部、西藏东南部、贵州南部和湖南西南部等地区。

藤黄属植物多具黄色树脂。单叶对生,革质,全缘,通常无毛,侧脉少数,稀多数。花杂性,稀两性或单性;同株或异株,单生或成对或排列成各式的聚伞花序或圆锥花序状,顶生或腋生。萼片和花瓣通常 4 或 5,覆瓦状排列,雄花具多数雄蕊,花丝分离或合生成 1～5 束,通常围绕着退化雌蕊,有时退化雌蕊不存在;花药 2 室,稀 4 室,多纵裂,有时孔裂或周裂;雌花具退化雄蕊(4～)8 至多数,分离或合生;子房(1～)2～12 室,花柱短或无;柱头盾形,全缘或分裂,有时成辐射状,光滑或具瘤突;每室胚珠 1 枚,基生。浆果,外果皮革质,光滑或有棱,种子具多汁瓢状的假种皮。子叶微小或缺。

藤黄属植物中有多数种的果实都可食用,如莽吉柿 *G. mangostana* 是热带著名的果树,在亚洲和非洲热带被广泛栽种,经研究发现其果实中的香味成分多达 50 余种,被誉为热带五大名果之一,民间用其树皮和树叶入药,具有消炎止痛、收敛生肌、解热降温和治疗烧烫伤等功效;藤黄(*G. hanburyi* Hook. f.)的树干被割伤后流出的黄色胶状树脂即为中药藤黄,应用历史悠久,用于治疗瘰疬、痈疽、疖肿、跌打损伤等。现代研究还发现其具有抗肿瘤作用,还可作为高级黄色颜料。大多数藤黄属植物的种子富含油脂,含油量一般在 10% 以上,其中木竹子 *G. multiflora* 含油量高达 58%,可供制造机械润滑油等工业用油;有些种的木材坚韧耐用,如金丝李 *G. paucinervis* 及岭南山竹子 *G. oblongifolia* 材质坚重,可供建筑和生产家具等。

藤黄属植物通常含有𠮤酮类、黄酮类、苯甲酮类、香豆素类、间苯三酚类和三萜类的次生代谢物,成分类型丰富,具有止痛、杀菌、杀虫、抗氧化、抗疟、抗炎、抗病毒和抗肿瘤等生物活性,尤其在抗肿瘤方面表现突出。国内外学者对藤黄中的代表性成分——藤黄酸(gambogic acid)的抗肿瘤作用及其分子机制做了大量的研究,成为近年来抗肿瘤天然产物研究的热点之一。

尽管藤黄属植物在经济、药用、食用、生态等方面具有较高的利用价值,然而,关于该属植物种质资源的研究,包括收集、保存和繁殖等方面的报道并不多。藤黄科植物的分类依据之一是其具有退化雄蕊或退化雌蕊的特征,某些藤黄属植物是通过种子进行单性生殖。Chako KC 对大叶藤黄 *G. xanthochymus* 的种子形态学和萌芽特性的研究证明,大叶藤黄因为没有胚、胚乳和胚轴,所以并无真正意义上的种子,用种子切片可再生形成完整的植株又进一步表明其种子具有单性生殖的特性,通过种子特性和田间调查也都证实了大叶藤黄为专性不完全无融合结实。另外,有研究发现,莽吉柿的种子是由内心皮壁细胞无性发育而成。由此可以看出,在藤黄属植物中,种子无融合生殖是个比较普遍的现象,据此判断这类植物有逐步形成一个纯种品系的可能。

从现有的一些研究结果来看,藤黄属的各种间及种内仍然存在着较多的遗传多样性,这些都是导致藤黄属植物种类较少、分布区域狭窄的重要因素。因此,开展藤黄属植物种质资源方面的研究工作,加强其种质收集和保存,可以为其种质遗传改良奠定基础,更有效地体现其经济价值。藤黄属植物具有多种经济用途和广泛的药用价值,尤其在食用价值、保健功效和抗肿瘤等方面值得进行深入的研究、开发和应用。

第二节　藤黄属植物的分类学研究

恩格勒、哈钦森、塔赫他间、克朗奎斯特等多位知名植物分类学家均为全球藤黄科植物的分类做了长期而系统的研究工作,A. L. de Jussieu 于 1789 年创立藤黄科,取名为 Guttiferae,意为"具乳汁的植物"。藤黄科最显著的特征是:植物体内具管状的分泌系统,通常含有黄色的树脂;单叶对生,全缘,常无毛;花萼与花瓣均离生,常有退化雄蕊和退化雌蕊,子房上位;浆果或核果,种子常具假种皮。林奈于 1735～1753 年创立了藤黄科中包括藤黄属在内的 6 个属:*Mesua*、*Mammea*、*Calophyltum*、*Clusia*、*Rheedia* 和 *Garcinia*,并进行了描述和绘图,为后来的学者所沿用。根据梁永禧对藤黄科植物的研究报告,藤黄属来自人名 *Garcin*,截止至 1860 年,藤黄属先后发表的异名多达 12 个,但这些异名并不符合国际命名法规,所以未被分类学家所采用。1874 年 Hook.f. & T.Anders. 在系统整理亚洲热带的藤黄属植物时,仍采用了最早的 *Garcinia* Linn.属名,并根据花的 4 基数和 5 基数将本属划分为两个亚属,即 Subg. *Xanthochymus* 和 Subg. *Garcinia*,同时调整和组合了过去记载的若干种类;随后 Dunn 于 1916 年将若干种类再次重新组合,将 Subg. *Xanthochymus* 亚属降为 *Garcinia* 属的 1 个组,即 Sect. *Xanthochymus*。经过多年的调整、改动,使藤黄属的分类等级逐步符合客观实际。至此,藤黄属 *Garcinia* Linn.的名称及其下等级的归属基本为各学者普遍承认并采用。

参考文献

[1] 中国科学院植物志编辑委员会.中国植物志:第五十卷[M].北京:科学出版社,1990:1-112.

[2] 李延辉.国产藤黄属植物的分类及其地理分布[J].热带植物研究,1982,21:1-13.

[3] 钟纪育.藤黄属植物的化学成分和生物学活性[J].热带植物研究,1984,27:49-55.

[4] 马婷,司马永康,马惠芬,等.云南省藤黄属植物的地理分布及其区系特征[J].云南大学学报(自然科学版),2013,1:99-107.

第二章

中国藤黄属植物资源研究

第一节　中国藤黄属植物的分类与分布

我国学者先后也对本属植物的分类做了不少研究工作,1990年版《中国植物志》将藤黄属植物在系统分类上归属为藤黄科(Guttiferae)、藤黄亚科(Clusioideae Engl.)、藤黄族(Garcinieae Engl.)、藤黄属(*Garcinia* L.),为中国藤黄属植物的分类奠定了基础。江西南部、贵州、湖南、福建以及沿海的部分地区有部分种类分布,除此之外的其他地区仅有少数或个别广布种分布。

《中国植物志》所记载的在中国分布的藤黄属21种植物中,藤黄(*Garcinia hanburyi* Hook. f.)并不在其列,藤黄原产于柬埔寨、马来西亚、印度、泰国和越南等国,目前在我国广东、广西、云南、海南等地均有引种栽培,并被收载于《中药大辞典》,国内众多学者对该种植物进行了系统而深入的研究,相关的研究报道亦较多。据此,我们将该种也纳入中国有分布的藤黄属植物之列。

一、中国藤黄属植物的分类

（一）中国藤黄属植物种的分类依据

李延辉通过对中国藤黄属的具体植物种进行解剖研究,证明各种间界限比较明显,繁殖器官各部位特征稳定。在过去多数学者观察的基础上,总结归纳出一些重要的特征,作为中国藤黄属划分种的依据。

（1）花的类型:雌雄异株或雌雄同株。

（2）花的形状:杂性(易退化雌蕊),单性(无退化雌蕊)或两性(雌蕊和雄蕊均发育)。

（3）花的基数:4数或5数。

（4）花被裂片的大小：萼片和花瓣 3 大 1 小，2 大 2 小或等大的不同类型。

（5）花序的形状：通常为聚伞花序式或圆锥花序式，单生或成对，抑或成簇。

（6）能育雄蕊的束数和形状：有 4 束、5 束或 1 束之分，其束（花丝合生而成）的形状各式。

（7）花药开裂方式：纵裂、孔裂或周裂。

（8）柱头光滑或具瘤突。

（9）柱头全缘或分裂。

（10）子房室数。

（11）子房或果实外面光滑或有棱。

（12）托叶或苞片存在与否。

（二）中国藤黄属植物种的分组

按照 Engler 系统将中国藤黄属植物分属于 10 个组：

组 1，五萼组 Sect. *Xanthochymus* Roxb.，2 种（大叶藤黄，菲岛福木）；

组 2，座柱组 Sect. *Plinsostigma* Pierre，2 种（木竹子，云南藤黄）；

组 3，拱柱组 Sect. *Anisostigma* Pierre，2 种（大果藤黄，版纳藤黄）；

组 4，大花组 Sect. *Mangostana* Rumph.，2 种（莽吉柿，越南藤黄）；

组 5，盾柱组 Sect. *Peltostigma* Planch. et Triana，4 种（大苞藤黄，金丝李，长裂藤黄，藤黄）；

组 6，盘柱组 Sect. *Discostigma* Hassk.，1 种（广西藤黄）；

组 7，裂柱组 Sect. *Depastigma* Pierre，1 种（怒江藤黄）；

组 8，尖果组 Sect. *Oxycarpus* Lour.，6 种（云树，岭南山竹子，红萼藤黄，单花藤黄，尖叶藤黄，山木瓜）；

组 9，瘤柱组 Sect. *Hebradendron* Grah.，1 种（双籽藤黄）；

组 10，弯药组 Sect. *Campylanthera* Pierre，1 种（兰屿福木）。

二、中国藤黄属植物的分布

按照吴征镒对我国种子植物区系属的分布区类型的划分方法，藤黄属植物全球约有 450 种。从植物资源角度来看，我国所分布的藤黄属植物种类相对较少，多数种类的分布区域局限且狭窄，拥有较多家族成员的藤黄属植物在我国的分布仅有 22 种（包括引种栽培）。

1982 年，李延辉在整理国产藤黄属植物的报告中指出国产种类主要产于云南南部、西南部至西部、台湾和西藏东南部、广西南部、广东和海南。其中，尤其以云南南部和广西南部分布较为集中，其次是江西南部、贵州、湖南、福建以及沿海的部分地区，除此之外，其他地区仅有少数或个别广布种有分布。云南、广西所产种类占全国种类总数的 80% 以上，1990 版《中国植物志》记载与此报告大致相符。目前，我国云南南部西双版纳和海南仍覆盖着较大面积的热带森林,藤黄属作为热带森林的重要组成在这两个地方有所分布。文定青等对海南藤黄属植物的分布和区系特征进行分析时发现海南藤黄属植物种类较为贫乏,仅有岭南山竹子 *G. oblongifolia*、木竹子 *G. multiflora* 和单花山竹子 *G. oligantha* 3 个种。

藤黄属植物虽然受到自身生长要求及环境的限制,导致其在我国分布区域局限而狭窄,但是人为的保护力度不够也是一个较为重要的因素。

表 2-1-1 中国藤黄属植物的产地与分布

序　号	植　物　种	产　地　与　分　布
1	大叶藤黄 *G. xanthochymus* Hook.f. ex T. Anders.	云南,广西有零星分布,广东及沿海引种栽培
2	菲岛福木 *G. subelliptica* Merr.	产于台湾南部,南方广泛栽培
3	木竹子 *G. multiflora* Champ. ex Benth.	香港、台湾、广东、广西、福建、云南、湖南、江西、贵州、海南
4	*云南藤黄 *G. yunnanensis* H. H. Hu	云南西南部
5	大果藤黄 *G. pedunculata* Roxb.	西藏东南部、云南西部
6	*版纳藤黄 *G. xipshuanbannaensis* Y.H. Li	云南西双版纳
7	莽吉柿 *G. mangostana* L.	台湾、福建、海南及云南有引种
8	越南藤黄 *G. schefferi* Pierre	原产越南北部,广东有引种栽培
9	*大苞藤黄 *G. bracteata* C. Y. Wu ex Y. H. Li	云南南部、广西南部
10	*金丝李 *G. paucinervis* Chun et How	广西西南部和云南东南部
11	*广西藤黄 *G. kwangsiensis* Merr. ex F. N. Wei	广西南部
12	*双籽藤黄 *G. tetralata* C. Y. Wu ex Y. H. Li	云南南部和西南部
13	*怒江藤黄 *G. nujiangensis* C. Y. Wu ex Y. H. Li	云南西部、西北部及西藏东南部
14	云树 *G. cowa* Roxb.	云南西双版纳、思茅、德宏及红河
15	*岭南山竹子 *G. oblongifolia* Champ.ex Benth.	广东、广西、香港、海南、贵州
16	*红萼藤黄 *G. erythrosepala* Y. H. Li	云南西南部
17	*单花山竹子 *G. oligantha* Merr.	广东、海南
18	*尖叶藤黄 *G. subfalcata* Y.H. Li et F. N. Wei	广西南部
19	*山木瓜 *G. esculenta* Y.H. Li	云南西部、西北部
20	*长裂藤黄 *G. lancilimba* C. Y. Wu ex Y. H. Li	云南南部西双版纳
21	*兰屿福木 *G. linii* C. E. Chang	台湾东部
22	藤黄 *G. hanburyi* Hook. f.	广东、广西、云南、海南等地引种栽培

注:* 为我国特有种。

第二节　中国藤黄属植物的分种论述

一、大叶藤黄 *Garcinia xanthochymus* Hook. f. ex T. Anders.

【异名】

人面果(《中国高等植物图鉴》),岭南倒捻子(《中国树木分类学》),香港倒捻子(《拉汉种子植物名称》),歪脖子果(云南思茅),郭满大、郭埋拉(西双版纳傣语),勿茂(广西壮语)。

【产地与分布】

大叶藤黄产于云南南部、西南部和西部,尤以西双版纳分布较集中,广西西南部有零星分布,喜马拉雅山东部、孟加拉国东部经缅甸、泰国至中南半岛及安达

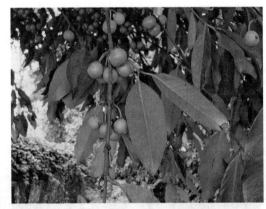

图 2-2-1　大叶藤黄(果实)

曼岛也有分布,广东及沿海地区有引种栽培,日本也有引种栽培。模式标本采自孟加拉东部。

生于沟谷和丘陵地潮湿的密林中,海拔 100～1 400 m。分布区气温较高,空气湿度较大,静风,夏秋湿热,冬春干暖,土层深厚,有机质含量丰富。在西双版纳热带雨林分布于半常绿季雨林。

【植物形态】

乔木,高 8～20 m,胸径 15～45 cm,树皮灰褐色,分枝细长,多而密集,平伸,先端下垂,通常披散重叠,小枝和嫩枝具明显纵棱。叶对生,两行排列,厚革质,具光泽,椭圆形、长圆形或长方状披针形,长 14～34 cm,宽 4～12 cm,顶端急尖或钝,稀渐尖,基部楔形或宽楔形,中脉粗壮,两面隆起,侧脉密集,多达 35～40 对,网脉明显;叶柄粗壮,基部马蹄形,微抱茎;枝条顶端的 1～2 对叶柄通常玫瑰红色,长 1.5～2.5 cm,干后有棱及横皱纹。伞房状聚伞花序,有花 2～14 朵,腋生或从落叶叶腋生出,总梗长 6～12 mm;花两性,5 基数,花梗长 1.8～3 cm;萼片和花瓣 3 大 2 小,边缘具睫毛;雄蕊花丝下部合生成 5 束,先端分离,分离部分长约 3 mm,扁平,每束具花药 2～5,基部具方形腺体 5 枚,腺体顶端有多数孔穴,长约 1 mm,与萼片对生;子房圆球形,通常 5 室,花柱短,约 1 mm,柱头盾形,中间凹陷,通常深 5 裂,稀 4 或 3 裂,光滑。浆果圆球形或卵球形,成熟时黄色,外面光滑,有时具圆形皮孔,顶端

突尖,有时偏斜,柱头宿存,基部通常有宿存的萼片和雄蕊束。种子1～4枚,外面具多汁的瓢状假种皮,长圆形或卵球形,种皮光滑,棕褐色。花期3～5月,果期8～11月。

【用途】

果实成熟后可食用,其味较酸,略带涩味。需要注意的是其果实虽可食,但过量食用可能引起腹痛。其树脂和茎皮为传统傣药,有驱虫、清热退火等功效。茎叶流出黄色浆汁,有毒,内服引起峻泻,慎用。种子含油量17.72%,可作工业用油。

二、菲岛福木 *Garcinia subelliptica* Merr.

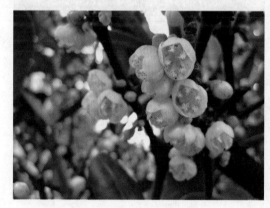 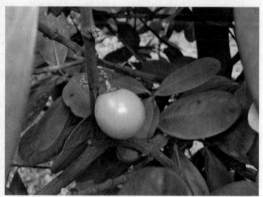

图 2-2-2 菲岛福木(花)　　　　图 2-2-3 菲岛福木(果实)

【异名】

福木(《本多造林学各论》),福树(《中国树木分类学》《拉汉种子植物名称》)。

【产地与分布】

原产于台湾南部(高雄和绿岛),菲律宾、斯里兰卡、印度尼西亚等国也有分布。台北、广东有引种栽培。模式标本采自菲律宾。

【植物形态】

乔木,高可达20 m,小枝坚韧粗壮,具4～6棱。叶对生,叶片厚革质或近肉质,卵形、卵状长圆形或椭圆形,稀圆形或披针形,长7～20 cm,宽3～7 cm,顶端钝、圆形或微凹,基部宽楔形至近圆形,上面深绿色,具光泽,下面黄绿色,中脉在下面隆起,侧脉纤细,微拱形,12～18对,两面隆起,至边缘处联结,网脉明显;叶柄粗壮,长6～15 mm。花杂性,同株,5基数;雄花和雌花通常混合在一起,簇生或单生于落叶腋部,有时雌花成簇生状,雄花成假穗状,长约10 cm;雄花萼片近圆形,革质,边缘有密的短睫毛,内方2枚较大,外方3枚较小;花瓣倒卵形,黄色,长约为萼片的2倍多,雄蕊合生成5束,每束有6～10枚,束柄长约2 mm,花药双生;雌花通常具长梗,退化雄蕊合生成5束,花药萎缩状,副花冠上半部具不规则的啮齿；子房球形，外面有棱，3～5 室，花柱极短，柱头盾形，5 深裂，无瘤突。浆果宽长圆形，成熟时黄色，外面光滑，种子1～4 枚。

【用途】

本种根部巩固，枝叶茂盛，能耐暴风和怒潮的侵袭，是沿海地区营造防风林的理想树种。又因其树型美观，且易于种植，现已作为园艺植物广泛栽培于南方各地。

三、木竹子 *Garcinia multiflora* Champ. ex Benth.

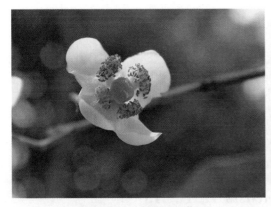
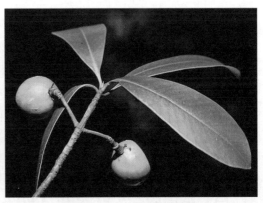

图 2-2-4　木竹子(花)　　　　　　　　图 2-2-5　木竹子(果实)

【异名】

多花山竹子(《中国高等植物图鉴》《海南植物志》《拉汉种子植物名称》《中国经济植物志》)、山桔子、大核果、竹节果、酸桐子、不碌果、大肚脐、查牙桔(广东)、木熟果、木竹果、木竹子、山枇杷(广西)、咪枢(广西壮语)、白树仔(台湾)、山竹子(《中国树木分类学》)、酸白果(云南麻栗坡)、酸果(云南屏边)、花瓶果(云南西畴)、阿毕早(云南河口侬语)、补朗袜(云南麻栗坡崩龙语)、铁色、楠椰桔(海南)。

【产地与分布】

木竹子是国产藤黄属植物中分布较广、资源较多的一种。木竹子主要分布于我国的南部地区，产于香港、台湾、广东、广西、福建、云南、湖南、江西、贵州、海南等地。生于海拔100～1 900 m 的山坡疏林或密林中，虽然分布地域广，但成片分布较少，主要表现为零星分布，在各种林分中数量不多。沿海地区多生于沟谷边缘或次生林或灌丛中，适应性较强。在天然林中居第二、三层，属伴生树种。喻勋林等发现本种在湖南都庞岭自然保护区也有分布，但并不多见，因该区为其分布的北界，在植物区系地理上具有重要意义。模式标本采自香港。

【植物形态】

乔木或灌木，高 3～12 m，胸径 30 cm；树皮灰白色，粗糙；小枝亮绿色，无毛。叶对生，厚革质,叶长圆状卵形或长圆状倒卵形,长7~20 cm,宽2~10 cm,顶端钝,急尖或渐尖,基部楔形,无毛,边缘微反卷,干时背面褐色,中脉在腹面凹下,侧脉纤细,每边10~20条,舒展,与中脉成50°~60°夹角;叶柄粗壮,长0.6~1.2 cm。花单生或组成聚伞花序,后者又可作为总状花序式或圆锥花序式排列,4基数,单性,稀杂性;雄花,花多数,萼片4,圆形,凹陷,外面2片长6~7 cm,内片2片较大,长约1 cm;花瓣橙黄色,倒卵形,长8~15 mm;花丝合生成4束,高于退化雌蕊,花药密生于雄蕊束的顶端,集成球形;雌花序具1~5花,花萼、花瓣与雄花相似,子房长圆形,上半部略宽,2室,无花柱,柱头厚,盾形。浆果球形、卵形至倒卵形,长3~5 cm,宽2.5~3 cm,成熟时青黄色,光滑,顶端具宿存的柱头。花期6~8月,果期11~12月。

【用途】

种子含油量51.22%,种仁含油量55.6%,可供制肥皂和机械润滑油用。果实熟时可生食,但内含黄色胶质,略带涩味,多食能引起腹痛。树皮入药,可消炎,主治肠炎、小儿消化不良、胃、十二指肠溃疡、口腔炎、牙周炎;外用治疗烧伤、烫伤、下肢溃疡、湿疹等。果皮及树皮均含有单宁,可提取制备栲胶。木材暗黄褐色,坚硬,可供造车轮、舢板、家具及工艺雕刻等用材。

四、云南藤黄 *Garcinia yunnanensis* H. H. Hu

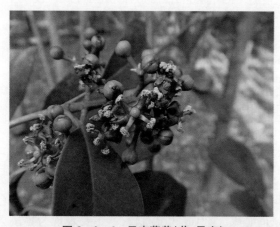

图2-2-6 云南藤黄(花,果实)

【异名】

小姑娘果(云南沧源),吗给安(沧源佤语)。

【产地与分布】

是我国特有种,分布于云南西南部。生于海拔1 300~1 600 m丘陵、坡地的杂木林中。模式标本采自沧源县。

【植物形态】

乔木,高达20 m,胸径约30 cm。枝条粗壮,髓心小,中空,小枝微粗壮,具皮孔,节间较短,灰褐色,具不规则的纵条纹。叶对生,叶片纸质,倒披针形、倒卵形或长圆形,长5~16 cm,宽2~5 cm,顶端钝渐尖、突尖或浑圆,有时微凹或2裂状,基部楔形下延,边缘微反卷,中脉在上面下陷,在下面隆起,侧脉和网脉纤细,两面明显,侧脉多而密,30~36对,斜升,至边缘处联结;叶柄长1~2 cm。花杂性,异株。雄花为顶生或腋生的圆锥花序,长8~10 cm,总梗具明显的关节,基部有时具苞叶2枚;花直径0.8~1 cm;花梗粗壮,长3~5 mm,基部具对生的钻形苞片 2 枚；花瓣黄色，与萼片等长或稍长；雄蕊合生成 4 束，与花瓣对生，束柄粗壮，微扁，下部较宽，长约 3 mm，每束有花药 60～70，无柄，集生成头状，退化雌蕊半球形，微有棱。雌花序腋生，圆锥状，长约 10 cm，退化雄蕊 4 束，每束花药仅 15～20（有时其中少数几枚能育），短于雌蕊，束柄长 1.5～2 mm；子房无柄，陀螺形，4 室，每室胚珠 1 枚，柱头盾形，4 裂，高 2.5～3 mm。幼果椭圆形，外面光滑无棱，柱头宿存，盾形成 4 裂片状。花期 4～5 月，果期 7～8 月。

【用途】

成熟果实味酸甜，当地民族喜食用；木材淡黄色，结构致密，可供建筑用材。

五、大果藤黄 *Garcinia pedunculata* Roxb.

【异名】

奇尼昔（云南瑞丽景颇语）。

【产地与分布】

大果藤黄产于西藏东南部、云南西部，生于低山坡地潮湿的密林中，孟加拉国北部和东部也有分布及栽培。大果藤黄分布于云南西部（瑞丽、盈江）以及西藏东南部（墨脱）等地，主要生长于河边、低山坡潮湿的密林中。大果藤黄在我国的垂直分布范围为海拔 250～1 500 m，分布在西藏墨脱的最高海拔为 1 500 m，是大果藤黄垂直分布的上限；在云南盈江县大果藤黄分布在海拔 250～350 m 的低山坡地，为大果藤黄垂直分布的下限。因植株稀少而被列入《中国被子植物濒危及稀有种名录（Ⅱ）》。

【植物形态】

乔木，高约 20 m；树皮厚，栓皮状。叶对生，叶片坚纸质，椭圆形，倒卵形或长圆状披针形，长 12～28 cm，宽 7～12 cm，顶端通常浑圆，稀钝渐尖，基部楔形，中脉粗壮，在上面微下陷，在下面隆起，侧脉整齐，斜升，9～14 对，第三次级脉几平行，互相联结，几不明显，叶柄长 2～2.5 cm。花杂性，异株，4 基数；雄花序顶生，直立，圆锥状聚伞花序，长 8～15 cm，有花 8～12 朵，总梗长 3～6 cm；花梗粗壮，自上至下渐细，长 3～7 cm，宽 3～7 mm；萼片阔卵形或近圆形，厚肉质，边缘膜质；花瓣黄色，长方状披针形，长 7～8 mm，雄蕊合生成 1 束，几无花丝或靠近退化雌蕊的少数几枚具短的花丝，束柄头状，长约 3 mm，包围退化雌蕊，花药多数，退化雌蕊圆柱状楔形，稍有棱，柱头盾形，具不明显的瘤突；雌花通常成对或单生于枝条顶端；花梗粗壮，长 3.5～4.5 cm 或更多，宽 5～6 mm，微 4 棱形，基部具半圆形苞片 2；子房近圆球形，8～10 室，柱头辐射状，8～10 裂，上面具乳头状瘤突；退化雄蕊基部联合成 1 轮，包围子房，80～100 枚，上端部分分离。果大，成熟时扁球形，两端凹陷，直径 11～20 cm，黄色，光滑，果柄长 5～6 cm，有种子 8～10。种子肾形，假种皮多汁。花期 8～12 月，果期 12 月至次年 1 月。

【用途】

本种的花序总梗和花梗长而粗壮,果实硕大,果重达 1.5 kg,是世界上该科中果实最大的一个种。果实中间部分及多汁的假种皮橙红色,味颇酸,当地群众常食用。该果又名减肥果,其中含有大量的羟基柠檬酸,能抑制脂肪的合成,从而达到减肥的功效。同时,大果藤黄中含有的 gambogenic acid,对癌症有一定的抑制作用,因此在药用和果用方面都有极高的价值。

六、版纳藤黄 *Garcinia xipshuanbannaensis* Y. H. Li

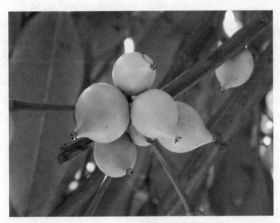

图 2-2-7　版纳藤黄(果实)

【产地与分布】

我国特有珍稀植物树种,特产于我国云南西双版纳,生于海拔 600 m 的沟谷密林中。模式标本采自勐腊县。

【植物形态】

乔木,高 6～15 m。枝条褐色,具纵条纹,髓心中空,嫩枝绿色,光滑。叶对生,叶片坚纸质,椭圆形、椭圆状披针形或卵状披针形,长 13～18 cm,宽 4～8 cm,顶端渐尖或急尖,基部楔形,微下延,下面淡绿色,中脉两面隆起,侧脉 8～

12 对,网脉多,但不明显;叶柄长 1.2～2.2 cm。花杂性,同株,稀疏的圆锥状聚伞花序,长达 8 cm,通常顶生,稀腋生,有时在花序基部着生 1 个长约 2.5 cm 双花的小花序;总梗及花梗具明显的关节,花梗长 0.8～1.2 cm;花橙黄色,开放时直径约 1 cm;萼片 2 大 2 小,外方 2 枚较短,三角状卵形,内方 2 枚较长,近圆形;花瓣几等大,肉质,阔卵形,较萼片为长;雄蕊多数,花丝基部联合成 1 轮,包围子房,花丝粗壮,与花药等长或更长,花药扁球形,2室,纵裂,能育雌蕊的子房膨大,10～12 室,柱头肥厚,上面近瘤突状,退化雌蕊的子房不膨大,柱头近全缘,光滑,高 2～3 mm,不具瘤突。果序长 5～7 cm,通常着果 1～2;成熟果实黄色,直径 4～5 cm,圆球形,外面光滑无沟槽。成熟种子 2～4 枚,卵圆形,表面光滑,长 2～2.5 cm。花期 12 月,果期 4～5 月。

七、莽吉柿 *Garcinia mangostana* L.

【异名】

倒捻子(《本草纲目》《中国经济植物》《拉汉种子植物名称》《中国树木分类学》),山竹。

【产地与分布】

原产于印尼马鲁古,亚洲和非洲热带地区广泛栽培,我国台湾、福建、海南及云南有引种。

【植物形态】

小乔木,高 12～20 m,分枝多而密集,交互对生,小枝具明显的纵棱条。叶对生,叶片厚革质,具光泽,椭圆形或椭圆状矩圆形,长 14～25 cm,宽 5～10 cm,顶端短渐尖,基部宽楔形或近圆形,中脉两面隆起,侧脉密集,多达 40～

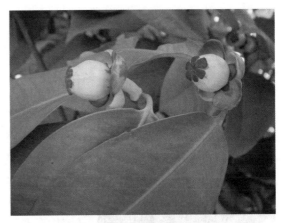

图 2‑2‑8　莽吉柿(果实)

50 对,在边缘内联结;叶柄粗壮,长约 2 cm,干时具密的横皱纹。雄花 2～9 簇生枝条顶端,花梗短,雄蕊合生成 4 束,退化雌蕊圆锥形;雌花单生或成对,着生于枝条顶端,比雄花稍大,直径 4.5～5 cm,花梗长 1.2 cm;子房 5～8 室,几无花柱,柱头 5～6 深裂。果成熟时紫红色,间有黄褐色斑块,光滑,有种子 4～5 枚,假种皮瓢状多汁,白色。花期 9～10 月,果期 11～12 月。

【用途】

作为最著名的藤黄属植物之一,是热带著名的果树,果实可生食或加工成糕点、果酱等。

八、越南藤黄 *Garcinia scheffieri* Pierre

【产地与分布】

原产于越南北部,广东有引种栽培。

【植物形态】

乔木,高 5～7 m,胸径 10～15 cm;树皮较厚,粗糙,棕褐色。小枝四棱形,具纵棱条。叶对生,叶片厚革质,长圆形或椭圆形,长 8～15 cm、宽 3～8 cm,顶端急尖,有时钝,基部楔形或渐狭,中脉在上面微下陷,下面隆起,侧脉 28～30 对,至边缘处网结;叶柄长 1～2 cm。花杂性,异株,雄花序顶生,有花 3～6 朵;花 4 数;雄蕊花丝合生成块状,花药多数,4 束,与萼片对生;退化子房圆柱形,具不规则的 4 棱,柱头盾状,微四方形,边缘反曲,具不规则的裂片,上面具瘤突。雌花和果实未见。有文献记载:雌花通常单生,花梗四棱形,长 6～8 mm;子房近长圆球形,花柱短而粗壮,柱头盾形,扁平,边缘具 8 浅裂。果卵球形,长约 3.5 cm,宽约 3 cm,光滑。成熟种子 2 枚。果期 9 月。

【用途】

树皮:微苦,涩,平。具有消肿、散热毒的功效,用于烧、烫伤。

九、大苞藤黄 *Garcinia bracteata* C. Y. Wu ex Y. H. Li

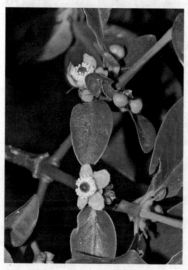

图 2-2-9　大苞藤黄(花)

【异名】

花皮树,万年果(云南麻栗坡)。

【产地与分布】

特产于云南南部至广西南部,生于海拔 400～1 300～1 750 m 的石灰山杂林中,越南亦有分布。雄花模式标本采自勐腊县。

【植物形态】

乔木,高约 8 m。枝条粗壮,淡绿色,具纵条纹。叶对生,叶片革质,卵形、卵状椭圆形或长圆形,长 8～18 cm,宽 4～8 cm,顶端渐尖或短渐尖,稀钝,基部宽楔形或近圆形,背面淡绿色,中脉在上面下陷,下面隆起,侧脉明显,密集,20～30 对,网脉少而不明显;叶柄粗壮,长 1～1.5 cm。花杂性,异株,花 2～7 朵伞形排列;花序通常腋生,雄花序偶有顶生;总梗长 1～3 cm,先端具苞叶 2 枚,苞叶革质,卵形,或大或小;花梗长 0.6～1.3 cm,每花梗基部具阔卵形或卵形小苞片 4 枚,小苞片长约 1.5 mm;萼片和花瓣开放后逐渐下垂;雄花具退化雌蕊,能育雄蕊约 40 枚,花丝连合成杯状,肉质,包围退化雌蕊,花药分离,药室 4;雌花具退化雄蕊约 20 枚,花丝连合成碟状,膜质,包围子房基部,雌蕊圆柱状,中部膨大,柱头不规则浅裂,光滑,边缘具不规则的浅裂,子房 1 室。果序通常着果 1 个;果卵球形,顶端通常偏斜,成熟时长 2.2～2.5 cm,残留的花被宿存,果柄长 1～1.2 cm。种子 1 枚。花期 4～5 月,果期 11～12 月。

十、金丝李 *Garcinia paucinervis* Chun et How

【异名】

埋贵(广西龙州壮语),米友波(那坡壮语),哥非力郎(都安壮语)。

【产地与分布】

分布于广西西南部和云南东南部(麻栗坡)地区,多生于海拔 300～800 m 的石灰岩山地较干燥的疏林或密林中。模式标本采自广西上思县十万大山。

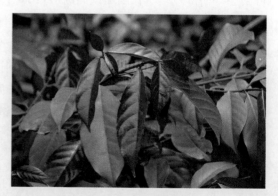

图 2-2-10　金丝李

【植物形态】

乔木,高3～25 m,完全秃净;树皮灰黑色,具白斑块。幼枝稍压扁或近四棱形,暗紫色,干后具纵槽纹。叶对生,叶片嫩时紫红色,膜质,老时近革质,椭圆形,椭圆状长圆形或卵状椭圆形,长8～14 cm,宽2.5～6.5 cm,顶端急尖或短渐尖,钝头、基部宽楔形,稀浑圆,干时上面暗绿色或变黑色,下面淡绿或苍白,中脉在下面凸起,侧脉5～8对,两面隆起,彼此间相距约20 mm,至边缘处弯拱网结,第三级小脉蜿蜒平行,网脉连结,两面稍隆起,背面尤甚;叶柄稍粗厚,长8～15 mm,幼叶叶柄基部两侧具托叶各1枚,托叶长约1 mm,三角形。花杂性,同株。雄花的聚伞花序腋生和顶生,有花4～10朵,总梗极短;花梗粗壮,微四棱形,长3～5 mm,基部具小苞片2;花萼裂片4枚,几等大,近圆形,长约3 mm,凹陷;花瓣4枚,卵形,长约5 mm,顶端钝,边缘膜质,近透明;雄蕊多数(300～400),合生成4裂的环,花丝极短,花药长椭圆形,2室,纵裂,退化雌蕊微四棱形,柱头盾状而凸起,稍长于雄蕊环。雌花通常单生叶腋,比雄花稍大,退化雄蕊的花丝合生成4束,束柄扁,片状,短于子房,每束具退化雄蕊6～8枚,柱头盾形,全缘,中间隆起,光滑,子房圆球形,高约2.5 mm,无棱,基生胚珠1枚。果成熟时椭圆形或卵状椭圆形,长3.2～3.5 cm,直径2.2～2.5 cm,基部萼片宿存,顶端宿存柱头半球形,果柄粗壮,长5～8 mm;种子1枚。花期6～7月,果期11～12月。

【用途】

本种为我国季风型气候、石灰岩地形地区的特有珍贵用材树种,心边材界限明显,材质坚而重,结构细致均匀,适于木工建筑和梁柱等用材。

药用其枝叶、树皮。性味甘、微涩,平,有小毒。清热解毒,消肿止痛。常被用来治主痈肿疮毒,烫伤。外用常取适量药物浓煎,涂搽患处皮损。

十一、广西藤黄 *Garcinia kwangsiensis* **Merr. ex F. N. Wei**

【异名】

广西山竹子(《广西植物名录》),春杜果(上思)。

【产地与分布】

特产于广西南部,生于海拔600 m的山坡杂木林中。模式标本采自云南贡山。

【植物形态】

小乔木,高约6 m。小枝干后微具纵棱,略带红褐色。叶对生,叶片薄革质,椭圆形至椭圆状披针形,长8～14 cm,宽2～4 cm,顶端渐尖或急尖,基部楔形,微下延,干时棕褐色,中脉在上面下陷,背面隆起,侧脉纤细,密集,30～45对,至边缘处连接,网脉几不明显;叶柄长1～1.5 cm。花杂性,异株;雄花1～4朵簇生叶腋,花小,直径约5 mm,花梗长1～2 mm;萼片2大2小,卵形,肉质,长1.5～2 mm;花瓣几等大,卵形或倒卵形,长约3 mm,雄蕊合生成4束,短于退化雌蕊,束柄短,与花瓣基部联合,开放时随花瓣平展,每束具花药 60～70 枚,退化雌蕊具肥大的柱头,蘑菇状,顶端微具瘤突。雌花和果实未见。花期 6～7 月。

【用途】

清热解毒,消肿止痛。用来治疗痈肿疮毒,烫伤。

十二、怒江藤黄 *Garcinia nujiangensis* C. Y. Wu et Y. H. Li

【异名】

歇第(怒江独龙语),捧咖昔、哇咖扑昔(德宏景颇语)。

【产地与分布】

分布于云南西部(盈江、陇川)、西北部(贡山)及西藏东南部(墨脱),生长于海拔 800～1 700 m 的山坡或沟谷的密林中。

【植物形态】

乔木,高 10～15 m,胸径 20～30 cm;树皮灰褐色。枝条具纵沟槽,灰褐色或棕褐色,不具皮孔。叶对生,叶片坚纸质,披针形,卵状披针形或长圆状披针形,长 10～18 cm,宽 3～5 cm,顶端渐尖,基部楔形;中脉两面隆起,侧脉 12～15 对,弯拱,至边缘处联结,在下面明显隆起,第三次小脉几平行,不成网状;叶柄长 6～12 mm。花杂性,异株。雄花序为极短的聚伞状,长不到 1 cm,花序 2～3 腋生,总梗长约 2 mm,粗壮,每个聚伞花序着花 6～8 朵或更多;花梗长 1～2 mm;花萼裂片外方 2 枚较厚,肉质,内方 2 枚较薄,边缘膜质,近圆形,几等大;花瓣淡黄色,倒卵形,几等大,比萼片稍小;能育雄蕊的花丝联合成 4 束,每束有花药 50～64 枚,退化雌蕊倒卵形,柱头盾形,边缘具不规则的裂口。雌花序 2～3 歧聚伞状,腋生,花序梗长 3～4 mm,基部苞片宿存;花梗长 1.5～2 cm,具沟槽;雌蕊高 6～8 mm,中部膨大,柱头盾形,4 裂,无乳头状瘤突,子房 1 室,胚珠 1;退化雄蕊的花丝联合成 1 轮,包围雌蕊,花药 20～25 枚。果成熟时圆球形、椭圆球形或卵球形,长 2.5～3 cm,淡黄色,柱头宿存,光滑,有时偏斜,种子 1 枚。花期 12 月至翌年 2 月,果期 8～9 月。

十三、云树 *Garcinia cowa* Roxb.

【异名】

云南山竹子(《中国高等植物图鉴》),给哈蒿(《云南西双版纳傣语》)。

【产地与分布】

分布于我国云南西双版纳、思茅、德宏及红河等地,生于海拔 150～400～850 m,有时达 1 300 m 的沟谷、低丘潮湿的杂木林中;印度、孟加拉国、缅甸、泰国等地有分布。模式标本采自孟加拉国。

【植物形态】

乔木,高8～12 m,胸径15～20 cm;树皮暗褐色;树冠圆锥形,分枝多而细长,密集于树干顶端,平伸,先端通常下垂,小枝暗褐色,具纵条纹。叶对生,叶片坚纸质,披针形或长圆状披针形,长6～14 cm,宽2～5 cm,顶端渐尖或长渐尖,稀急尖或钝,基部楔形,有时微下延,中脉在上面下陷,下面隆起,侧脉12～18对,网脉两面明显;叶柄长0.8～2 cm。花单性,异株。雄花

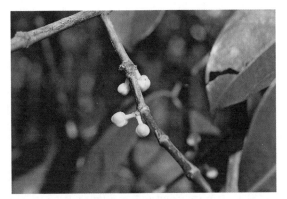

图2-2-11 云树(花)

3～8,顶生或腋生,伞形排列,总梗极短,有时近无梗而成簇生状,基部具钻形苞片4;花梗纤细,长4～8 mm;花瓣黄色,长约为萼片的2倍,雄蕊多数,40～50枚,花丝合生成1束,束柄头状,有时少部分花药具短的花丝,无退化雌蕊。雌花通常单生叶腋,比雄花大;花梗粗壮,长2～3 mm;退化雄蕊下半部合生,包围子房的基部,花丝或长或短,通常短于子房;子房卵球形,4～8室,柱头辐射状分裂,上面具乳头状瘤突,高6～7 mm,外面具4～8棱。果成熟时卵球形,直径4～6 cm,暗黄褐色,外面具沟槽4～8条,果顶端通常突尖,偏斜;成熟种子2～4枚,狭长,纺锤形,微弯,表面凹凸不平,长约2.5 cm。花期3～5月,果期7～10月。

【用途】

果实成熟后味酸甜,可食用。

十四、岭南山竹子 *Garcinia oblongifolia* Champ. ex Benth.

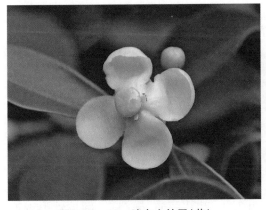

图2-2-12 岭南山竹子(花)

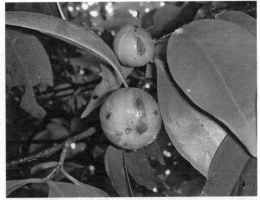

图2-2-13 岭南山竹子(果实)

【异名】

岭南藤黄、海南山竹子(《广州植物志》),岭南倒捻子(《中国树木分类学》),金赏、罗蒙树、酸

桐木、黄牙桔、严芽桔、竹节果(广东),黄牙树(香港),赤过、麦芽仔、鸠酸、山竹子、粘牙仔(海南)。

【产地与分布】

岭南山竹子产于广东、广西、香港、海南、贵州等地。生于海拔200～400～1 200 m的丘陵或热带雨林、季雨林低山地下部的树林中。越南东北部也有分布。模式标本采自香港。在广东现有岭南山竹子天然次生林,其群落组成层次不明显,有些地方岭南山竹子可成为建群种,这些植被是原始植被被演变后的残存。

【植物形态】

乔木或灌木,高5～15 m,胸径可达30 cm;树皮深灰色。老枝通常具断环纹。叶对生,叶片近革质,长圆形、倒卵状长圆形至倒披针形,长5～10 cm,宽2～3.5 cm,顶端急尖或钝,基部楔形,干时边缘反卷,中脉在上面微隆起,侧脉10～18对;叶柄长约1 cm。花小,直径约3 mm,单性,异株,单生或呈伞形状聚伞花序,花梗长3～7 mm。雄花萼片等大,近圆形,长3～5 mm;花瓣橙黄色或淡黄色,倒卵状长圆形,长7～9 mm;雄蕊多数,合生成1束,花药聚生成头状,无退化雌蕊。雌花的萼片、花瓣与雄花相似;退化雄蕊合生成4束,短于雌蕊;子房卵球形,8～10室,无花柱,柱头盾形,隆起,辐射状分裂,上面具乳头状瘤突。浆果卵球形或圆球形,长2～4 cm,直径2～3.5 cm,基部萼片宿存,顶端承以隆起的柱头。花期4～5月,果期10～12月。

【用途】

果可食,种子含油量60.7%,种仁含油量70%,可作工业用油;木材可制家具和工艺品;树皮含单宁3～8%,供提制栲胶。

常以树皮(内皮)入药,其性味苦、涩、凉,有小毒。消炎止痛,收敛生肌。常用于治疗肠炎,小儿消化不良,胃、十二指肠溃疡,溃疡病轻度出血,口腔炎,牙周炎等。外用治烧烫伤,下肢溃疡,湿疹等皮肤科疾病。

十五、红萼藤黄 *Garcinia erythrosepala* Y. H. Li

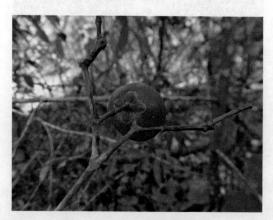

图2-2-14 红萼藤黄(果实)

【产地与分布】

特产于云南西南部,生于海拔340 m的潮湿杂木林中。模式标本采自盈江县。

【植物形态】

乔木,高约4 m。枝条暗紫色,髓心中空,外面具细的纵条纹,嫩枝纤细,紫红色。叶对生,叶片膜质,椭圆形、倒披针形或椭圆状披针形,长4～9 cm,宽2～3.5 cm,顶端渐尖或急尖,基部楔形或宽楔形,两面无毛,下面灰绿色,中脉纤细,上面微下陷,下面隆起,侧脉不明显,5～8 对,排列不整齐,网脉少而稀疏,不明显;叶柄长 5～8 mm。花单性、异株。雄花大、直径约 1 cm,2～5 成簇,稀单生,通常着生于当年生枝条顶端,稀腋生;花萼和花梗紫红色,花梗长 4～6 mm,纤细,萼片椭圆形,几等大;雄蕊多数(约 40 枚)联合成 1 束,花丝长约为花药之半,花药 4 室,纵裂,无退化雌蕊。雌花和果实未见。花期 12 月至翌年 1 月。

【用途】

治疗痈肿、肿毒、顽癣、跌打损伤及烫火伤。

十六、单花山竹子 *Garcinia oligantha* Merr.

【异名】

单花藤黄、山竹子(《中国树木分类学》《拉汉种子植物名称》)。

【产地与分布】

特产于广东、海南。越南北部也有。生于海拔 200～1 200 m 山坡疏林或灌丛。单花山竹子就整个海南岛及其他地方来说也十分少见,区内分布数量也较少,应归为重点保护对象。

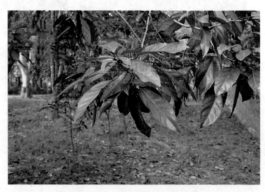

图 2 - 2 - 15 单花山竹子

【植物形态】

灌木,高 1～3 m。小枝纤细,具明显的纵棱。叶对生,叶片纸质,长圆状椭圆形至披针形,稀卵形,长 5～8 cm,宽 1.5～3.5 cm,上半部尾状渐尖,基部急尖或宽楔形,干时两面灰绿色,侧脉纤细,隐约可见,多达 5 对;叶柄长 4～10 mm。花杂性、异株。雄花未见。雌花单生叶腋,微紫色,无花梗或近无花梗,花萼裂片 2 大 2 小,外方 2 枚近卵形,长 2～3 mm,内方 2 枚椭圆形,长 4～5 mm;花瓣等大,近圆形,长 4～5 mm,顶端钝;退化雄蕊 12 枚,花丝基部连合成浅杯状,包围子房基部,通常短于雌蕊;子房卵状长圆形,4 室,花柱极短,柱头盾形,具乳头状瘤突。果纺锤形或狭椭圆形,长 1.5～1.8 cm,基部具宿存萼片和残留的退化雄蕊。花期 6～7 月,果期 10～12 月。

【用途】

根和叶用于大毒疮,树内皮与多花山竹子功效相同。性味苦、涩,凉。清热解毒;收敛生肌。常用于治疗湿疹、口腔炎、牙周炎以及下肢溃疡、烧伤、烫伤等外科创伤溃疡类疾病。此药在内服时常与其他中药配伍,煎汤服用。外用治疗则以适量捣敷或研末撒于创伤皮损处。

十七、尖叶藤黄 *Garcinia subfalcata* Y. H. Li et F. N. Wei

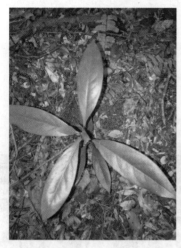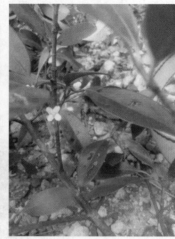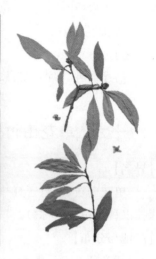

图 2-2-16　尖叶藤黄

【产地与分布】

特产广西南部,生于海拔 550 m 山谷、水边的杂木林中。模式标本采自上思县。

【植物形态】

乔木,高约 7 m,胸径约 15 cm;树皮暗褐色。枝条具纵条纹,幼枝具断环纹。叶对生,叶片坚纸质,狭椭圆形或椭圆状披针形,长 3.5～8 cm,宽 0.8～2.5 cm,顶端长渐尖,通常镰状,稀钝,基部渐狭,微下延,中脉在上面平坦,下面隆起,侧脉 7～13 对,网脉稀疏,不明显;叶柄长 0.4～1.2 cm。花杂性,异株。雄花未见。雌花单生或成对,通常着生于枝条顶端,有时腋生;花梗长约 2 mm,基部具三角状卵形苞片 2 枚,苞片长约 1.5 mm;萼片 4 枚,外方 2 枚短而薄,近半圆形,内方 2 枚长而厚,椭圆形;花瓣 4 枚,几等大,长圆形,比萼片稍长,长约 5 mm;退化雄蕊 4 枚,花药 4 室,纵裂,药隔增厚,花丝粗壮,长约 1 mm,与花瓣对生;子房卵球形,外面有沟槽,几无花柱,柱头辐射状分裂,上面具乳头状瘤突。果球形,直径约 3 cm,近无柄。花期 4～5 月,果期 9～10 月。

【用途】

果实可食用,味酸甜。

十八、山木瓜 *Garcinia esculenta* Y. H. Li

【异名】

埋任(怒江独龙语)、网都希曼昔、滴让昔(德宏景颇语)、补南宝(麻栗坡崩龙语)。

【产地与分布】

特产于云南西部(盈江、瑞丽、陇川)和西北部(贡山),生于海拔 860~1 300~1 650 m 的山坡杂木林中。模式标本采自瑞丽。

【植物形态】

乔木,高 15~20 m。枝条灰褐色,具细纵条纹,有时具皮孔。叶对生,叶片纸质,椭圆形、卵状椭圆形或长圆状椭圆形,长 12~15 cm,宽 4~7 cm,顶端急尖

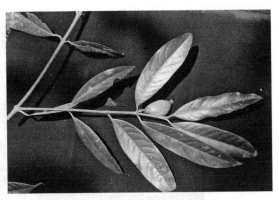

图 2-2-17　山木瓜(果实)

或钝渐尖,基部楔形,微下延,下面淡褐色,中脉在两面隆起,侧脉排列整齐,8~10 对,网脉较密,但不明显;叶柄长 1~1.5 cm。花单性,异株。雄花序聚伞状,长约 2 cm,1~3 着生于嫩枝顶端;总梗粗壮,具明显的关节,长 8~10 mm,着花 2~3 朵;花梗粗壮,长 5 mm 以下;萼片 2 大 2 小,倒卵形或扁圆形;花瓣淡黄色,3 枚等大,内方 1 枚最小,椭圆形或长圆形;雄蕊多数,花丝聚合成 1 束,束柄头状,花药扁,形状各式,2 室,纵裂,无退化雌蕊。雌花通常单生于嫩枝顶端,比雄花大,直径约 1 cm;退化雄蕊的花丝联合,包围子房基部,子房圆球形,8~12 室,柱头全缘,具多数乳头状瘤突,高 1~1.2 cm,外面具 6~8 棱。果大,成熟时卵球形,稀扁球形,长 5~9 cm,橙黄色,外面有沟槽 6~11 条,柱头宿存;成熟种子 2~4 枚,呈微菱形或斜卵形,外面光滑,长 2.5~3 cm。花期 8~10 月,果期 6~8 月。

【用途】

成熟果外形酷似酸木瓜,故得名,可食用,汁多而味酸甜。

十九、双籽藤黄 *Garcinia tetralata* C. Y. Wu ex Y. H. Li

【异名】

黄皮果(云南景洪)。

【产地与分布】

我国特有种,产于云南南部西双版纳(景洪、勐腊)和西南部临沧(沧源、耿马)地区,生于海拔 800~1 000 m 的低丘、平坝杂木林中。

【植物形态】

乔木,高 5~8 m,少数可达 15 m,胸径约 15 cm。分枝通常下垂,枝条淡绿色,有纵棱。叶对生,叶片坚纸质,椭圆形或狭椭圆形,稀卵状椭圆形,长 8~15 cm,宽 3~6 cm,顶端急尖或短渐尖,基部楔形,微下延,中脉在上面下陷,下面隆起,侧脉 13~16 对,两面隆起,纤细,斜伸至边缘处网结,第三次脉网状;叶柄长 0.8~1.2 cm。花未见。果实单生于

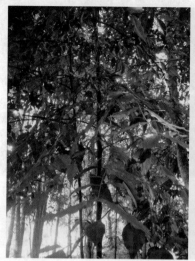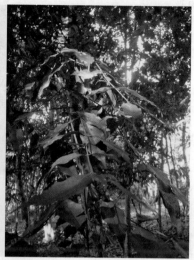

图 2 - 2 - 18　双籽藤黄

叶腋或落叶腋部,圆球形,成熟时直径 2～2.5 cm,外面光滑,近无柄,柱头宿存,4 裂,每裂片具乳头状瘤突 4～5,果实有种子 2 枚。果期 5 月。

二十、长裂藤黄 *Garcinia lancilimba* C. Y. Wu ex Y. H. Li

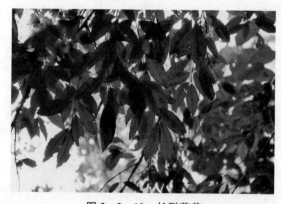

图 2 - 2 - 19　长裂藤黄

【产地与分布】

我国特有种,特产于云南西双版纳,生于海拔 600～1 000(～1 750) m 低丘、阴坡潮湿的沟谷密林中。模式标本采自云南景洪。

【植物形态】

小乔木,高 3～6 m。分枝下垂,老枝具纵棱,嫩枝纤细,四棱形,灰黄色。叶对生,叶片坚纸质,卵状披针形,长圆状披针形或披针形,长 6～10 cm,宽 1.5～3.5 cm,顶端长渐尖或尾尖;钝头,基部楔形或渐狭,下面淡绿色,中脉两面隆起,侧脉密集,20～30 对,斜升,至边缘处联结,网脉隐约可见;叶柄长 2～6 mm。花杂性,同株,通常单生或有时成对,腋生,开放时直径约 4 mm,淡黄色;花梗长约 6 mm;花被裂片几相等;雄蕊 4 束,束柄短;子房近圆球形,2 室,柱头盾形,全缘,凸起,上面光滑,高于雄蕊束。果实圆球形,成熟时直径 1～1.5 cm,2 室,成熟种子 1～2 枚,果皮光滑,柄长 5～8 mm。花期 4～5 月,果期 2～4 月。

二十一、兰屿福木 *Garcinia linii* C. E. Chang

【产地与分布】

特产于台湾东部,模式标本采自兰屿。

【植物形态】

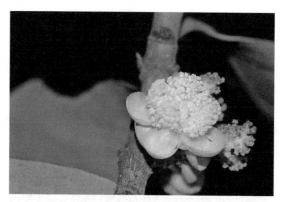

图 2-2-20　兰屿福木

小乔木,高 10~15 m。枝条粗壮,无毛,淡黄褐色,嫩枝四棱形,渐变成圆柱形。叶对生,叶片近革质,光滑,长 7.5~12 cm,宽 4~6.3 cm,卵形至椭圆形,顶端钝或急尖或浑圆,基部极短尖,边缘向外反卷,上面暗绿色,下面的侧脉微隆起;叶柄长 5~12 mm,纤细具棱。花杂性,雌雄异株,单生叶腋,花梗长 6~10 mm。雄花萼片 4 枚,2 大 2 小,外方 2 枚圆形或椭圆形;花瓣倒卵形,长 9~10 mm,宽 9~10 mm,雄蕊 4 束,束柄粗壮,直立,每束具多数花药,药室长圆形,纵裂,退化雌蕊圆柱形,细长。雌花未见。浆果,椭圆状球形或圆球形,长 2~3 cm,直径约 2 cm,表面光滑。

二十二、藤黄 *Garcinia hanburyi* Hook. f.

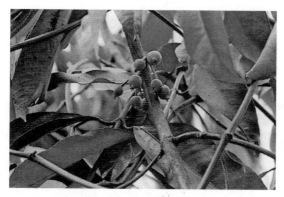

图 2-2-21　藤黄(果实)

【异名】

海藤、玉黄、月黄。

【产地与分布】

原产于印度、马来西亚、泰国、柬埔寨和越南等地。目前在我国广东、广西、云南和海南等地被广泛引种栽培。

【植物形态】

常绿乔木,高约 18 m。小枝四棱形。叶对生,薄革质,椭圆状卵形或卵状披针形,长 10~16 cm,先端钝,基部楔形,全缘。花单性,腋生,黄色,无柄;萼与花瓣均 4 片,圆形,覆瓦状排列;雄花 2~3,簇生,雄蕊多数,集合成一球状肉质体,药 1 室,横裂,花丝短;雌花单生,较大,具退化雄蕊约 12 枚,基部合生,柱头盾形,子房 4 室,平滑无毛。浆果球形。种子 4 枚,花期 11 月,果期翌年 2~3 月。

【用途】

从该植物中提取的树脂即是药材藤黄(gamboge),具有解毒消肿、祛腐敛疮、止血、杀虫的功效,用于治疗痈疽、肿毒、溃疡、湿疮、烫伤和跌打肿痛等。近年来的研究报道发现藤黄及其活性成分藤黄酸(gambogic acid)等具有抗菌、抗炎、抗病毒、抗肿瘤及杀虫等广泛的药理活性。

附:中国藤黄属分种检索表

1. 花两性或杂性,同株;萼片和花瓣 5

  2. 花两性,组成伞房状聚伞花序或簇生,腋生或着生于老枝落叶腋部;萼片 3 大 2 小;果顶端突尖

    ·························· 1. 大叶藤黄 *Garcinia xanthochymus* Hook.f. ex T. Anders.

  2. 花杂性,单生或簇生于落叶腋部或雌花簇生雄花假穗状;萼片 3 大 2 小;果顶端浑圆

    ·· 2. 菲岛福木 *G.subelliptica* Merr.

1. 花杂性,异株或同株;萼片和花瓣 4

  3. 能育雌蕊的柱头或果实宿存的柱头光滑

  4. 花序长,顶生或腋生的圆锥状聚伞花序

    5. 小花直径 2～3 cm;萼片 2 大 2 小;子房 2 室 ······ 3. 木竹子 *G. multiflora* Champ. ex Benth.

    5. 小花直径 0.8～1 cm;萼片等大;子房 4 室 ··········· 4. 云南藤黄 *G. yunnanensis* H. H. Hu

  4. 花序短,顶生或腋生的聚伞花序或有时成簇

    6. 能育雄蕊合生成 1 束,子房 1 室

      7. 花序总梗先端具叶状苞片 2;柱头不规则的浅裂

      ·························· 9. 大苞藤黄 *G. bracteata* C. Y. Wu ex Y. H. Li

      7. 花序总梗先端无叶状苞片;柱头全缘 ······ 10. 金丝李 *G. paucinervis* Chun et How

    6. 能育雄蕊合生成 2～4 束,子房 1～10 室

      8. 能育雄蕊合生成 2～3 束,子房 4 室 ············· 22. 藤黄 *G. hanburyi* Hook. f.

      8. 能育雄蕊合生成 4 束,子房 1～10 室

      9. 花序顶生,有小花 3～5(～6)朵,花大,直径 1.2～1.5 cm

      10. 柱头分裂

        11. 柱头 5～8 裂

        12. 柱头 5～6 裂;成熟果直径 5～8 cm,有种子 4～5

          ··························· 7. 莽吉柿 *G. mangostana* L.

        12. 柱头 8 裂;成熟果直径约 3.5 cm,有种子 2

          ··························· 8. 越南藤黄 *G. schefferi* Pierre

        11. 柱头 4 裂 ············· 13. 怒江藤黄 *G. nujiangensis* C. Y. Wu et Y. H. Li

      10. 柱头全缘

      9. 花序腋生,有小花 2～3,花小,直径 2～3 mm

        13. 花 4 mm;成熟果实的 1～1.5 cm;小枝细长下垂

　　　　　　　　　　　……………………… 20. 长裂藤黄 *G. lancilimba* C. Y. Wu ex Y. H. Li

　　13. 花 2.2～2.4 cm;成熟果 2～3 cm;小枝粗壮

　　　　　　　　　　………………………… 21. 兰屿福木 *G. linii* C. E. Chang

　3. 能育雌蕊的柱头或果实宿存的柱头具乳突或小瘤突

　　　　14. 雄花无退化雌蕊;能育雄蕊合生成 1 束

　　　　　15. 萼片等大

　　　　　　16. 花萼和花梗淡绿色

　　　　　　　17. 子房或果实有棱,4～8 室　………… 14. 云树 *G. cowa* Roxb.

　　　　　　　17. 子房或果实无棱,8～10 室

　　　　　　　　………………… 15. 岭南山竹子 *G. oblongifolia* Champ. ex Benth.

　　　　　　16. 花萼和花梗紫红色 … 16. 红萼藤黄 *G. erythrosepala* Y. H. Li

　　　　　15. 萼片 2 大 2 小

　　　　　　18. 雄花花瓣等大

　　　　　　　19. 退化雄蕊 12 枚,花丝基部联合成浅杯状;果小,纺锤形

　　　　　　　　………………… 17. 单花山竹子 *G. oligantha* Merr.

　　　　　　　19. 退化雄蕊 4 枚,花丝基部不联合;果大,圆球形

　　　　　　　　……… 18. 尖叶藤黄 *G. subfalcata* Y. H. Li et F. N. Wei

　　　　　　18. 雄花花瓣 3 大 1 小 …… 19. 山木瓜 *G. esculenta* Y. H. Li

　　　　14. 雄花具退化雌蕊,能育雄蕊合生成 1 或 4 束。

　　　　　20. 能育雄蕊 1 束,束柄着生于花托;顶生圆锥状聚伞花序

　　　　　　21. 萼片等大;花梗长 3.5～4 cm;成熟果直径 11～20 cm

　　　　　　　………………………… 5. 大果藤黄 *G. pedunculata* Roxb.

　　　　　　21. 萼片 2 大 2 小;花梗长 0.8～1.2 cm;成熟果直径 4～

　　　　　　　5 cm … 6. 版纳藤黄 *G. xipshuanbannaensis* Y. H. Li

　　　　　20. 能育雄蕊 4 束,束柄贴生于花瓣基部;腋生聚伞花序或

　　　　　　花 2～4 簇生。

　　　　　　22. 果无柄;萼片等大;叶柄长 0.8～1.2 cm,叶侧脉

　　　　　　　13～16 对

　　　　　　　…… 12. 双籽藤黄 *G. tetralata* C. Y. Wu ex Y. H. Li

　　　　　　22. 果具柄;萼片 2 大 2 小;叶柄长 1～1.5 cm,叶侧脉

　　　　　　　34～45 对

　　　　　　　…… 11. 广西藤黄 *G. kwangsiensis* Merr. ex F. N. Wei

参考文献

［1］中国科学院植物志编辑委员会.中国植物志:第五十卷[M].北京:科学出版社,1990:1-112.

［2］LI X W, LI J, STEVENS P F. Flora of China:Volume 13[M].北京:科学出版社,2007:40-47.

［3］李延辉.国产藤黄属植物的分类及其地理分布[J].热带植物研究,1982,(21):1-13.

［4］陈焕镛,侯宽昭.华南经济树木六新种[J].植物分类学报,1956,5(1):12-14.

［5］韦发南.广西藤黄科及金尾科新植物［J］.植物分类学报,1981,19(3)：355－358.

［6］李延辉.我国南部藤黄属植物新种［J］.植物分类学报,1981,19(4)：490－499.

［7］中国科学院昆明植物研究所.云南植物志：第五卷［M］.北京：科学出版社,1991：126～142.

［8］许本汉.山野佳果——云南藤黄［J］.云南林业,1998,19(6)：22.

［9］马婷,司马永康,马惠芬,等.云南省藤黄属植物的地理分布及其区系特征［J］.云南大学学报(自然科学版),2013,35(1)：99－107.

［10］付立国.中国高等植物(修订版)：第四卷［M］.青岛：青岛出版社,2012：685－691.

［11］尚衍重.种子植物名称：卷2 拉汗英名称［M］.北京：中国林业出版社,2012：2439－2442.

［12］吴征镒.中国种子植物属的分布区类型［J］.云南植物研究,1991,增刊Ⅳ：1－139.

［13］吴征镒.中国种子植物属的分布区类型［J］.云南植物研究,1993,增刊Ⅳ(修订)：141－178.

［14］广东省植物研究所.海南植物志［M］.北京：科学出版社,1974：54－56.

［15］邹明宏,杜丽清,曾辉,等.藤黄属植物(Garcinia)资源与利用研究进展［J］.热带作物学报,2007,28(4)：122－127.

［16］丁骁,王磊,欧阳明安.藤黄科植物化学成分的研究概况［J］.化学工程与装备,2009,1：114－117.

［17］钟纪育.藤黄属植物的化学成分和生物学活性［J］.热带植物研究,1985,27：49－55.

［18］梁永禧,吴志敏,李秉滔.华南藤黄科植物分类的初步研究［J］.华南农业大学学报,1996,17(3)：52－58.

［19］中药辞海编委会.中药辞海：第四卷［M］.北京：中国医药科技出版社,1998：17－19.

［20］定青,邹明宏.海南岛藤黄属植物的分布及其区系特征［J］.科技创新导报,2008,7：245－246.

［21］马婷,司马永康,马惠芬,等.大果藤黄地理分布与气候因子的关系［J］.广东农业科学,2012,39(15)：16－18.

［22］李延辉,韦发南.广西藤黄属的一个新种［J］.植物研究,1981,1(4)：139－141.

［23］和太平,文祥凤.优良的乡土园林树种——大叶山竹子［J］.西南园艺,2005,33(3)：39.

［24］郭晓荣.西双版纳热带雨林八种树木幼苗光合生理生态学研究［D］.中国科学院昆明植物研究所,2003：20－25.

［25］王博铁,周远,马洪军.西双版纳地区不同类型植物叶片对雾水的吸收［J］.安徽农业科学,2011,39(10)：5677－5680.

［26］杨小波,吴庆书,李跃烈,等.海南北部地区热带雨林的组成特征［J］.林业科学,2005,41(3)：19－24.

［27］黄少锋,朱细俭.岭南山竹子育苗及造林技术［J］.广东林业科技,2007,23(3)：94－96.

［28］邢福武,陈红锋,严岳鸿,等.海南铜铁岭种子植物资源调查［J］.植物资源与环境学报,2003,12(4)：43－48.

［29］唐恬,廖文波,王伯荪.海南五指山地区种子植物区系的特点［J］.广西植物,2002,22(4)：19－27.

［30］郑小春,龚期绳,刘忠源.多花山竹子的播种育苗［J］.林业实用技术,2003,12(7)：26.

［31］喻勋林,薛生国.湖南都庞岭自然保护区植物区系的研究［J］.中南林学院学报,1999,19(1)：29－34.

［32］赵岩,刘金平,张连学,等.莽吉柿中几种双苯毗酮和蒽醌类成分的分离与鉴定［J］.应用化学,2011,28(2)：229－233.

［33］蒋菊生.山竹子引种试种与丰产栽培技术研究及示范［J］.中国科技成果,2011,12(2)：51.

［34］陈兵,刘贝贝,吴磊,等.海南保亭山竹子丰产栽培管理技术［J］.热带农业科学,2013,33(9)：13－15,27.

［35］MAD H B.山竹子的无性繁殖［J］.罗丽娟,译.热带作物译丛,1991,(3)：38－41.

［36］刘胜洪,黄碧珠.多花山竹子(*Garcinia multiflora* Champ)的繁殖研究［J］.中国农学通报,2004,20(6)：93－95.

［37］杨嵘.多花山竹子在三明园林绿化中的应用［J］.现代园艺,2013,12：147－147.

［38］田雪琴,彭剑华,徐燕,等.4种热带亚热带苗木抗寒性能的研究［C］.第七届全国森林培育学术研讨会论文集,2006：65－68.

［39］杨连珍.山竹子［J］.热带农业科学,2002,22(4)：60－66,71.

［40］日清纺织株式会社.通过光能自养培养产生木本植物的方法：CN1230337［P］.1999－10－06.

［41］刘世彪,彭小列,田儒玉.世界热带五大名果树［J］.生物学通报,2003,38(3)：11－13.

［42］付文卫,谭红胜,徐宏喜.中国产藤黄属植物中抗肿瘤活性化学成分的研究概况［J］.药学学报,2014,49(2)：166－174.

［43］PATRICIA C P. Mangosteen：general crop management［J］. Horticultural and fresh produce,2004. http：//www. dpi. qld. gov. au/horticulture/5447. html.

［44］MORTON J, MIAMI F L. Mangosteen［J］. Fruits of Warm Climates,1987：301－304.

［45］GONZALEZ L G. The growth behavior of mangosteen and its graft—affinity with some relatives［J］. The Philippine Agriculturist,1951,35(7)：379－385.

［46］RUKAYIAH A, ZABEDAH M. Studies on early growth of mangosteen (*Garcinia mangostana* L.)［J］. Acta Hortic,1992,292：93－100.

［47］TEO C K H. In vitro culture of the mangosteen seed［J］. Acta Hortic,1992,292：81－86.

［48］NORMAH M N, ROSNAH H, NOORAZZA A B. Multiple shoots and callus formation from seeds of mangosteen (*Garcinia mangostana* L.) cultured in vitro［J］. Acta Hortic,1992,292：87－92.

［49］WIEBEL J, CHACKO E K, DOWNTOM W J, et al. The mangosteen (*Garcinia mangostana* L.) a potentialcrop for tropical northern Australia［J］. Fruits Paris,1991,46(6)：685－688.

［50］BELL F, IRVINE T, IRVINE A. Australia mangosteens［J］. Australian Plants,1994,17(138)：274－275.

［51］TRAN M V. Application of tissue culture techniques in woody species conservation,improvement and development in Vietnam：Mangosteen (*Garcinia mangostana* L.) via embryogenesis culture［J］//CHANG W C, DREW R. Proceedings of the second international symposium on biotechnology of tropical and subtropical species. Acta Hortic,2005,33－36.

［52］GOH H K, RAO A N, LOH C S. Direct shoot bud formation from leaf explants of seedlings and mature mangosteen (*Garcinia maagostona* L.) trees［J］. Plant Sci,1990,68(1)：113－121.

［53］CHAKO K C, PILLAI K C. Seed characteristics and germination of *Garcinia gummigutta* (L.) Robs［J］. Indian Forester,1997,123(2)：123－126.

［54］RAMAGE C M, SANDO L, PEACE C P, et al. Diversity revealed in the apomictic fruit species *Garcenia rnangostana* L. (mangosteen)［J］. Euphytica,2004,136(1)：1－10.

［55］SANDO L, PEACE C, RAMAGE C, et al. Assessment of genetic diversity in Australian-grown mangosteen (*Garcinia mangostana* L.) and its wild relatives［J］//CHANG W C, DREW R. Proceedings of the second international symposium on biotechnology of tropical and subtropical species. Acad Sinica,2005,143－151.

第三章

中国藤黄属植物的化学成分研究

　　呫酮（xanthones）和多环多异戊烯基间苯三酚类化合物（polycyclic polyprenylated acylphloroglucinols，PPAPs）是中国藤黄属植物中最主要的两类次生代谢物的化学成分，具有广泛的生物活性，尤其是抗肿瘤活性较为突出，如从藤黄中分离得到的笼状呫酮（caged xanthones）类成分，大多具有广谱、强效的抗肿瘤活性，是近年来抗肿瘤天然产物的研究热点之一。另外，笔者从中国产云南藤黄果实中分离得到 oblongifolin C 和 guttiferone K 等 PPAPs 类化合物具有较强的抗肿瘤活性。除呫酮和多环多异戊烯基间苯三酚类化合物这两类主要成分外，中国藤黄属植物大多还含有间苯三酚类（phloroglucinols）、联苯类（biphenyls）、双黄酮（biflavonoids）等化学成分，也具有多样的生物活性。

　　本章主要对藤黄属植物中两类主要成分呫酮和多环多异戊烯基间苯三酚类化合物的来源、结构分类、生源途径、提取分离和结构鉴定方法进行了梳理和总结，并对中国藤黄属植物中的化学成分按植物来源进行了归纳和整理。

第一节　来源和命名

一、呫酮类化合物

（一）呫酮类化合物的来源

　　对呫酮类化合物的研究源于 20 世纪初期对色素的研究，其英文名称 xanthone 源于希腊语 ξανϑον（xanthos），意为金色的或黄色的。呫酮类化合物在低等生物如真菌、地衣或细菌以及高等植物中均有分布。在高等植物中，目前已从超过 44 属 122 种植物中分离得到过呫酮类化合物，但主要来源于藤黄科 Guttiferae 和龙胆科 Gentianaceae 植物。藤黄科植物是呫酮类化合物的主要来源之一，藤黄科植物中已从超过 12 属 55 种植物中分离得到过呫酮类化合物。在中国产藤黄属植物中，也存在大量的呫酮类化合物。

（二）呫酮类化合物的命名

天然产物的命名主要有 3 种方式：俗名（trivial name）、半系统命名（semisystematic nomenclature）和系统命名（systematic name）。俗名主要是依据植物科、属、种的名称来进行命名，以反映天然产物已知或可能的分布；半系统命名主要是依据母核＋取代基团的名称进行命名，国际纯化学和应用化学联合会（IUPAC）在 1999 年发布了基于母核的天然产物命名法蓝皮书，规范了部分天然产物的命名方法；系统命名主要有 IUPAC 有机化学命名法（IUPAC Nomenclature of Organic Chemistry）、CAS 命名法以及 Beilstein 大全发展起来的命名法。

2004 年，IUPAC 对植物来源呫酮类化合物的命名建议参考生源途径。高等植物中呫酮类化合物的生源是莽草酸-乙酸复合途径，来源于乙酸的是 A 环，对应碳原子编号为 1～4，来源于莽草酸的是 C 环，对应碳原子编号为 5～8。比较简单的呫酮类化合物一般采用俗名和/或基于呫酮母核的 IUPAC 半系统命名方法，如 gentisein、oblongifolixanthone A 等；较为复杂的结构采用俗名和半系统命名或系统命名。对复杂结构的呫酮类化合物进行系统命名时，其母核的碳原子编号通常与 IUPAC 建议的并不相同，如 bractatin、gambogic acid 等。呫酮类化合物的命名举例如下。

1. gentisein

俗名：gentisein

半系统命名：1,3,7 - trihydroxyxanthone/1,3,7 - trihydroxy - 9H - xanthen - 9 - one

系统命名：xanthen - 9 - one,1,3,7 - trihydroxy -（7CI,8CI）

2. oblongifolixanthone A

俗名：oblongifolixanthone A

系统命名：1H - xanthene - 2,9 - dione,3,4 - dihydro - 1,6,8 - trihydroxy - 1,4, 7 - tris(3 - methyl - 2 - buten - 1 - yl)-,（1R,4R)- rel -（ +)-

3. R - gambogic acid

俗名：R - gambogic acid/gambogic acid/（ －)- gambogic acid/β - guttiferin

系统命名：2 - butenoic acid,2 - methyl - 4 -［(1R,3aS,5S,11R,14aS)- 3a,4,5, 7 - tetrahydro -8 - hydroxy - 3,3,11 - trimethyl - 13 -(3 - methyl - 2 - butenyl)-11 -(4 - methyl - 3 - pentenyl)- 7,15 - dioxo - 1,5 - methano - 1H,3H,11H - furo［3,4 - g］pyrano［3,2 - b］xanthen - 1 - yl］-,（2Z)-（9CI）

4. bractatin

俗名：bractatin/（ －)- bractatin

系统命名：1,5 - methano - 1H,7H - furo［3,4 - d］xanthene - 7,13 - dione,11 -

（1,1 - dimethyl - 2 - propenyl） - 3,3a,4,5 - tetrahydro - 8,10 - dihydroxy - 3,3 - dimethyl - 1 - （3 - methyl - 2 - butenyl） - ，（1R，3aS,5S） - （9CI）

呫酮类化合物的基本骨架和部分常见结构示例如图 3 - 1 - 1。

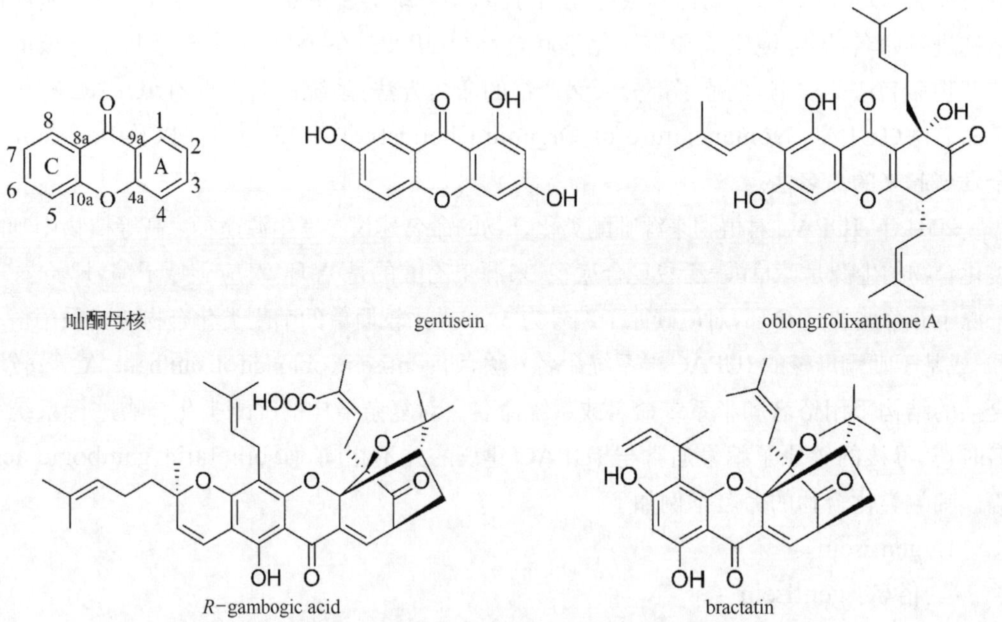

呫酮母核　　　　　　gentisein　　　　　　oblongifolixanthone A

R - gambogic acid　　　　　　bractatin

图 3 - 1 - 1　呫酮类化合物的基本骨架和部分常见结构示例

二、PPAPs 类化合物

（一）PPAPs 类化合物的由来

对 PPAPs 类化合物的研究始于 20 世纪 70 年代，1971 年俄罗斯学者首次从金丝桃 *Hypericum perforatum* 提取物的制剂（novoimanine）中分离了贯叶金丝桃素（hyperforin），1976 年鉴定了该化合物的结构，现代研究证明它是金丝桃提取物抗抑郁作用的主要活性成分。国内学者对国产藤黄属植物 PPAPs 类化合物的研究始于 20 世纪 80 年代中期，为寻找中药藤黄的替代资源，中国科学院云南热带植物研究所的研究人员对大叶藤黄果以及版纳藤黄树皮进行了化学成分研究，从中分离得到了大叶藤黄醇（xanthochymol）和异大叶藤黄醇（isoxanthochymol）。从 2004 年起，笔者先后对中国产17 种藤黄属植物开展了较系统的抗肿瘤活性成分以及作用机制等研究，以生物活性为导向，分离和鉴定了大量 PPAPs 类化合物，并发现了一些活性强、含量高的先导化合物，如从云南藤黄果实中分离鉴定的 oblongifolin C 和 guttiferone K 具有抗肿瘤活性，从岭南山竹子叶中分离鉴定的 oblongifolin M 具有抗 EV71 病毒活性等。

（二）PPAPs 类化合物的命名

在报道的文献中，PPAPs 类化合物都是用的俗名，其系统命名较复杂，例如 garcimultiflorone E（俗名）的系统命名为：（1R,5R,7R）-3-（3,4-dihydroxybenzoyl）-4-hydroxy-5-[（2S）-4-hydroxy-5-methyl-2-（1-methylethenyl）-5-hexen-1-yl]-8,8-dimethyl-1,7-bis（3-methyl-2-buten-1-yl）bicyclo[3.3.1]non-3-ene-2,9-dione 或者 bicyclo[3.3.1]non-3-ene-2,9-dione,3-（3,4-dihydroxybenzoyl）-4-hydroxy-5-[（2S）-4-hydroxy-5-methyl-2-（1-methylethenyl）-5-hexen-1-yl]-8,8-dimethyl-1,7-bis（3-methyl-2-buten-1-yl）-（1R,5R,7R）-。将母核信息 bicyclo[3.3.1]non-3-ene-2,9-dione 放在系统名称的最后或者开头，加上手性中心的构型信息和取代基信息。需要特别注意的是因结构复杂、手性中心多且化合物不易结晶，早期发表的大部分 PPAPs 类化合物的绝对构型都很难确定，在使用 SciFinder 数据库检索 PPAPs 类化合物时，系统命名里表示的绝对构型其实仅仅是相对构型，如 garcimultiflorone E（图3-1-2），应注意区分。

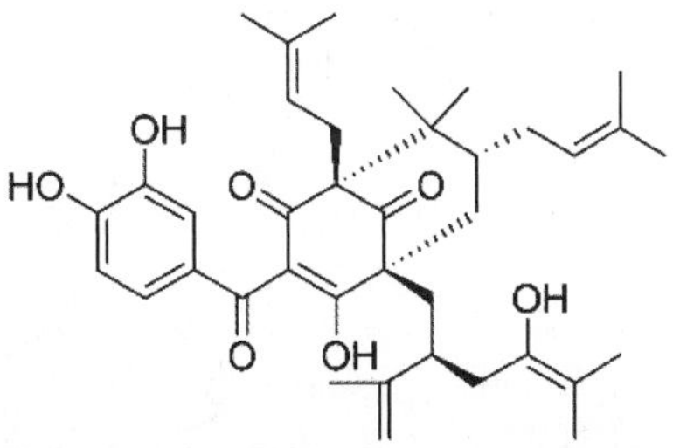

图3-1-2　化合物 garcimultiflorone E 的结构

第二节　化合物的结构分类

一、𠮿酮类化合物

𠮿酮又称氧杂蒽酮、呫吨酮、苯骈色原酮或者二苯骈-γ-吡喃酮。𠮿酮类化合物是𠮿酮的衍生物，具有广泛的生物活性，如抗肿瘤、心血管保护、降血糖、抗氧化、抗菌等。天然来源的𠮿酮类化合物主要来源于低等生物如地衣类（lichens）、蕨类（fern）、细菌（bacteria）以及部分高等植物，尤其在藤黄科（Guttiferae）和龙胆科（Gentianaceae）植物中广泛分布。

𠮿酮类化合物具有苯骈-γ-吡喃酮环的基本骨架（图3-2-1），依据 A 环上饱和程度的不同，可将母核分为 1～6 型，母核上多样的取代基结构及不同的取代模式，极大地丰富了𠮿酮类化合物的种类及数量。藤黄属植物是𠮿酮类化合物的主要来源，从藤黄属植物中分离得到的𠮿酮类化合物，其母核主要以 1 型为主，也存在一定数量的 2～6 型化合物；此外，还有以笼状𠮿酮类化合物为代表的 4 型化合物。

按𠮿酮类化合物骨架类型、取代基以及取代模式可以将𠮿酮类化合物进行进一步的分类。

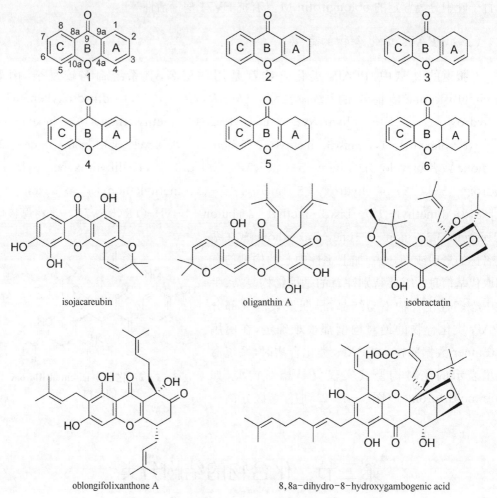

图 3-2-1　呫酮类化合物的基本母核以及典型化合物

（一）呫酮单体类化合物（Monomer xanthones）

1. 呫酮类化合物（Xanthones）

（1）简单氧化取代的呫酮类化合物（Simple oxygenated xanthones）：中国藤黄属植物所含本类化合物的取代基主要为羟基（—OH）或甲氧基（—OCH₃），依据呫酮基本母核上氧化取代的个数，可以将简单氧化取代的呫酮类化合物分成 6 类，其中以三氧化取代或四氧化取代的简单呫酮类化合物最为常见。

1）单氧化取代的呫酮类化合物（Mono-oxygenated xanthones）：天然来源的单氧化取代简单呫酮类成分并不常见，从中国藤黄属植物中目前尚未分离得到。如从 *Hypericum chinense* 的茎中分离得到的 2-hydroxyxanthone。

2）二氧化取代的呫酮类化合物（Di-oxygenated xanthones）：天然来源的二氧化取代简单呫酮类成分也不多，从中国藤黄属植物中分离得到二氧化取代的简单呫酮类成分主要是 1,4-、

1,5-、1,6-、1,7-羟基或甲氧基取代的5类呫酮类化合物。如1,7-dihydroxyxanthone (euxanthone)和5-hydroxy-1-methoxyxanthone等,结构见图3-2-2。

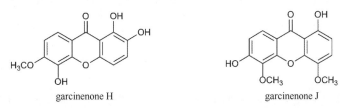

euxanthone   5-hydroxy-1-methoxyxanthone

图3-2-2 典型的二氧化取代呫酮类化合物

3)三氧化取代的呫酮类化合物(Tri-oxygenated xanthones):三氧化取代的简单呫酮类成分较为常见,从中国藤黄属植物中已报道分离鉴定了17个三氧化取代呫酮类化合物,如1,3,7-grihydroxyxanthone(gentisein)和1-hydroxy-6,7-dimethoxyxanthone (leiaxanthone),结构见图3-2-3。

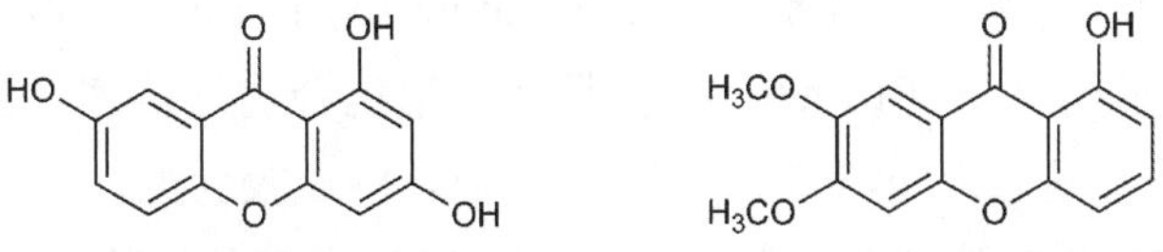

gentisein   leiaxanthone

图3-2-3 典型的三氧化取代呫酮类化合物

4)四氧化取代的呫酮类化合物(Tetra-oxygenated xanthones):四氧化取代的简单呫酮类成分在藤黄属植物中也较为常见,如从中国藤黄属植物中分离得到1,2,5-trihydroxy-6-methoxyxanthone(garcinenone H)和1,6-dihydroxy-4,5-dimethoxyxanthone(garcinenone J),结构见图3-2-4。

garcinenone H   garcinenone J

图3-2-4 典型的四氧化取代呫酮类化合物

5)五氧化取代的呫酮类化合物(Penta-oxygenated xanthones):目前从中国藤黄属植物中分离得到的五氧化取代的简单呫酮类成分仅有4个,如1,6,8-trihydroxy-3,5-dimethoxyxanthone(garcihombronone C)和1,5,6-trihydroxy-3,7-dimethoxyxanthone,结构见图3-2-5。

6)六氧化取代的呫酮类化合物(Hexa-oxygenated xanthones):该类化合物是目前为止分离得到的氧化程度最高的呫酮类化合物,如从 *Securidaca longepedunculata* 根中分离得到的1,5-dihydroxy-2,3,6,7,8-pentamethoxyxanthone。迄今为止,从中国藤黄属植物中尚未分离得到类似取代模式的呫酮类化合物。

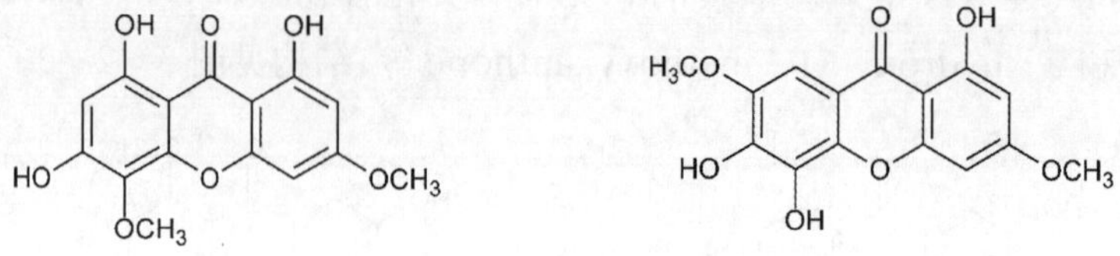

garcihombronone C   1,5,6-trihydroxy-3,7-dimethoxyxanthone

图 3-2-5 典型的五氧化取代的𠮿酮类化合物

（2）异戊烯基取代的𠮿酮（Prenylated xanthones）：藤黄属植物中存在大量异戊烯基取代的𠮿酮类化合物。本类化合物主要是在简单𠮿酮骨架的基础上，增加了 C-5、C-10或 C-15 的取代基。C-5 取代基通常是 3-methyl but-2-enyl（isoprenyl group）或者1,1-dimethyl prop-2-enyl，取代基还可以通过羟基化（hydroxylation）、氢化（hydrogenation）、环氧化（epoxidation）以及内酯化（lactonization）等形成多样的结构；另外，这些取代基还可以与邻位酚羟基形成 2,2-dimethyl pyrano、2,2,3-trimethyl furan以及 2-isopropenyl dihydrofuran 等结构，是𠮿酮类化合物结构多样性的主要来源；C-10 取代基通常是香叶基（geranyl group）；C-15 取代基比较少见。

依据𠮿酮骨架上氧化取代基的数目以及异戊烯基取代基的数目，可以对该类化合物进一步进行分类。

1）二氧化取代的异戊烯基𠮿酮类化合物（Prenylated di-oxygenated xanthones）：目前从自然界中分离得到的二氧化取代异戊烯基𠮿酮类化合物数量较少。从中国藤黄属植物中已经分离得到少量的二氧化取代异戊烯基𠮿酮类化合物，如从莽吉柿的果壳中分离得到的 2,8-di-(3-methylbut-2-enyl)-7-carboxy-1,3-dihydroxyxanthone 和从单花山竹子中分离得到的 methyl 6-(2-acetoxyethyl)-4,8-dihydroxy-9-oxo-9*H*-xanthene-1-carboxylate 等，结构见图 3-2-6。

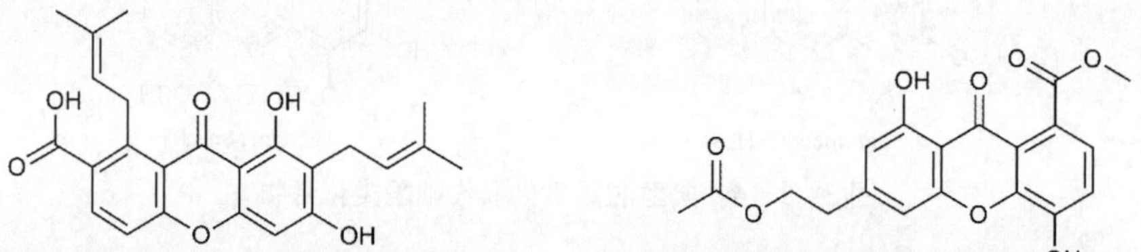

2,8-di-(3-methylbut-2-enyl)-7-carboxy-   methyl 6-(2-acetoxyethyl)-4,8-dihydroxy-
1,3-dihydroxyxanthone   9-oxo-9*H*-xanthene-1-carboxylate

图 3-2-6 典型的二氧化取代异戊烯基𠮿酮

2）三氧化取代异戊烯基𠮿酮（Prenylated tri-oxygenated xanthones）：三氧化取代的异戊烯基𠮿酮是藤黄属植物中最主要的𠮿酮类化合物，其氧化取代官能团主要是羟基或甲氧基，另外，异戊烯基侧链上可能存在的不同程度氧化、氢化、环合，以及与邻位羟基环合成呋喃环或吡喃环，使得结构呈现出多样化。依据𠮿酮骨架上异戊烯基取代基的种类和数目可以进一步进行分类。

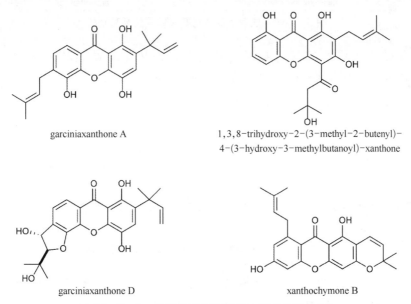

　　单异戊烯基取代的三氧化𠮟酮类化合物：如从大叶藤黄和大苞藤黄茎皮中分离得到的 globuxanthone，从莽吉柿中分离得到的 gudraxanthone 以及从双籽藤黄和大苞藤黄中分离得到的与邻位羟基成环的 6 - deoxyisojacareubin，结构见图 3 - 2 - 7。

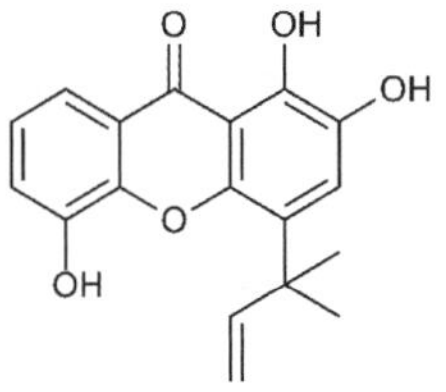

globuxanthone 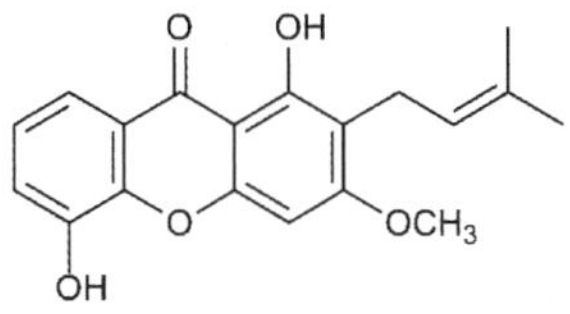　　　　　　gudraxanthone 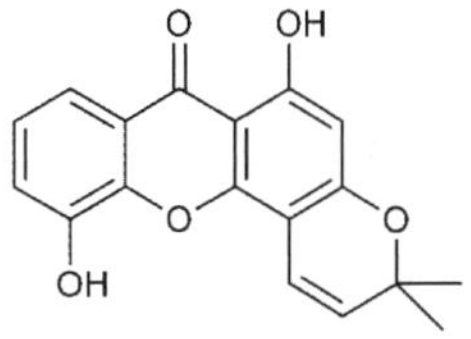　　　　　　6-deoxyisojacareubin

图 3 - 2 - 7　典型的三氧化取代单异戊烯基𠮟酮

　　二异戊烯基取代的三氧化𠮟酮类化合物：如从菲岛福木和多花山竹子茎皮中分离得到的 garciniaxanthone A；从莽吉柿果皮中分离得到的 1,3,8 - trihydroxy - 2 -（3 - methyl - 2 - butenyl）- 4 -（3 - hydroxy - 3 - methylbutanoyl）- xanthone；以及从菲岛福木中分离得到的 garciniaxanthone D，其异戊烯基侧链与邻位酚羟基成五元呋喃环；而从大叶藤黄中分离得到的 xanthochymone B，其异戊烯基侧链与邻位酚羟基环成六元吡喃环。结构见图 3 - 2 - 8。

garciniaxanthone A

1,3,8-trihydroxy-2-(3-methyl-2-butenyl)-
4-(3-hydroxy-3-methylbutanoyl)-xanthone

garciniaxanthone D　　　　　　xanthochymone B

图 3 - 2 - 8　典型的三氧化取代二异戊烯基𠮟酮

　　3）四氧化取代异戊烯基𠮟酮（Prenylated tetra-oxygenated xanthones）：四氧化取代的异戊烯基𠮟酮也是藤黄属植物中的主要𠮟酮类化合物，其连氧取代的官能团主要是羟基或甲氧基。另外，异戊烯基侧链上可能存在的不同程度氧化、氢化、环合，以及与邻位羟基环合的可能，使得结构呈现出多样化。依据𠮟酮骨架上异戊烯基取代基的种类和数目可以进一步进行分类。

单异戊烯基取代的四氧化𠮷酮类化合物：如从大果藤黄树皮、云树茎以及双籽藤黄枝叶中分离得到的 dulxanthone A,从大叶藤黄树皮、大苞藤黄以及双籽藤黄茎皮中分离得到的 garciniaxanthone H,以及从大苞藤黄茎皮中分离得到的与邻位酚羟基形成呋喃环的 bracteaxanthone V 和在藤黄属植物中分布较广的与邻位酚羟基形成吡喃环的 jacareubin,结构见图 3-2-9。

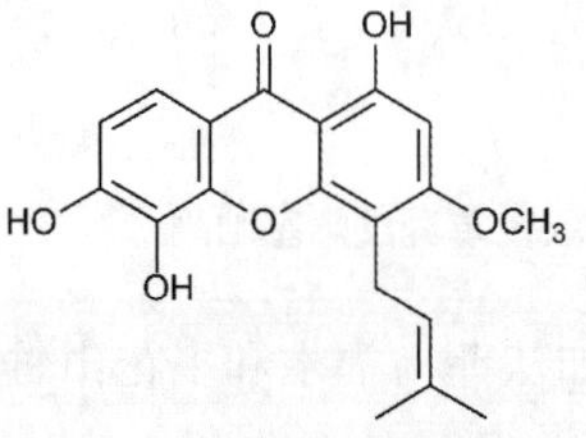

dulxanthone A

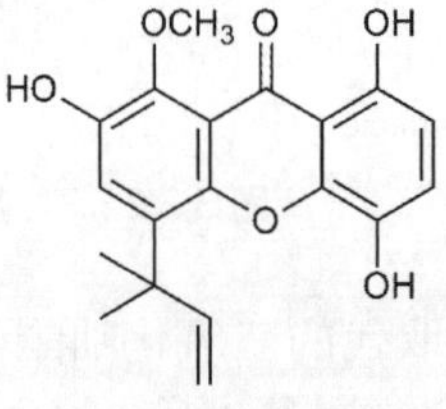

garciniaxanthone H

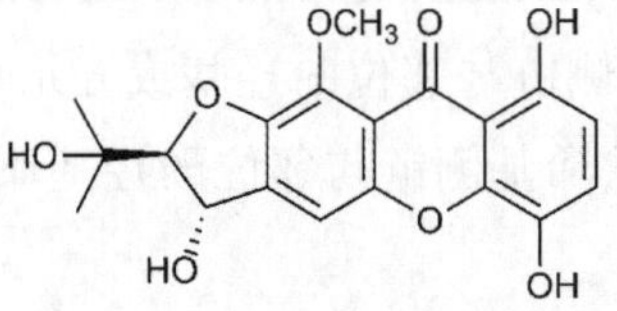

bracteaxanthone V

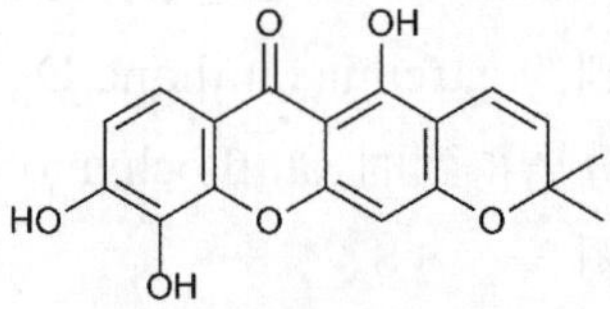

jacareubin

图 3-2-9　典型的四氧化取代单异戊烯基𠮷酮

二异戊烯基取代的四氧化𠮷酮类化合物：如从版纳藤黄树皮中分离得到的 bannaxanthone A,从莽吉柿中分离得到的 garciniafuran,以及从云树的果实和茎皮中分离得到的 cowaxanthone D 等,结构见图 3-2-10。

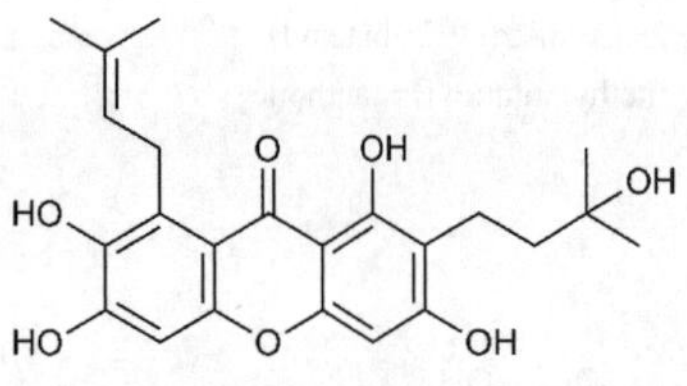

bannaxanthone A

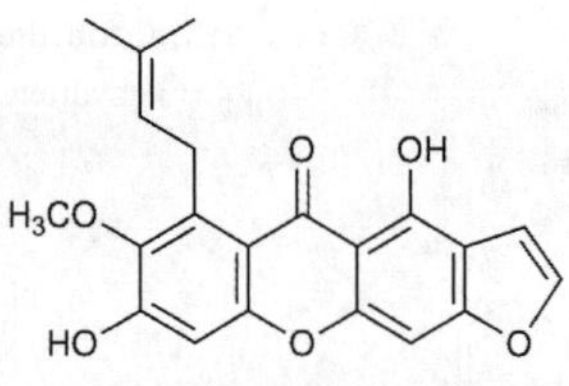

garciniafuran

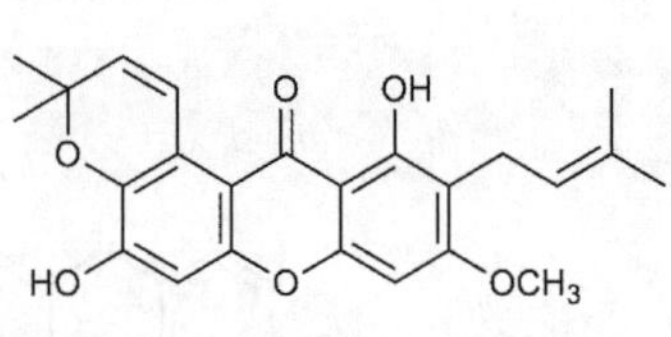

cowaxanthone D

图 3-2-10　典型的四氧化取代二异戊烯基𠮷酮

三异戊烯基取代的四氧化𠮷酮类化合物：如从莽吉柿果皮中分离得到的 mangostanaxanthone Ⅱ,从大叶藤黄树皮中分离得到的 garcinenone Y 和 garcinenone C,结构见图 3-2-11。

含有 C-10 取代及其他类型的四氧化𠮷酮类化合物：如从云树中分离得到的 cowanin,以及从云树的果实中分离得到的 garcicowanone B,结构见图 3-2-12。

4)五氧化取代异戊烯基𠮷酮(Prenylated penta-oxygenated xanthones):五氧化取代的异戊烯基𠮷酮在藤黄属植物中的数量较少,其骨架上连氧取代的官能团主要是羟基

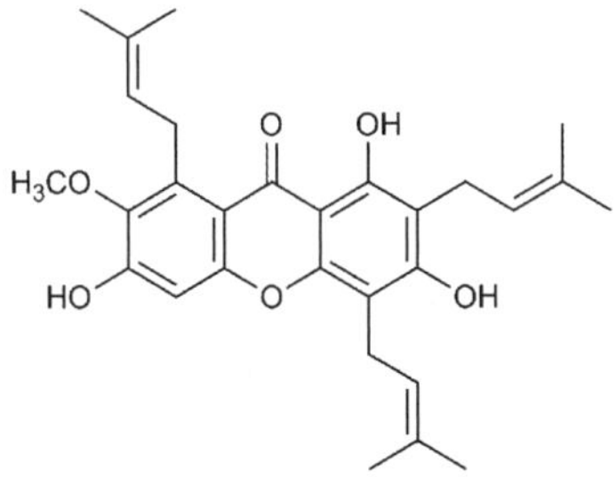

mangostanaxanthone Ⅱ 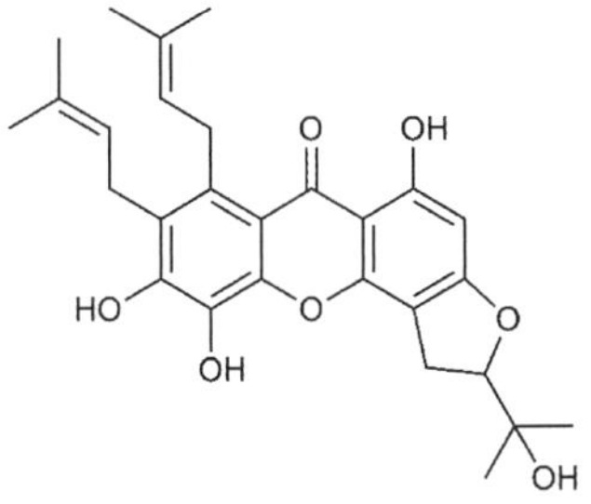   garcinenone Y 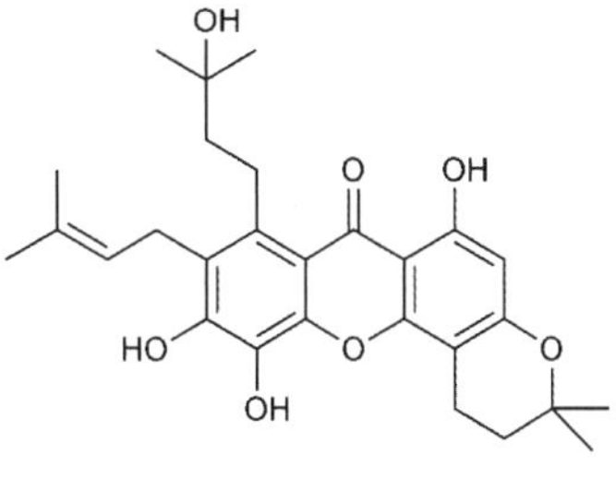   garcinenone C

图 3‐2‐11 典型的四氧化取代三异戊烯基吡酮

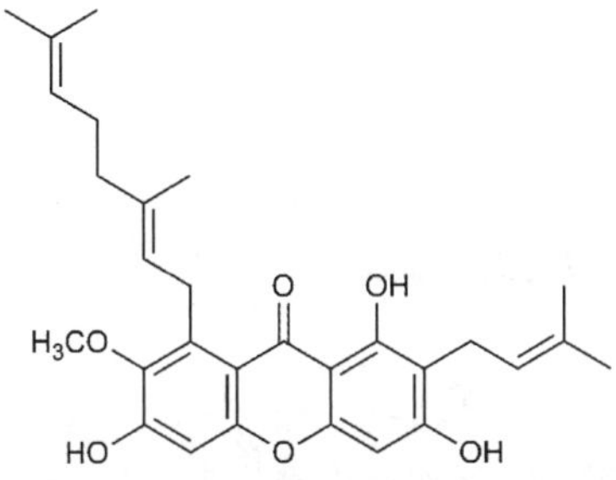

cowanin 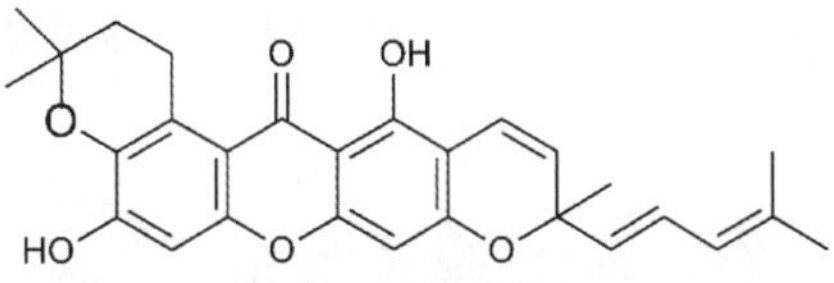   garcicowanone B

图 3‐2‐12 其他的四氧化取代异戊烯基吡酮类化合物

或甲氧基。另外,异戊烯基侧链上也可能存在的不同程度氧化、氢化、环合,以及与邻位羟基环合的可能,使得结构呈现出多样化。依据吡酮骨架上异戊烯基取代基的种类和个数可以进一步进行分类:

单异戊烯基取代的五氧化吡酮类化合物:如从大叶藤黄中分离得到的 xanthochymone C。

二异戊烯基取代的五氧化吡酮类化合物:如从怒江藤黄中枝条中分离得到的 nujiangexanthone C 和 nujiangexanthone F,以及从兰屿福木中分离得到的 linixanthone A。

三异戊烯基取代的五氧化吡酮类化合物:如从怒江藤黄中分离得到的 nujiangexanthone A。以上化合物结构见图 3‐2‐13。

2. 二氢吡酮类化合物(Dihydroxanthones) 二氢吡酮类化合物数量相对较少,从中国藤黄属植物中已分离得到部分二氢吡酮类化合物:如从版纳藤黄枝条中分离得到的 bannaxanthone H 以及从版纳藤黄和单花山竹子枝条中分离得到的 allanxanthone C,结构见图 3‐2‐14。

3. 四氢吡酮类化合物(Tetrahydroxanthones)

(1)四氢吡酮类化合物(Tetrahydroxanthones):从中国藤黄属植物中已分离得到多个四氢吡酮的衍生物:如从岭南山竹子树皮中分离得到的 oblongifolixanthone A 以及从莽吉柿果皮中分离得到的 garcimangosxanthone C,结构见图 3‐2‐14。

(2)四氢笼状吡酮类化合物(Caged tetrahydroxanthones):与一般吡酮类化合物不

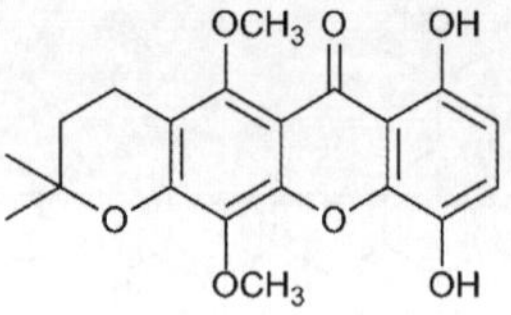

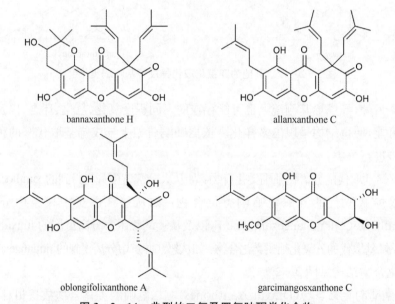

xanthochymone C 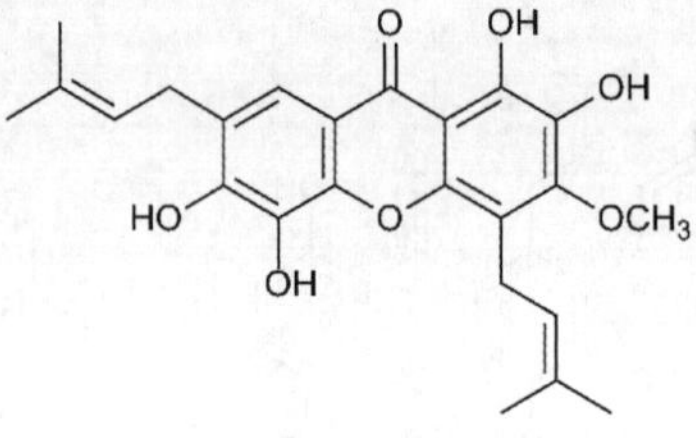 nujiangexanthone C 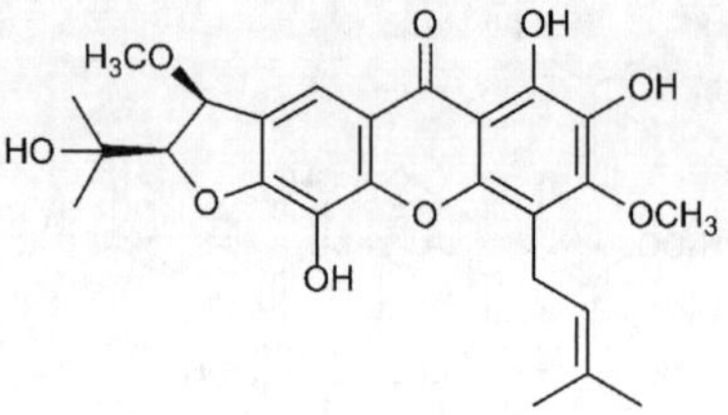 nujiangexanthone F

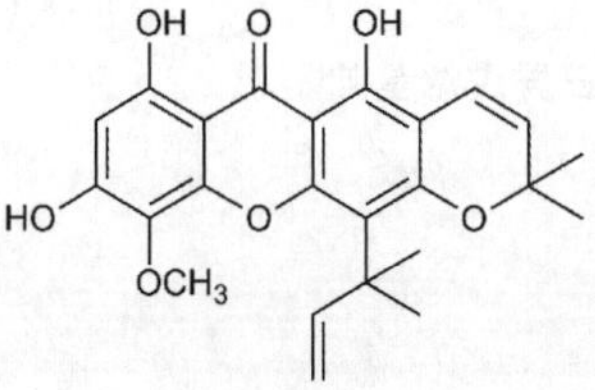

linixanthone A 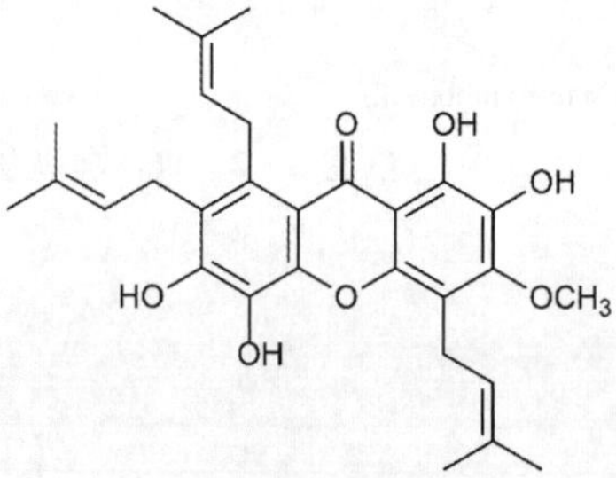 nujiangexanthone A

图 3－2－13 典型的五氧化取代异戊烯基咄酮

bannaxanthone H allanxanthone C

oblongifolixanthone A garcimangosxanthone C

图 3－2－14 典型的二氢及四氢咄酮类化合物

同,笼状咄酮类化合物具有 bicyo[2.2.2]octane(双环正辛烷)特征性结构。迄今为止,超过一半天然来源的笼状咄酮类成分来自藤黄树脂或其来源植物的不同部位。此外,从中国产大苞藤黄(G. braceteata)和单花山竹子(G. oligantha)中也分离得到部分笼状咄酮类化合物。笼状咄酮类化合物从其母核看,可以看作是异戊烯基取代的四氢或六氢咄酮衍生物。四氢笼状咄酮类化合物是最主要的笼状咄酮类化合物,其结构中苯环上可能有氧化官能团如羟基、甲氧基等;也可能有 C－5 的异戊烯基(isopropenyl)或 C－10 的香叶基(geranyl),这些 C－5 或 C－10 的取代基还可能被氧化、氢化或与邻位酚羟基环合形成多样的结构。这类化合物根据其生物合成途径的不同,还可以分为两类:一类是以藤黄酸为代表的笼状𠮑酮类化合物,如从中药藤黄中分离得到的 gambogic acid 和 hanburin;另一类为 neobractatin 类的笼状𠮑酮类化合物,如从大苞藤黄中分离得到的 1 - O - methylneobractatin,结构见图 3 - 2 - 15。

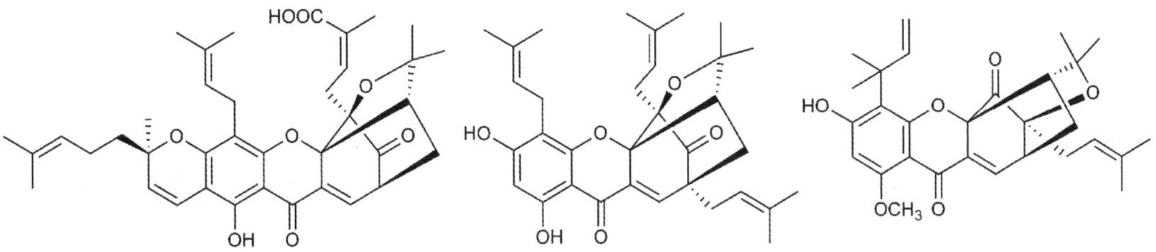

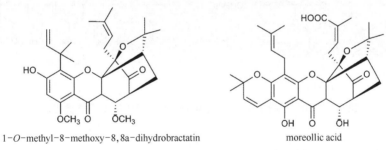

gambogic acid　　　　　　　hanburin　　　　　　1-O-methylneobractatin

图 3 - 2 - 15　典型的四氢笼状𠮑酮类化合物

(3) 六氢𠮑酮类化合物(Hexahydroxanthones):六氢𠮑酮类化合物比较少,且主要是笼状𠮑酮类化合物。这类化合物一般被认为是由四氢𠮑酮类化合物进一步氢化而来。如从大苞藤黄叶中分离得到的 1 - O - methyl - 8 - methoxy - 8,8a - dihydrobractatin 以及从藤黄中分离得到的 moreollic acid,结构见图 3 - 2 - 16。

1-O-methyl-8-methoxy-8,8a-dihydrobractatin　　　　　　moreollic acid

图 3 - 2 - 16　典型的六氢笼状𠮑酮类化合物

(二)𠮑酮二聚体类化合物(Dimerxanthones)

𠮑酮二聚体类化合物依据其构成单体的不同,可分为二聚体和杂二聚体。二聚体通常指双𠮑酮,其构成单元均为𠮑酮类化合物;而杂二聚体则由一个𠮑酮单元和一个非𠮑酮构成,如𠮑酮木脂素以及𠮑酮苯甲酮等。

1. 𠮑酮二聚体类化合物(Dimerxanthones)　从中国藤黄属植物大叶藤黄、岭南山竹子以及山木瓜等植物中分离得到多个双𠮑酮类化合物,如从岭南山竹子枝条中分离得到的 garciobioxanthone 以及岭南山竹子和山木瓜枝条中分离得到 griffipavixanthone,结构见图 3 - 2 - 17。

2. 𠮑酮杂二聚体类化合物(Heterodimerxanthones)　𠮑酮木脂素主要分布在藤黄科植物的金丝桃属(Hypericum L.)植物和藤黄属(Garcinia L.)植物中,在中国藤黄属植

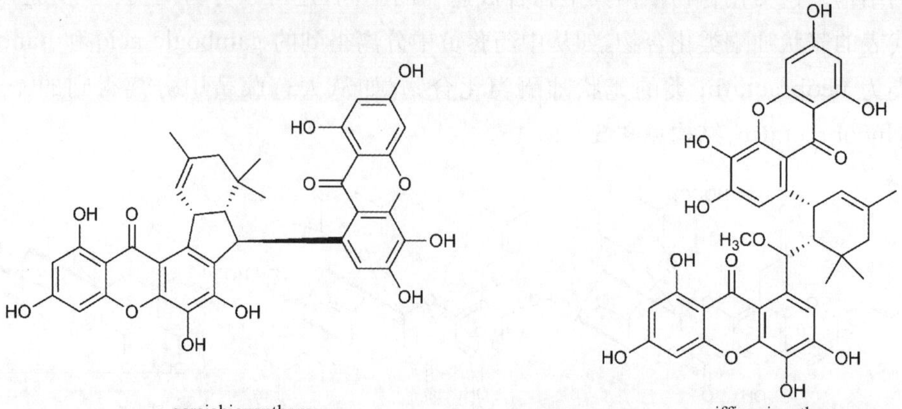

garciobioxanthone

griffipavixanthone

图 3-2-17　藤黄属植物中的双呫酮类化合物

物中也有分布,如从山木瓜枝条中分离出的(±)-esculentin A;另外,还有从大苞藤黄茎皮中分离得到的呫酮苯甲酮类化合物 garciduol A,结构见图 3-2-18。

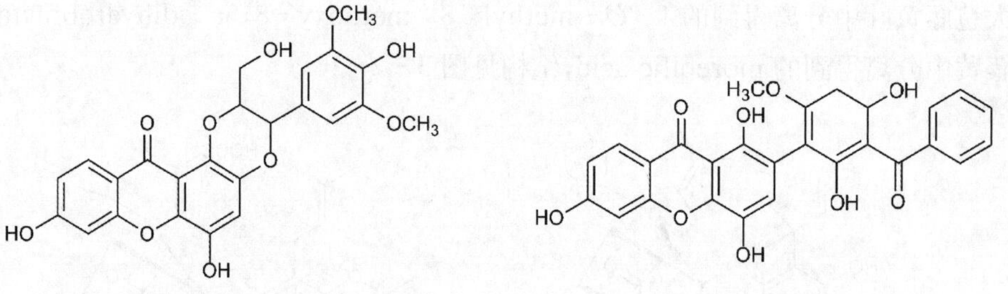

(±)-esculentin A

garciduol A

图 3-2-18　藤黄属植物中的呫酮木脂素及呫酮苯甲酮类化合物

二、PPAPs 类化合物

多环多异戊烯基间苯三酚类衍生物(PPAPs)主要是指具有双环[3.3.1]或[3.2.1]壬烷-2,4,9 三酮骨架的一类天然产物,通常 PPAPs 类化合物都含一个酰基(O=CR₃)和与一个桥头碳相邻的季碳中心(CCH₃R₂)。按照酰基取代位置不同,这类天然产物通常可分为 A 型、B 型和 C 型 3 种:A 型化合物的酰基处于与季碳中心相邻的桥头碳上;B 型化合物的酰基处于 β-羟基酮的 α 位,而桥头碳上则带有烷基侧链(R₁);C 型化合物的酰基位于与季碳中心异侧的桥头碳上,如图 3-2-19 所示。近几年,文献报道从中国藤黄属植物中发现的一些全新骨架的 PPAPs 类化合物或不能归属为 A~C 型的 PPAPs 类化合物,为方便讨论,统一将它们归为 D 型。

当取代基 R₃ 有苯环的结构时,这类成分又可以称为多异戊烯基取代的苯甲酮,Wu 等对这类成分进行了系统的综述,分类方式与 PPAPs 类成分类似,在本书的表述中,统一

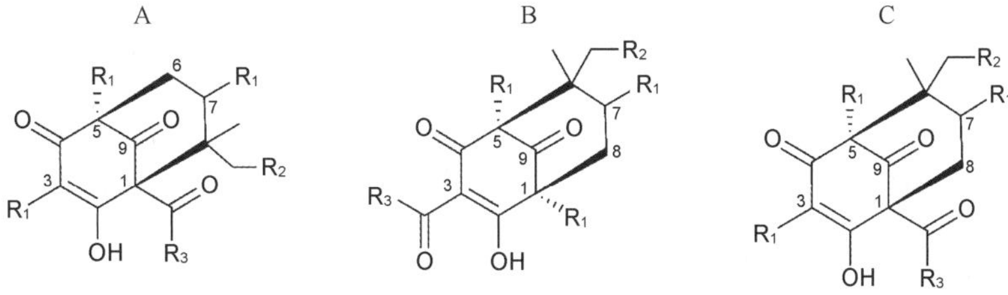

$R_1 = Me$、C_5H_9 或 $C_{10}H_{17}$

$R_2 = H$ 或异戊烯基

$R_3 = $ 苯环、$3-(HO)C_6H_4$ 或 $3,4-(HO)_2C_6H_3$

图 3-2-19 藤黄属植物中 PPAPs 类化合物的各个亚型

将这些成分称为 PPAPs 类成分,本书中提到的苯甲酮类成分特指基本骨架的苯甲酮(Basic benzophenone skeleton,BBS)。天然的 PPAPs 主要来自藤黄科的藤黄属和金丝桃属植物,其他科属植物中极少分布。据统计,迄今为止,有文献报道的天然来源 PPAPs 类化合物超过 200 个。

(一)A 型多环多异戊烯基间苯三酚类衍生物(Type A PPAPs)

A 型化合物的酰基位于与季碳中心相邻的桥头碳上,这类化合物可以进一步重排为结构新颖的金刚烷型化合物。天然的 A 型化合物在中国藤黄属植物中发现不多,仅在菲岛福木、多花山竹子和云树的果实或种子中有报道。Weng 等在菲岛福木(*G. subelliptica*)的种子中发现报道了多个 A 型,如 garcinielliptone A 和 garcinielliptone D 等;在多花山竹子的果实中仅发现了两个 A 型 PPAPs 类化合物 garcimultiflorone A 和 garcimultiflorone G;在云树的果实中发现了两个金刚烷型的 A 型 PPAPs 类化合物 cowabenzophenone A 和 cowabenzophenone B,结构见图 3-2-20。

(二)B 型多环多异戊烯基间苯三酚类衍生物(Type B PPAPs)

从中国藤黄属植物中分离鉴定的 PPAPs 结构类型,以 B 型为主。这类化合物的变化主要在于侧链的不同,如异戊烯基、牻牛儿基、异戊烯基上羟基取代或甲氧基取代等。例如,笔者从山木瓜中分离鉴定的 garciesculentone C~E。此类化合物的侧链也可以进一步重排为结构新颖的金刚烷型,如从岭南山竹子叶分离鉴定的具有抗 EV71 病毒活性的 oblongifolin J。除了这些结构外,最近从中国藤黄属植物中发现了一些结构新颖的 B 型 PPAPs 类化合物。如从大叶藤黄 *G. xanthochymus* 中分离鉴定的 guttiferone H 和 gambogenone。Guttiferone H 结构中含有一个独特的 7 元环,这个环连接在双环[3.3.1]壬烷的 1 位和 7 位。Gambogenone 是具有双环[3.3.2]癸烷的新骨架化合物,它的 B 环变成了 1 个七元环,而不是通常的六元环。笔者前期也从金丝李的叶中分离鉴定了 4 个结构新颖的 B 型 PPAPs 类化合物,化合物 paucinone A 和 paucinone B 的结构中含有结构独特的环己烷-螺-四氢呋喃结构,化合物 paucinone D 包含 1 个 1-甲烯基-3,3-二甲基环己烷的基团。结构见图 3-2-21。

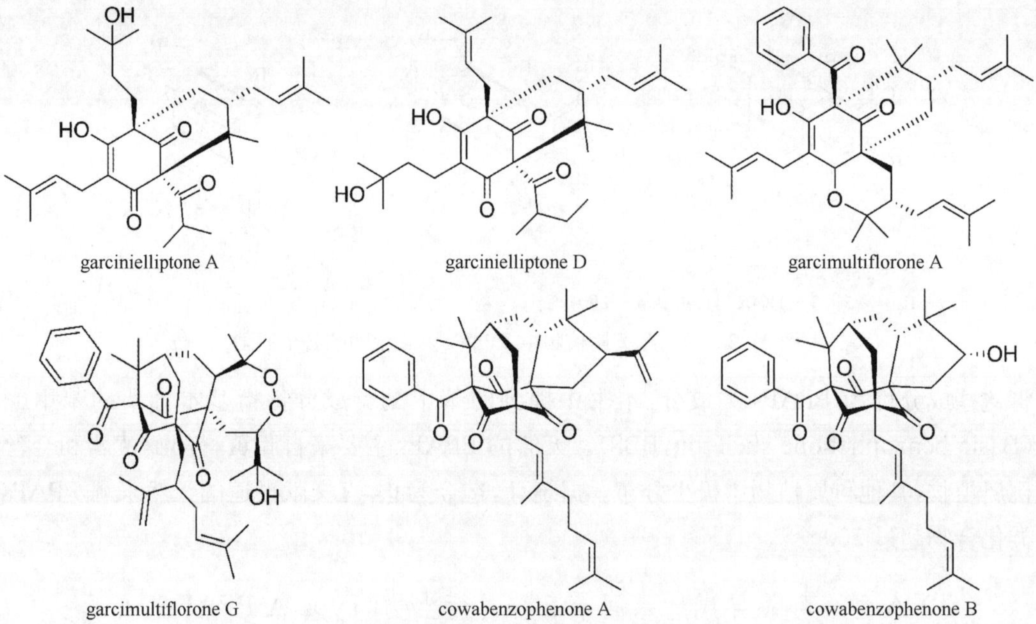

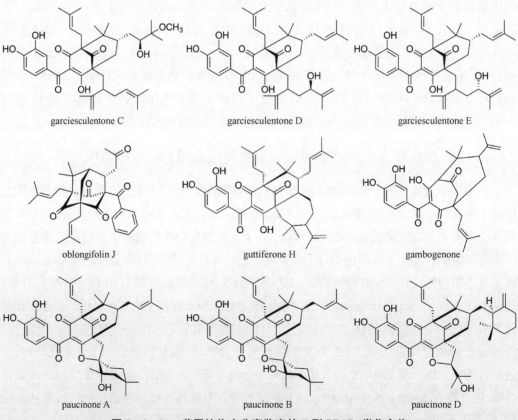

garcinielliptone A

garcinielliptone D

garcimultiflorone A

garcimultiflorone G

cowabenzophenone A

cowabenzophenone B

图 3 - 2 - 20 黄属植物中分离鉴定的 A 型 PPAPs 类化合物

garciesculentone C

garciesculentone D

garciesculentone E

oblongifolin J

guttiferone H

gambogenone

paucinone A

paucinone B

paucinone D

图 3 - 2 - 21 黄属植物中分离鉴定的 B 型 PPAPs 类化合物

（三）C 型多环多异戊烯基间苯三酚类衍生物（Type C PPAPs）

C 型化合物的羰基位于与季碳中心异侧的桥头碳上。天然的 C 型化合物报道极少，仅在菲岛福木种子中分离鉴定出 3 个：garcinielliptone K、garcinielliptone L 和 garcinielliptone M，结构见图 3－2－22 化合物的结构鉴定存在一定的问题，2016 年许刚团队通过分析这些化合物的碳谱数据，并结合量子化学计算核磁的方法，将已报道的这些 C 型 PPAPs 类化合物修订为对应的 A 型。因此，可能在藤黄科植物中，仅有 A 型和 B 型的 PPAPs 类化合物，并没有 C 型。

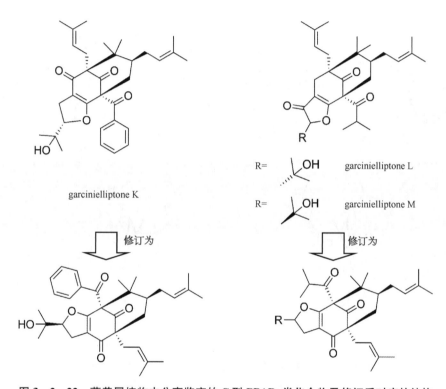

图 3－2－22 藤黄属植物中分离鉴定的 C 型 PPAPs 类化合物及修订后对应的结构

（四）D 型多环多异戊烯基间苯三酚类衍生物（Type D PPAPs）

为方便讨论，本书中将一些不能归属为 A～C 型的 PPAPs 类化合物或一些全新骨架的 PPAPs 类化合物归为 D 型 PPAPs 类化合物。如从大苞藤黄小枝中分离鉴定的 xerophenones A～C 和 nemorosonol；从云树中分离鉴定的 garcicowin A；从多花山竹子中分离鉴定的具有笼状四环［5.4.1.1^{1,5}.0^{9,13}］三葵烷的全新骨架 PPAPs 类化合物 garcimulins A 和 B，其中 garcimulin A 是外消旋体，通过手性柱分离制备，得到了（＋）-garcimulin A 和（－）-garcimulin A。结构见图 3－2－23。

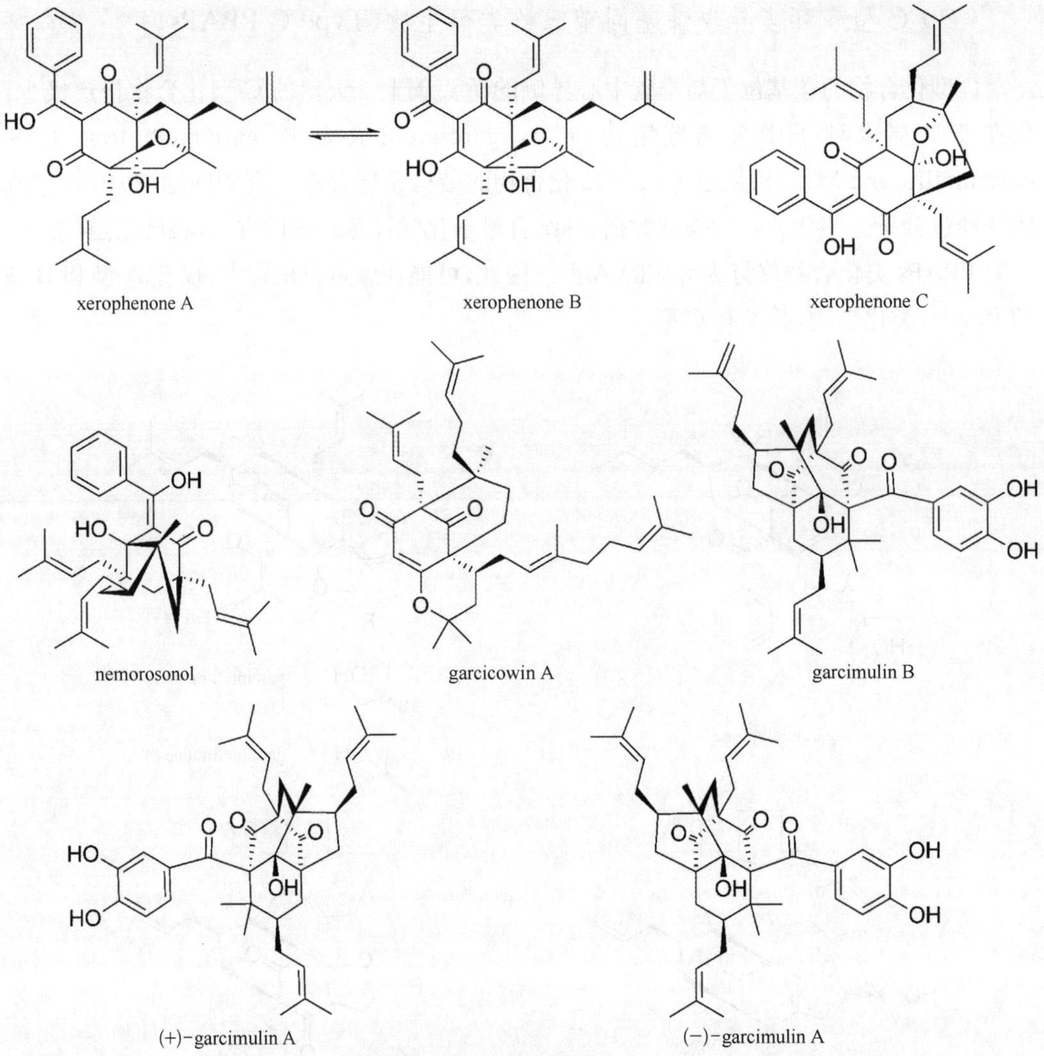

图 3-2-23　黄属植物中分离鉴定的 D 型 PPAPs 类化合物

第三节　生源、提取与分离方法

一、呫酮类化合物

（一）藤黄属植物中呫酮类化合物的生源途径

藤黄属植物中的次生代谢物呫酮类化合物，其生源途径一般认为是通过莽草酸-乙酸途径(A环来源于乙酸,C环来源于莽草酸途径),如图3-3-1,而笼状𠮿酮类化合物的生物合成途径则被认为是在上述途径的基础上进一步发生分子内克莱森重排反应(Claisen rearrangement)和D-A反应(Diels-Alder reaction),如图3-3-2。

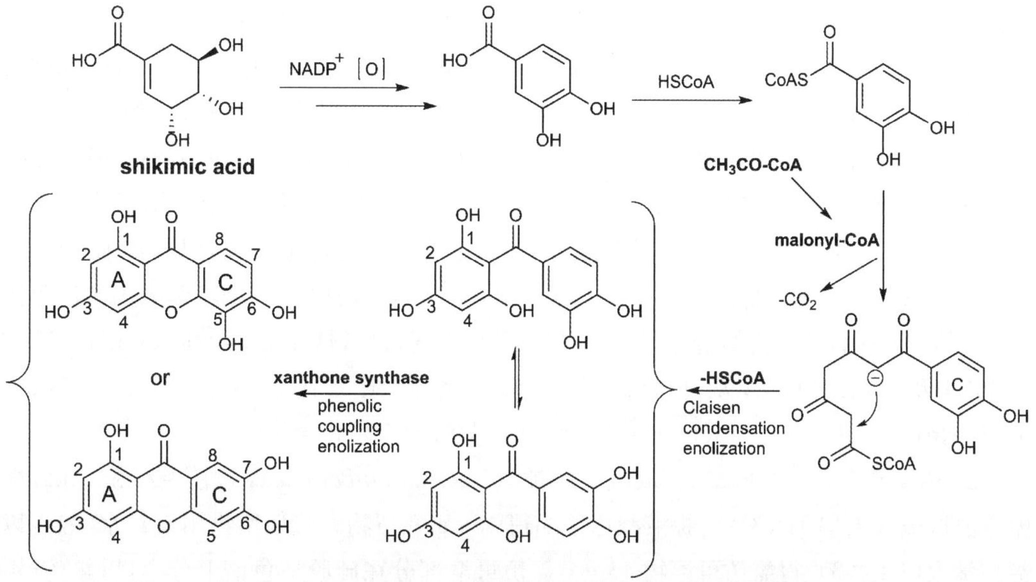

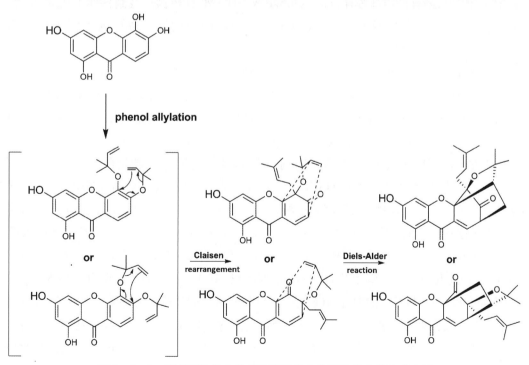

图 3-3-1　藤黄属植物中𠮿酮类化合物可能的生物合成途径

图 3-3-2　藤黄属植物中笼状𠮿酮类化合物可能的生物合成途径

（二）藤黄属植物中山酮类化合物提取与分离方法

藤黄属植物中的山酮类化合物大多为黄色至棕黄色粉末,笼状山酮多为鲜黄色,主要存在于植物的非极性或中等极性提取物。纯化后的山酮类化合物大多数在有机溶剂（如甲醇、乙醇、丙酮、氯仿等）中有较好的溶解性。根据山酮类化合物的理化特性,常用甲醇、乙醇、95%乙醇、丙酮等有机溶剂提取;山酮类化合物的单体分离常用柱色谱方法,如硅胶柱色谱和 Sephadex LH-20 柱色谱并结合 HPLC 法。常见的提取分离方法如下。

1. 乙醇提取、溶剂分配法　取大苞藤黄（*G. bracteata*）树皮 1.5 kg,95% 乙醇回流提取（3 L×3）,提取物减压浓缩得到 420 g 残留物,然后用 2 L 水混悬,依次用氯仿（2 L×3）、正丁醇（2 L×3）萃取。氯仿可溶部分 85 g 在硅胶柱色谱上分离,以石油醚（P. E.,60～90℃沸程）-丙酮混合溶剂（100:0-0:100,v/v）梯度洗脱,各洗脱部分用薄层色谱（TLC）检查其所含化合物的情况,结合反复硅胶柱色谱、制备性 TLC、Sephadex LH-20 柱色谱以及 HPLC 方法,从中分离鉴定了 31 个山酮类化合物,包括 1,4,5,6 - tetrahydroxyxanthone 和 bracteaxanthones Ⅲ～Ⅵ等 5 个新化合物。

2. 丙酮提取、溶剂分配法　取版纳藤黄（*G. xipshuanbannaensis*）枝条粗粉 3 kg,丙酮室温提取 6 天（3 L×3）,浸提液减压浓缩得 168 g 残留物。将残留物用 1 L 水混悬,以氯仿萃取（1 L×3）,得氯仿可溶物 43 g。氯仿可溶部分在硅胶柱色谱上分离,以氯仿-甲醇混合溶剂（100:0-0:100,v/v）梯度洗脱,各洗脱部分用薄层色谱（TLC）检查其所含化合物的情况,结合反相硅胶柱色谱、Sephadex LH-20 柱色谱以及制备性 HPLC 方法,从中分离得到 15 个山酮类成分,其中包括 8 个新的异戊烯基取代的山酮类化合物 bannaxanthone A～H。

3. 丙酮等有机溶剂提取法　取干燥藤黄树脂 800 g,丙酮室温浸提 6 天（4 L×3）,浸提液减压浓缩得浸膏。丙酮提取物 550 g 用硅胶柱色谱进行分离,以石油醚（P. E.,60 - 90 沸程）-丙酮混合溶剂（100:0-0:100,v/v）梯度洗脱,各洗脱部分用薄层色谱（TLC）检查其所含化合物的情况,结合反复硅胶柱色谱、Sephadex LH-20 柱色谱以及制备性 HPLC 方法,从中分离得到 32 个笼状山酮类成分,其中包括 12 个新化合物。

4. 乙醇等有机溶剂提取法、HSCCC 法分离纯化　取干燥藤黄树脂 2 kg,95% 乙醇室温浸提 5 天（4 L×5）,浸提液减压浓缩得浸膏 1 428 g。在 TBE-1000A 高速逆流色谱仪上采用正己烷:乙酸乙酯:甲醇:水（7:3:8:2,v/v/v/v）溶剂系统,溶剂系统的有机相中加入 0.1%三氯乙酸,水相中加入 0.03%三乙胺,取 3.157 g 浸膏以 30 ml 上相和 10 ml 下相的混合溶剂溶解上样,经一次分离,可得到 1.134 g 的藤黄酸和 180.5 mg 的 gambogenic acid,将其中的混合物进一步在 TBE-300B 的高速逆流色谱仪上分离,分别以正己烷:乙酸乙酯:甲醇:水（5:5:10:5,v/v/v/v）和正己烷:甲基叔丁基醚:乙腈:水（8:2:6:4,v/v/v/v）为溶剂系统可以进一步分离得到 11.6 mg 的 isogambogenic acid 和 10.4 mg 的 β - morellic acid。

5. 小结　从藤黄属植物中分离得到的𠮿酮类化合物,大多数在有机溶剂(如甲醇、乙醇、丙酮、氯仿等)中有较好的溶解性。因而通常采用甲醇、乙醇或 95% 乙醇、丙酮等有机溶剂提取;单体化合物的分离和纯化常用经典的柱色谱方法,如硅胶以及 Sephadex LH-20 柱色谱并结合 HPLC 方法。对于二氢𠮿酮、四氢𠮿酮或六氢𠮿酮等𠮿酮衍生物,如笼状𠮿酮类化合物,结构中存在较多的手性中心,常常会有消旋体存在。对于消旋体的拆分,常结合一些其他方法,如 HSCCC 以及手性 HPLC 方法进行的分离。另外,对于部分高纯化合物的制备性分离,笔者还建立了区带 HSCCC 分离纯化方法,可以在实验室中进行克级化合物的快速制备分离。

二、PPAPs 类化合物

(一)藤黄属植物中 PPAPs 类化合物的生源途径

大量的酶学实验证实间苯三酚类化合物的生物合成途径涉及三分子的丙二酰-乙酰辅酶 A 和一分子的乙酰-乙酰辅酶 A 的缩合反应,生成的四酮类化合物通过狄克曼缩合反应(Dieckmann condensation)生成乙酰间苯三酚类衍生物。再通过酶催化的与异戊烯或牻牛儿醇焦磷酸酯的加成反应生成间苯三酚骨架。其不同骨架的主要生源合成途径如图 3-3-3 所示。

(二)藤黄属植物中 PPAPs 化合物提取与分离方法

PPAPs 类化合物主要通过使用不同的溶剂渗滤、冷浸或热回流提取,如甲醇、丙酮、95% 乙醇等。PPAPs 类化合物的分离纯化需要多种色谱技术的组合,如硅胶、反相 C_{18} 柱和 Sephadex LH-20 柱等。此外,还需要用到制备薄层和制备 HPLC。以抗肿瘤活性化合物 oblongifolin C 为例来说明 PPAPs 类化合物常用的提取分离方法。Hamed 等从岭南山竹子 *Garcinia oblongifolia* 的树皮(500 g)中分离得到化合物 oblongifolin C,其采用乙酸乙酯浸泡提取,两次硅胶柱层析分离,以庚烷-乙酸乙酯混合溶液进行洗脱,采用制备液相以乙腈-水-0.1% 甲酸混合溶液洗脱进行纯化,制得。笔者从云南藤黄 *Garcinia yunnanensis* 的果皮中分离得到化合物 oblongifolin C,其采用丙酮浸泡提取,提取物经硅胶柱层析分离,三氯甲烷、乙酸乙酯、丙酮依次洗脱,三氯甲烷洗脱部位再进行硅胶柱层析分离,正己烷-丙酮混合溶液进行梯度洗脱,洗脱液再采用制备液相经反相 C_{18} 柱纯化制得。另外,笔者从岭南山竹子 *Garcinia oblongifolia* 的树皮中也分离得到化合物 oblongifolin C,采用丙酮浸泡提取,提取物用水混悬后以三氯甲烷萃取,三氯甲烷萃取部位用硅胶柱层析分离,以正己烷-丙酮混合溶液进行梯度洗脱,洗脱液采用制备液相经反相 C_{18} 柱以甲醇-水混合溶液进行梯度洗脱,经过 Sephadex LH-20 柱以甲醇进行洗脱,再采用制备液相以含 0.3% 甲酸的乙腈-0.3% 甲酸的水混合溶液为流动相进行洗脱,纯化,制得。

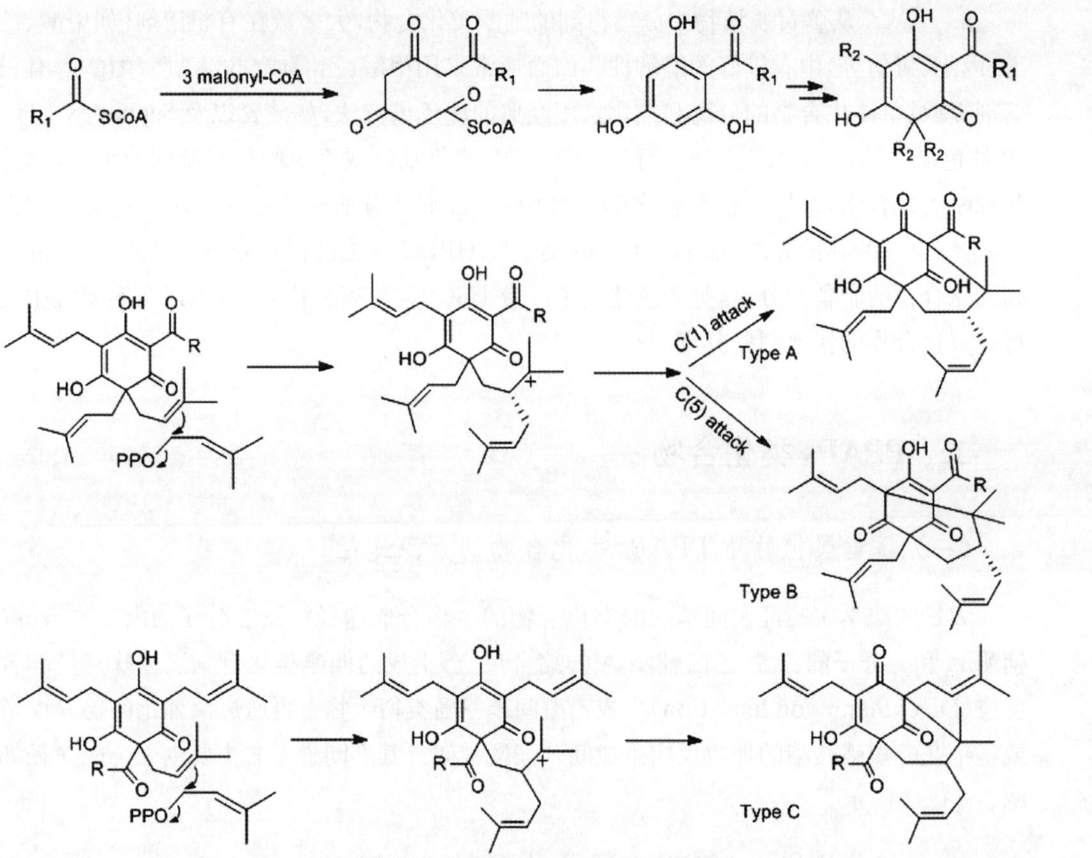

图 3-3-3　藤黄属植物中 PPAPs 类化合物各个亚型的主要生源途径

　　除了常规的柱色谱分离方法外,高速逆流色谱在大量制备 PPAPs 类化合物方面具有独特的优势,可以弥补存在的固态支持物或载体的不可逆吸附、损耗和变性等缺点,使分离回收率提高,且耗时短、操作简单、得率高。笔者采用高速逆流色谱,可从云南藤黄的果实中快速大量制备 oblongifolin C 和 guttiferone K,该方法的得率要远高于现有技术中已有方法的得率,同时弥补了现有方法存在的过程繁琐,耗时长且伴随有样品损失等诸多缺点。

第四节　一般谱学特征

一、叫酮类化合物

（一）紫外（Ultraviolet，UV）光谱

　　叫酮类化合物的紫外光谱中大多有强度依次降低的 4 个吸收带：225～245 nm（band

I），245～270 nm（band Ⅱ），300～345 nm（band Ⅲ）和 335～410 nm（band Ⅳ）。大多数
𠯌酮类化合物呈黄色，因而会在 400 nm 左右处的可见光区有吸收峰。此外，𠯌酮类化合
物的紫外光谱与其不同类型的氧化取代模式有一定的关系，如 1，3，7，8 -位氧化取代的𠯌
酮类化合物与 1，3，5，8 -位氧化取代的𠯌酮类化合物相比，275 nm（band Ⅱ）左右的吸收
峰相对较强。

对于笼状𠯌酮类化合物，多数在 360～366 nm 附近会出现较强的吸收峰。

（二）红外（Infrared Radiation，IR）光谱

红外光谱在确定官能团方面有着比较重要的作用。𠯌酮类化合物中多有双键、羟基
和羰基等基团的存在，如羟基在 3 400～3 500 cm^{-1} 左右有吸收峰，非共轭的酮羰基在
1 738～1 745 cm^{-1} 左右有吸收峰，α，β -不饱和酮羰基则在 1 685～1 700 cm^{-1} 左右存在吸
收峰，与邻羟基缔合羰基在 1 635～1 640 cm^{-1} 左右存在吸收峰，苯环骨架在 1 600 cm^{-1} 左
右有吸收峰。

（三）质谱（Mass spectroscopy，MS）

中国藤黄属植物中的𠯌酮类化合物大多可分为异戊烯基取代的𠯌酮类化合物或笼状
𠯌酮类化合物。笔者对这些化合物进行了质谱分析方法的研究，现结合相关研究成果，对
𠯌酮类化合物，尤其是多异戊烯基取代的𠯌酮类化合物和笼状𠯌酮类化合物的质谱裂解
规律作如下总结。

1. 异戊烯基取代的𠯌酮类化合物　异戊烯基取代的𠯌酮类化合物具有一定的规律，
比如化合物在正离子模式下大多呈现较强的[M＋H]$^+$峰，部分化合物会呈现[M＋Na]$^+$
峰；在 MS/MS 图谱中，化合物会出现连续的丢失异戊烯基（prenyl）侧链 C_4H_8（56 Da）的
质谱信号，这些信息有助于异戊烯基个数的判定。

如异戊烯基取代的𠯌酮类化合物 1，3，5，6 - tetrahydroxy - 2 -（3 - methylbut - 2 -
enyl）xanthone、1，3，6，7 - tetrahydroxy - 8 -（3 - methylbut - 2 - enyl）xanthone 和
garcinone E，这三个异戊烯基取代的𠯌酮类化合物在其质谱图中均会出现丢失异戊烯基
侧链 C_4H_8（56 Da）的质谱信号峰，同时还会看到在 C - 8a - C - 10a 或 C - 9a - C - 4a 双键
出现 RDA（Retro - Diels - Alder）重排反应的质谱峰，见图 3 - 4 - 1。

由于异戊烯基𠯌酮类化合物结构的多样性，结构上的细小差别也可能会导致质谱行
为的不同。

2. 异戊烯基取代的二氢𠯌酮类化合物　异戊烯基取代的二氢𠯌酮类化合物在藤黄
属植物中也有一定程度的分布，在版纳藤黄、单花山竹子和大苞藤黄等多种中国藤黄属植
物中均有发现。

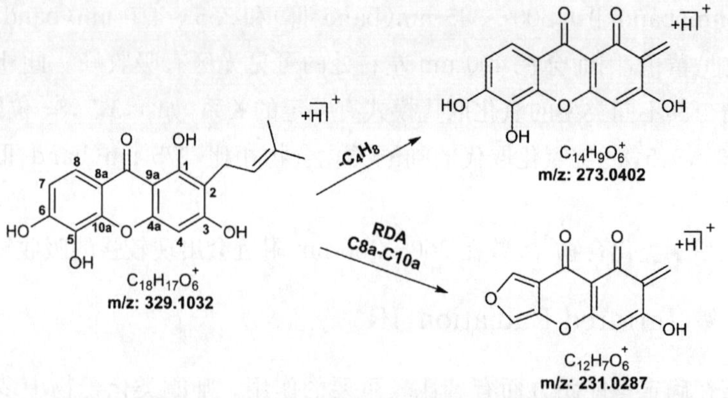

1,3,5,6-tetrahydroxy-2-(3-methylbut-2-enyl)xanthone的质谱裂解途径

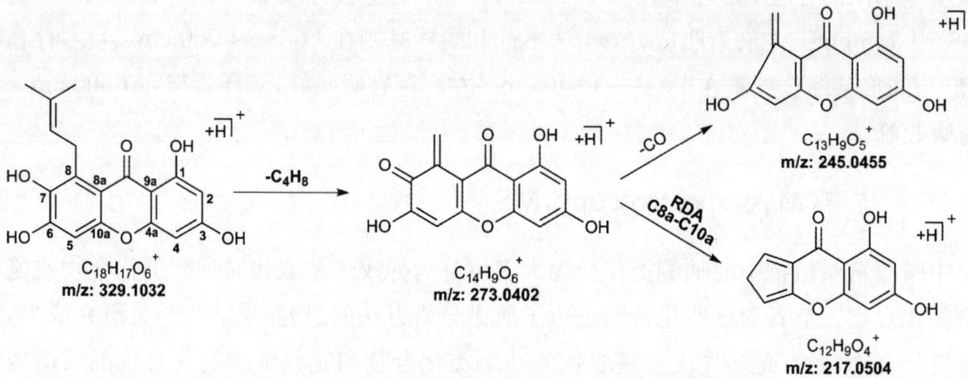

1,3,6,7-tetrahydroxy-8-(3-methylbut-2-enyl)xanthone的质谱裂解途径

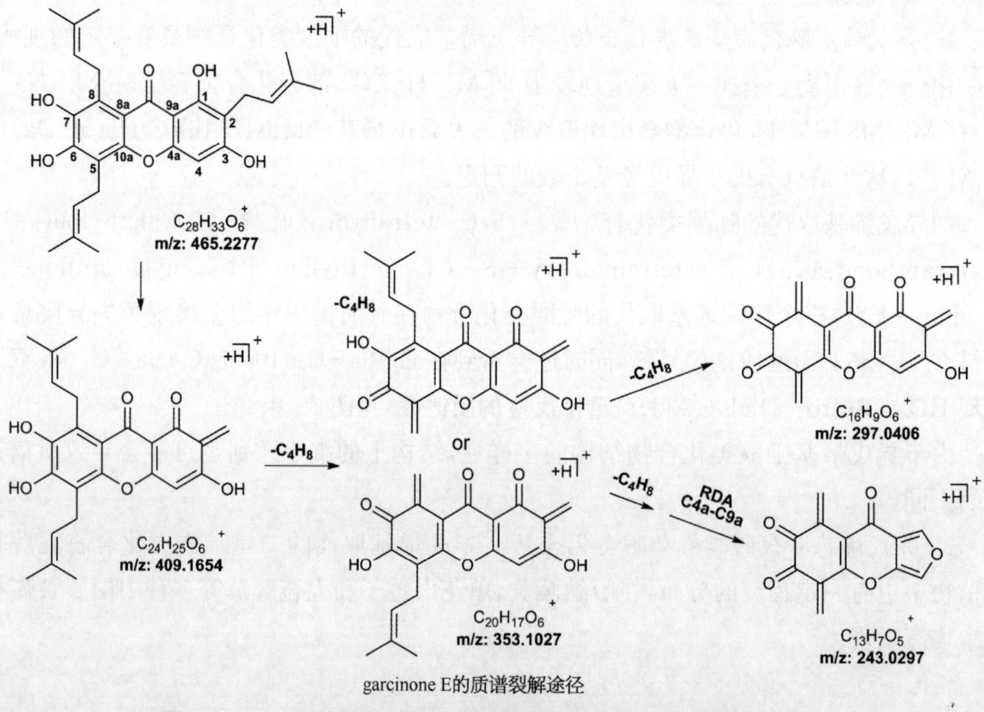

garcinone E的质谱裂解途径

图 3-4-1　几种异戊烯基取代呫酮类化合物的典型质谱裂解途径

例如,allanxanthone C 和 bannaxanthone H 这两个化合物在结构上是二氢化的𠮩酮类化合物,1 位上的偕二异戊烯基通过 McLafferty 重排,会产生丢失异戊烯基(69 Da)碎片的特征质谱信号峰,见图 3 - 4 - 2,由此可与异戊烯基取代的𠮩酮类化合物相区别。

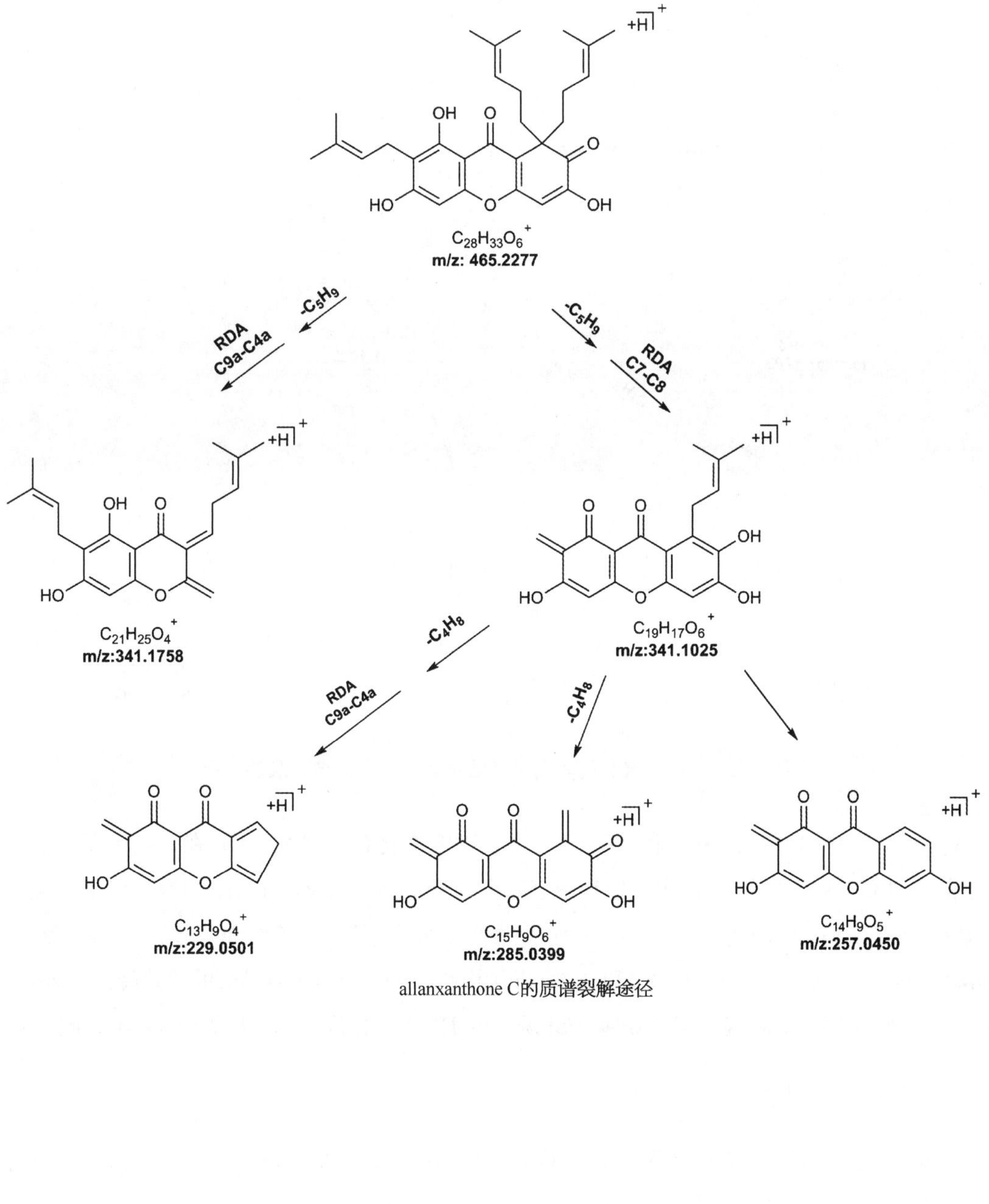

allanxanthone C的质谱裂解途径

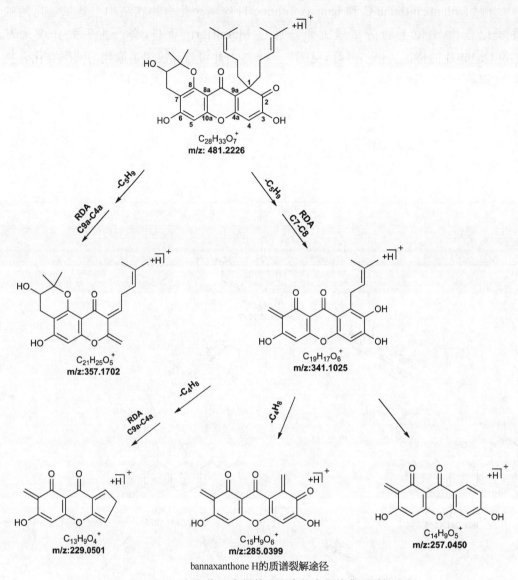

bannaxanthone H的质谱裂解途径

图 3-4-2 二氢取代异戊烯基𠮾酮类化合物的典型裂解途径

3. 笼状𠮾酮类化合物 笔者对 12 个笼状𠮾酮类化合物研究表明,在正离子 ESI 模式下的 UPLC-MS^{n}实验中,碰撞诱导裂解(Collision-induced dissociation,CID)过程中会发生 RDA 重排反应,并产生图 3-4-3 所示的特征碎片离子。还常常可以看到消除 2-methylbut-3-en-2-ol(86 Da)和 2,2-dimethyl-2H-oxete(84 Da)的碎片峰。另外,由于 γ-吡喃酮环中氧和碳基电子效应,ESI 源下的 RDA 重排反应与 EI 源下的并不相同。

(四)旋光谱及圆二色谱

旋光光谱(ORD)和圆二色光谱(CD)都是与化合物的光学活性有关的光谱;对于有

多个紫外吸收峰的化合物,会产生多个连续变化的 CD 峰和相应的 ORD 谱线,因而具有其他光谱不能代替的独到优越性,多用于手性分子的绝对构型判定。由于 CD 谱相对简单,容易解析,已广泛用于手性天然产物的绝对构型研究。

藤黄属植物中的笼状叫酮类成分与其他类型的叫酮类化合物相比,具有较多的手性中心,早期的绝对构型研究多采用单晶的 X 射线(X‑ray)衍射方法。近年来,随着计算机技术的快速发展,CD 光谱结合理论计算的电子圆二色光谱(Electronic circular dichroism,ECD)已广泛用于笼状叫酮类化合物的绝对构型研究。例如,应用含时密度泛函理论(Time dependent density functional theory,TDDFT)计算 gambogic acid 的 ECD 光谱,发现 5S,7R 结构的笼状叫酮类化合物,其 CD 光谱会在 290 nm 和 360 nm 处分别产生一个正性的 Cotton 效应和一个负性的 Cotton 效应,结合 NOESY 光谱,进而可以确定 10aS 和 27S 的绝对构型。

isomorellic acid在ESI源正离子下的质谱裂解途径

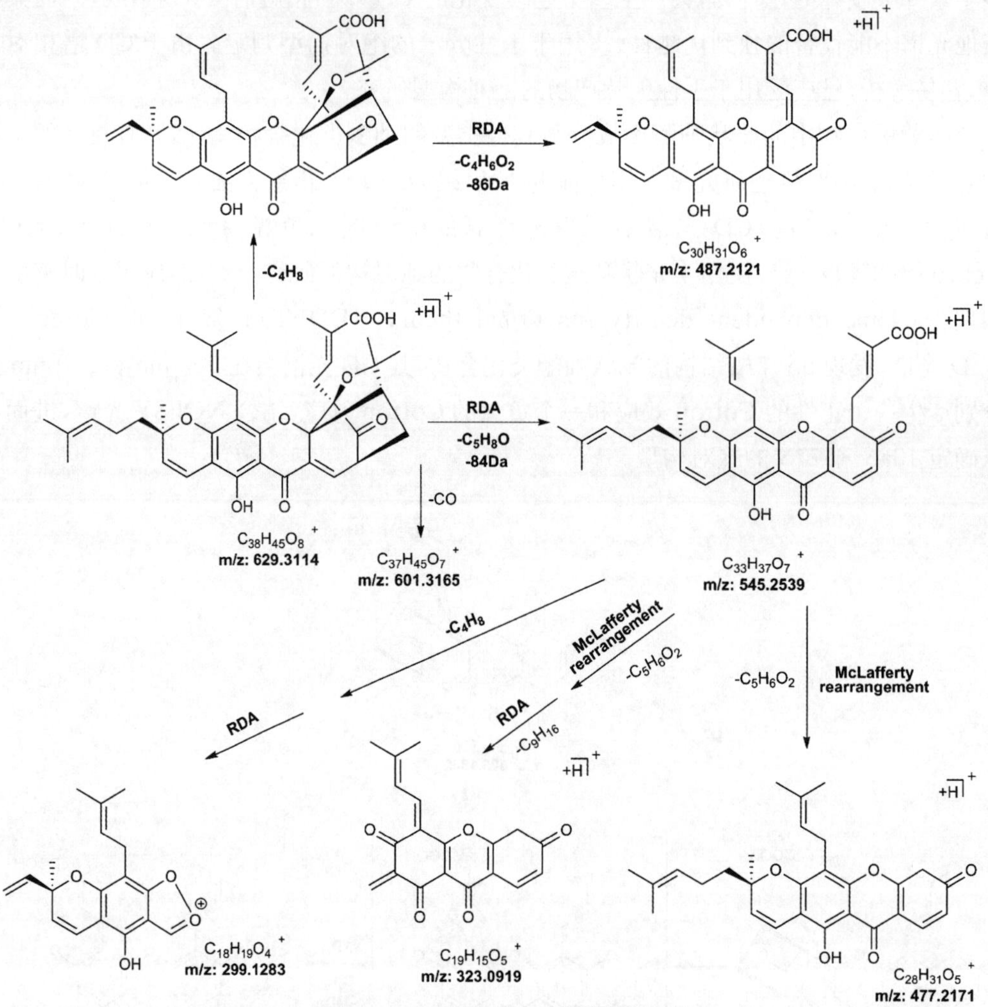

isogambogic acid在ESI模式下的质谱裂解途径

图 3-4-3　笼状咕酮类化合物 isomorellic acid 和 isogambogic acid 在 ESI 模式下的裂解途径

二、PPAPs 类化合物

(一)紫外光谱

　　PPAPs 类化合物的紫外光谱比较多样,不同类型的 PPAPs 类化合物或相同类型的 PPAPs 类化合物在取代基不同的情况下,也会有不同的紫外光谱特征,有时可以作为区分不同骨架 PPAPs 类化合物的重要参数,如化合物 oblongifolin A 为普通的 B 型 PPAPs 类化合物,而 oblongifolin J 为 B 型 PPAPs 类化合物进一步环合而成的金刚烷型 PPAPs 类化合物,它们的质谱特征没有明显区别,但通过紫外光谱很容易区分(图 3-4-4)。

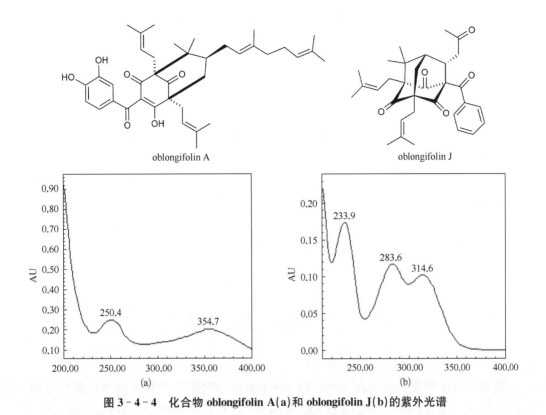

图 3 - 4 - 4 化合物 oblongifolin A(a)和 oblongifolin J(b)的紫外光谱

(二)红外光谱

红外光谱可以提供 PPAPs 类化合物的官能团信息,该类化合物中多有双键、羟基和羰基等基团的存在,如羟基在 3 400～3 500 cm^{-1}左右有吸收峰,非共轭的酮羰基在 1 738～1 745 cm^{-1}左右有吸收峰,α,β-不饱和酮羰基则在 1 685～1 700 cm^{-1}左右存在吸收峰,与邻羟基缔合羰基在 1 635～1 640 cm^{-1}左右存在吸收峰,苯环骨架在 1 600 cm^{-1}左右有吸收峰。

(三)质谱

通过测定低分辨质谱和高分辨质谱,不仅能得到化合物的相对分子质量和准确分子式,还能从其碎片离子峰中得到一系列结构信息,为这类成分的鉴定和快速筛选提供依据。时间校对(TAP)的碎裂方式可在单个实验中提供综合全面的结构性(MS/MS/MS)信息,结合源内裂解(insource CID - TAP),可以提供 MS^{4}质谱信息。笔者对 B 型 PPAPs类化合物的质谱裂解特征进行了系统的研究,发现具有双环[3,3,1]壬烷-2,4,9-三酮核心结构的 B 型 PPAPs 类化合物在正离子模式下,根据结构的不同,在二级质谱中会产生 m/z 165.018 2 和(或)177.018 2 的特征碎片,可以作为快速筛选这类成分的诊断碎片离子。Piccinelli 等研究了 8 个具有双环[3,3,1]壬烷-2,4,9-三酮核心结构的 A 型 PPAPs类化合物在正离子模式下的质谱裂解特征,发现这些结构也会在二级质谱中产生 m/z

177.018 2 的特征碎片,可以作为筛选 A 型 PPAPs 类化合物的诊断碎片离子。

（四）旋光谱及圆二色谱

PPAPs 类化合物的旋光光谱和圆二色谱都是与其光学活性有关的光谱,它们可以提供这类化合物的绝对构型信息。由于 PPAPs 类化合物手性碳较多,所以确定绝对构型往往难度较大,而且大多数 PPAPs 类化合物因性状原因而难以结晶。近年来,应用 TDDFT 计算 ECD 是确定化合物绝对构型最常用的方法之一,特别是在天然产物小分子绝对构型的确定中。笔者通过量子化学计算的方法来计算结构新颖的 PPAPs 类化合物的 ECD 值,通过和实验值比较,确定了它们的绝对构型,具体的研究实例见第六节。通过计算化合物的旋光值和实验值并进行比较,也可以确定 PPAPs 类化合物的绝对构型,但需要注意,样品中旋光值较大的杂质会影响实验值的准确性。

第五节　核磁波谱学特征

质谱和核磁共振（Nuclear magnetic resonance, NMR）是结构研究中最强有力的工具。此外,二维的 NMR 技术,如 HSQC、HMBC、COSY 或 TOCSY、NOESY 或 ROESY 以及 INADEQUATE,也是常用的叫酮类化合物结构确定技术,尤其是多异戊烯基取代的复杂叫酮类结构。对于简单叫酮类化合物,其结构的确定主要是确定含氧官能团的取代位置,通常可通过 ^{1}H 和 ^{13}C - NMR 数据的实测值与计算值比对来确定。对于简单叫酮类化合物,其 ^{1}H 和 ^{13}C - NMR 数据的计算值可通过取代基取代效应加合的半经验规律来计算得到;也可以通过软件的方法来拟合得到,常用的软件如 gNMR 或 ACD/LabsNMR Predictor,或含有相关模块的 MestReNova 和 ChemDraw 等软件。对于较为复杂的结构,则需要通过多种二维的 NMR 技术来确定平面结构或相对构型,如果其立体结构不能通过单晶 X - ray 检测方法解决,则可能需要较为复杂的化学衍生化方法或从头计算的量子化学计算方法的帮助。

现结合笔者的研究及相关文献,对中国藤黄属植物叫酮类及 PPAPs 类化学成分的核磁波谱学特征进行总结。

一、叫酮类化合物

（一）核磁共振氢谱

1. 简单叫酮类化合物　简单叫酮类化合物,其母核上的取代基主要是羟基和甲氧基。𠮑酮母核上的质子、母核上的羟基以及甲氧基在核磁共振氢谱上的特征如下：

（1）苯环上 H：𠮑酮母核中苯环上的质子信号大多在 δ_H 6～9 ppm 之间。当有含氧取代基时，苯环上质子的偶合常数有助于确定含氧取代基的取代模式，如间位质子的偶合常数为 1～3 Hz，邻位质子的偶合常数为 7～9 Hz，对位质子的偶合常数小于 1 Hz。

（2）羟基：具有酚羟基的简单𠮑酮类化合物，当测试溶剂为 DMSO－d_6 或 CDCl$_3$ 时，在 ^{1}H 的 NMR 上常可看到羟基上质子，其化学位移大多在 δ_H 9.25～13.35 ppm。1 位或 8 位的羟基由于与羰基存在分子内氢键作用，处于较低场。其次是 3 位或 6 位的羟基由于羰基的共轭效应，质子去屏蔽效应而位于较低场。

（3）甲氧基：甲氧基上的质子通常为 3 个氢的单峰，其化学位移多在 δ_H 3.70～3.80 ppm 左右。

2. 异戊烯基取代的𠮑酮类化合物

（1）甲基：^{1}H NMR 谱中甲基的化学位移值一般位于 δ_H 1.00～1.85 ppm 之间，均为单峰，随着附近化学环境的不同而处于不同位置。异戊烯基上的甲基质子通常位于较低场，多在 δ_H 1.60～1.80 ppm 之间。

（2）双键：异戊烯基取代的𠮑酮类化合物通常有多个双键存在，这些双键的化学位移也是判断该类化合物结构的一个重要特征。^{1}H NMR 谱中异戊烯基上的烯氢质子信号一般出现在 δ_H 5.05～5.35 ppm 之间，多为三重峰，偶合常数在 8 Hz 左右，可以通过该特征来判断化合物中所连接异戊烯基的个数。若化合物中含有吡喃环，则在 δ_H 6.80 ppm 和 δ_H 5.60 ppm 附近出现两个双峰的烯氢信号，偶合常数在 9～10 Hz 左右。

（3）亚甲基：当异戊烯基与𠮑酮骨架上的苯环相连时，与苯环相连的亚甲基信号通常在 δ_H 3.2～4.2 ppm 之间。

常见异戊烯取代基中氢的化学位移见图 3-5-1。

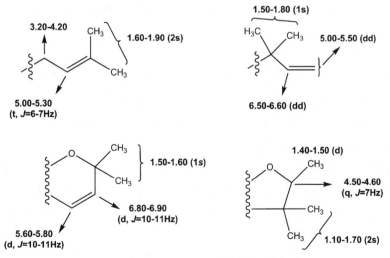

图 3-5-1　常见异戊烯基中氢的化学位移

3. 笼状吅酮类化合物 笼状吅酮类化合物是藤黄属植物最具特征的化学成分之一，是中药藤黄中的主要化学成分类型，在中国产单花山竹子和大苞藤黄中也有分布。

(1) 笼状吅酮类化合物具有 bicyo[2.2.2]octane（双环正辛烷）的特征结构片段。其特征结构片段中的—CH—CH$_2$—CH—在 ^{1}H NMR 谱中常会呈现 δ_H 3.53 ppm（1H, dd, J = 4.5, 6.9 Hz, H-11），2.38 ppm（1H, dd, J = 4.5, 9.2 Hz, Ha-21）和 2.58 ppm（1H, d, J = 9.2 Hz, H-22）的特征氢信号。

(2) 甲基：笼状吅酮类化合物中连接在 C-13 位异戊烯基上的甲基与其他位置异戊烯基上的甲基不同：当该异戊烯基上的一个甲基被羧基或醛基取代时，另一个甲基的化学位移值多在 δ_H 1.70～1.85 ppm 之间；当该异戊烯基上的甲基未被取代时，其中一个甲基的化学位移值会向高场发生较大的位移，达到 δ_H 1.03 ppm 左右。因此，可以根据氢谱中是否出现 δ_H 1.03 ppm 左右的甲基单峰信号来判断 13 位异戊烯基上的甲基是否发生了取代。

笼状吅酮类化合物其他位置异戊烯基上的甲基化学位移与其他吅酮类化合物类似。

(3) 双键：笼状吅酮类化合物中连接在 C-13 位异戊烯基上的烯氢与其他部分上的不同：当该异戊烯基上的一个甲基被羧基或醛基取代时，烯氢质子在 δ_H 6.00～6.70 ppm 之间；而当该异戊烯基上的甲基没有被取代时，烯氢质子在 δ_H 4.40 ppm 附近。

对于笼状吅酮类化合物，当 C-13 位异戊烯基上的甲基被羧基或醛基取代时，在 ^{1}H NMR 谱中，其异戊烯基上双键的构型通常可用以下两种方法确定：① 根据烯氢质子的化学位移数值来判断：当双键为顺式时（Z-式），烯氢质子的化学位移在 δ_H 6.00～6.10 ppm 之间；当双键为反式时（E-式），烯氢质子的化学位移在 δ_H 6.50～6.70 ppm 之间。② 根据醛基氢信号来判断双键的顺反式构型：若异戊烯基上的一个甲基被醛基所取代，当双键为反式时，醛基的氢信号出现在 δ_H 9.24 ppm 左右；当双键为顺式时，醛基的氢信号出现在 δ_H 9.72 ppm 附近。

笼状吅酮其他位置双键上质子的化学位移与其他吅酮类化合物类似。

(二) 核磁共振碳谱

1. 简单吅酮类化合物 简单吅酮类化合物骨架上的碳信号，常受含氧取代基的影响，这些影响可通过取代基加合效应的经验规律进行推算。除此之外，甲氧基也是简单吅酮类化合物常见官能团，其碳的信号范围多在 δ_C 55.0～60.0 ppm 之间。

2. 异戊烯基取代的吅酮类化合物

(1) 甲基：异戊烯基吅酮类化合物通常有多个异戊烯基取代，因此，结构中甲基的数目较多。碳谱中，异戊烯基上的甲基一般出现在 δ_C 15.0～30.0 ppm 之间。

(2) 双键：异戊烯基吅酮类化合物通常有多个双键存在，这些双键的化学位移也是判断该类化合物结构的一个重要特征。在碳谱中，异戊烯基上一对烯碳信号一般出现在 δ_C 136.0 和 123 ppm 附近，而吡喃环上的双键碳信号则相对出现在较高场，位于 δ_C 125.0 ppm 和

116.0 ppm 附近。

（3）亚甲基：𠮾酮骨架上异戊烯基中的亚甲基，其化学位移多在 δ_C 22.0～30.0 ppm 之间。

在碳谱中，不同类型异戊烯取代基中碳的常见化学位移见图 3-5-2。

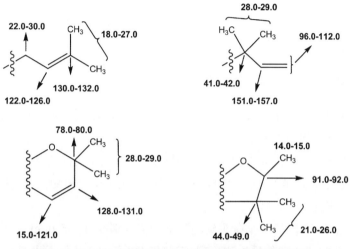

图 3-5-2 不同类型异戊烯基取代中碳的化学位移

3. 笼状𠮾酮类化合物

（1）笼状多异戊烯基𠮾酮类化合物中最具代表性的结构即 bicyo[2.2.2]octane（双环正辛烷）。^{13}C NMR 谱中出现的 3 个典型的连氧碳信号 δ_C 90.8 ppm（C-14）、83.9 ppm（C-23）、83.4 ppm（C-13）和酮羰基碳信号 δ_C 203.0 ppm（C-12）。

（2）甲基：笼状𠮾酮类化合物通常有多个异戊烯基取代，因此，结构中甲基的数目较多，一般为 6～9 个。碳谱中，异戊烯基上的甲基一般出现在 δ_C 15.0～30.0 ppm 之间。

（3）双键：笼状多异戊烯基𠮾酮类化合物通常有多个双键存在，尤其是 C-13 位异戊烯基上的双键常存在顺式和反式两种情况，碳谱也可以用来判断其双键的几何异构体：当双键为顺式时（Z-式），甲基的碳信号出现在 δ_C 20.0～30.0 ppm 之间；当双键为反式时（E-式），甲基的碳信号会向高场发生较大的位移，出现在 δ_C 8.0～9.0 ppm 之间。

二、PPAPs 类化合物

（一）PPAPs 类化合物的氢谱特征信号

（1）在 δ_H 6～8 ppm 之间为苯环取代的特征信号，通过这个区域的氢数目和偶合关系，推测苯环的取代情况，如在 oblongifolin J 的氢谱中，这个区域的氢谱特征为 δ_H 7.51 ppm（1H,m）、7.35 ppm（2H,t,J = 7.6 Hz）和 7.18 ppm（2H,d,J = 7.6 Hz），提示该

化合物有一个单取代的苯环;而在 oblongifolin K 的氢谱中,这个区域的特征信号为 δ_H 6.89 ppm(1H,d,$J = 1.9$ Hz)、6.57 ppm(1H,d,$J = 8.4$ Hz)和 6.25 ppm(1H,dd,$J = 1.9$,8.4 Hz),为 AMX 偶合系统,提示该化合物有一个 3 取代的苯环。

(2)在 δ_H 4.5~5.5 ppm 之间为异戊烯基上烯氢的特征信号,通过此处的信号可推测异戊烯基取代数目。

(3)在 δ_H 0.6~2.0 ppm 之间为 PPAPs 母核和取代异戊烯基上的甲基的特征信号,结合烯氢的特征信号,可以进一步确认异戊烯基取代数目。

(二)PPAPs 类化合物的碳谱特征信号

(1)在 δ_C 180~215 ppm 之间为 PPAPs 结构中共轭或非共轭的羰基信号,通过分析这些信号可以推测结构中羰基的数目。

(2)在 δ_C 105~165 ppm 之间为苯环和异戊烯基上烯碳的特征信号。

(3)当异戊烯基侧链氧化环合成五元环或六元环,或侧链有羟基取代时,在 δ_C 75 ppm 附近会出现特征的碳信号。

(4)C-1 和 C-5 位的两个桥头碳的化学位移分别在 δ_C 65 ppm 和 70 ppm 左右,需特别注意的是,有时两个碳信号检测不到,需要借助 HMBC 谱分析才能确认。

(5)异戊烯基和母核上的甲基信号在 δ_C 16~28 ppm 之间,结合氢谱的分析,可以确定甲基取代的数目。

通过以上氢谱和碳谱特征信号的分析,可以初步确定 PPAPs 类化合物的骨架和一些特征取代基,进一步的结构鉴定需要进一步分析 2D-NMR,如 HSQC 和 HMBC 谱。在分析 PPAPs 类化合物的核磁数据时,需特别注意若其结构中有烯醇,使用氘代甲醇或氯仿等溶剂作为测试溶剂时,存在互变异构的现象,使其氢谱和碳谱数据比较复杂,影响结构解析。可以在氘代甲醇中加入 0.1% TFA 或使用氘代吡啶作为测试溶剂,可抑制烯醇式的互变,简化氢谱和碳谱的数据分析。

第六节　结构研究实例

一、呫酮类化合物结构研究实例

(一)版纳呫酮 D 的结构研究

版纳呫酮 D(bannaxanthone D)为异戊烯基取代的呫酮类化合物,该类化合物是中国藤黄植物中最常见的呫酮类化合物之一,由于异戊烯基的异构化、异戊烯基取代基上的氧化、还原以及异戊烯基取代基与邻位酚羟基的成环，导致呈现结构多样性。本类化合物解析主要依靠 2D-NMR 技术确定呫酮骨架上取代基的类型和位置。

版纳呫酮 D（bannaxanthone D）是笔者通过硅胶柱色谱和 HPLC 方法从版纳藤黄的枝条中分离得到的多异戊烯基取代的呫酮类化合物。该化合物是无定形粉末，高分辨的 ESI-MS 显示该化合物的分子式为 $C_{28}H_{30}O_6$（$[C_{28}H_{30}O_6Na]^+$，m/z 485.193 9；calcd 485.194 0）。红外光谱显示其结构中含有—OH（3 355 cm^{-1}）、共轭羰基（1 651 cm^{-1}）和苯环（1 616、1 574 和 1 542 cm^{-1}）；紫外光谱显示其最大吸收峰在 299 nm。^{1}H-NMR 显示一个与羰基偶合的—OH 质子信号 δ_H 13.92 ppm，一个苯环上的质子信号 δ_H 6.91 ppm（1H，s），两个双键上的质子信号 δ_H 6.70 ppm（1H，d，J = 10.0 Hz）和 δ_H 5.68 ppm（1H，d，J = 10.0 Hz），两个甲基信号 δ_H 1.48 ppm（6H，s）和两个异戊烯基的特征信号：δ_H 5.31 ppm（1H，t，J = 6.7 Hz），δ_H 5.23 ppm（1H，t，J = 7.3 Hz），δ_H 4.19 ppm（2H，d，J = 6.7 Hz），δ_H 3.43 ppm（2H，d，J = 7.3 Hz），δ_H 1.64、1.65、1.84 和 1.87 ppm（均为 3H，s），见表 3-1。^{13}C-NMR 显示有 28 个碳，包括一个羰基、六个连氧的芳香碳信号和三个异戊烯基，表明该化合物可能是三异戊烯基取代的四羟基呫酮。HMBC 谱显示 1—OH 上的质子以及顺式偶合的两个质子 H-4$'$ 和 H-5$'$ 均与 C-2 相关，H-5$'$ 与季碳信号 C-6$'$ 以及与季碳相连的两个甲基碳信号 C-7$'$ 和 C-8$'$ 相关，这些相关信号证实一个异戊烯基与邻位的酚羟基形成 6$'$,6$'$-二甲基-2H-吡喃（2$'$,3$'$：3,2）-呫酮骨架；HMBC 谱还显示另外两个异戊烯基的亚甲基信号 H-1$''$ 与 H-1$'''$ 分别与 C-4 和 C-8 相关。基于上述信息，版纳呫酮 D 的结构确定为 1,6,7-trihydroxy-6$'$,6$'$-dimethyl-2H-pyrano(2$'$,3$'$：3,2)-4,8-di(3-methylbut-2-enyl)xanthone。如图 3-6-1 所示。

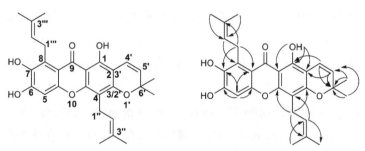

图 3-6-1 bannaxanthone D 的结构以及重要的 HMBC（H→C）相关

表 3-6-1 bannaxanthone D 的 ^{1}H-NMR 和 ^{13}C-NMR 数据（C_3D_6O，δ：ppm）

Position	^{1}H(J,Hz)	^{13}C	Position	^{1}H(J,Hz)	^{13}C	Position	^{1}H(J,Hz)	^{13}C
1		156.9	4$'$	6.70, d (10.0)	116.5	1$''$	3.43, d (7.3)	26.3
2		104.7	5$'$	5.68, d (10.0)	127.9	2$''$	5.23, t (7.3)	123.4
3		157.7	6$'$		78.5	3$''$		131.3
4		106.9	7$'$	1.48, s	28.4	4$''$	1.65, s	25.9

Position	^{1}H(J,Hz)	^{13}C	Position	^{1}H(J,Hz)	^{13}C	Position	^{1}H(J,Hz)	^{13}C
4a		154.4	8'	1.48，s	21.9	5″	1.87，s	18.0
5	6.91，s	101.3				1‴	4.19，d (6.7)	26.3
6		152.6				2‴	5.31，t (6.7)	124.4
7		141.8				3‴		131.4
8		129.2				4‴	1.64	25.9
8a		111.9				5‴	1.84	18.2
9		183.5				1—OH	13.92，s	
9a		104.2						
10a		153.7						

（二）藤黄酸与 epigambogic acid 的分离与结构研究

笼状叫酮类化合物是藤黄属植物中最具特征的化学成分之一,笼状叫酮类化合物结构比较复杂,结构中手性碳较多,因而存在大量的对映或非对映异构体。这些化合物的分离具有一定难度,其结构解析也需要综合使用各种波谱学方法。现以藤黄酸与 epigambogic acid 的结构研究为例进行说明:

2006 年,笔者团队首次对藤黄酸与 epigambogic acid 进行了分离研究,通过 HPLC 方法和 HSCCC 方法均实现了较好的分离效果。

藤黄酸经制备型 HPLC 或 HSCCC 分离得到鲜黄色粉末。HR‐ESI‐MS：m/z 628.304 6[M]$^+$,calcd：628.303 6;UV 最大吸收在 290 nm 和 360 nm。^{1}H‐NMR 谱中, δ_H 12.73 ppm(1H,s)表明存在一个与羰基共轭的羟基质子;δ_H 3.46 ppm(1H,m,H‐7), δ_H 2.20 ppm(1H,dd,J = 12.8,4.0 Hz,Ha‐26),δ_H 2.49 ppm(1H,d,J = 9.2 Hz,H‐27);^{13}C‐NMR 谱中 δ_C 90.9 ppm(C‐10a)、δ_C 83.9 ppm(C‐28)、δ_C 83.8 ppm(C‐5)为 3 个连氧的碳信号,δ_C 203.3 ppm(C‐6)为酮羰基碳信号,说明化合物为含有双环[2,2, 2]辛院结构的笼状叫酮类化合物;^{13}C NMR 谱中 δ_C 81.3 ppm(C‐13)为一个连氧的碳信号,^{1}H NMR 谱中存在 δ_H 6.08 ppm(1H,t,J = 7.0 Hz,H‐22)、δ_H 5.02 ppm(1H,m,H‐17)和 δ_H 5.02 ppm(1H,m,H‐32),表明该化合物含有 3 个异戊烯基。综合分析该化合物的 HMQC、HMBC 以及 COSY 谱,发现其平面结构与(‐)‐gambogic acid 的单晶结构基本一致。在 NOESY 相关谱中可以看到 H‐7 与 H‐8、H‐7 与 H‐22、H‐14 与 H‐8、H‐14 与 H‐16、H‐14 与 H‐21、H‐16 与 H‐21 以及 H‐17 与 H‐21 之间的相关,表明 C‐14 位上甲基与 C‐5 上的异戊烯基具有相同的取向,C‐13 位的构型可以确定为 13R,与之前用化学降解法确定的 13R 构型一致。因此,(‐)‐gambogic acid 的绝对构

型可确定为 $5R,7S,10aS,13R$ 和 $27S$。同时，NOSEY 还显示 H-22 和 H-25 之间存在 NOE 相关，显示 C-22 和 C-23 之间的双键为顺式构型。另外，该化合物的 CD 图谱与 (-)-morellic acid 一致，而(-)-morellic acid 的绝对构型已通过实验与理论计算的 ECD 光谱比对确定。因此，(-)-gambogic acid 的绝对构型确定为 $5R$、$7S$、$10aS$ 和 $27S$，该化合物的结构确定为 $(2R)$-藤黄酸($2R$-gambogic acid)。

epigambogic acid($2S$-gambogic acid)经制备型 HPLC 或 HSCCC 分离得到，为鲜黄色粉末。HR-ESI-MS：m/z 628.304 2 $[M]^+$, calcd.：628.303 6；UV 最大吸收在 290 nm 和 360 nm。与藤黄酸的 ^{1}H-NMR 和 ^{13}C-NMR 相比，发现两者均具有笼状呫酮的特征信号且两者核磁信息极为相似，但通过仔细对比并结合文献报道，化合物表藤黄酸与藤黄酸的 ^{1}H-NMR 和 ^{13}C-NMR 均有所不同。在 ^{1}H-NMR 中藤黄酸的 H-32 与 H-17 的质子信号明显重叠在 δ_H 5.02 ppm(2H,m)，而表藤黄酸的 H-32 与 H-17 的质子信号则分别在 δ_H 5.07 ppm(1H,t,$J = 7.0$ Hz)和 δ_H 5.00 ppm(1H,m)；在 ^{13}C-NMR 中，藤黄酸 C-14 的化学位移为 δ_C 27.7 ppm；而表藤黄酸的化学位移为 δ_C 27.0 ppm，明显向高场位移。藤黄酸 C-33 与 C-18 的信号非常接近，其化学位移分别在 δ_C 131.8 ppm 与 δ_C 131.5 ppm；而表藤黄酸的 C-33 与 C-18 的信号则移向低场，其中 C-33 尤为明显，化学位移值分别为 δ_C 132.1 ppm(C-33)和 δ_C 131.5 ppm(C-18)。

藤黄酸和 epigambogic acid 的结构及 NMR 数据分别见图 3-6-2 和表 3-6-2。

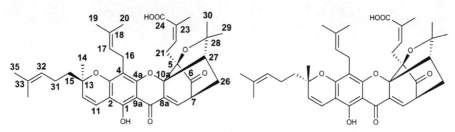

图 3-6-2　藤黄酸和 epigambogic acid 的结构

表 3-6-2　藤黄酸(gambogic acid)和 epigambogic acid 的 NMR 数据

No.	藤黄酸[a]		epigambogic acid[a]	
	^{1}H	^{13}C	^{1}H	^{13}C
1		157.6		157.6
2		102.7		102.9
3		161.5		161.4
4		107.6		107.8
4a		157.4		157.3
5		83.8		83.7
6		203.3		203.3

No.	藤黄酸[a]		epigambogic acid[a]	
	^{1}H	^{13}C	^{1}H	^{13}C
1—OH	12.73，s		12.76，s	
7	3.46，m	46.8	3.47，m	46.8
8	7.53，d（6.8）	135.3	7.53，d（6.8）	135.5
8a		133.4		133.2
9		178.9		178.9
9a		100.4		100.5
10a		90.9		91.0
11	6.57，d（10.0）	115.9	6.57，d（10.0）	115.9
12	5.35，d（10.0）	124.5	5.39，d（10.0）	124.8
13		81.3		81.1
14	1.26，s	27.7	1.32，s	27.0
15	1.59，m 1.76，m	42.0	1.64，m 1.75，m	41.7 41.7
16	3.09，m 3.25，m	21.6	3.14，m 3.27，m	21.6
17	5.02，m	122.3	5.00，t（7.0）	122.2
18		131.5		131.5
19	1.69，s	18.1	1.72，s[d]	18.2
20	1.62，s[b]	[c]25.7	1.64，s[e]	[f]25.7
21	2.93~2.98，m	29.3	2.80~3.00，m	29.3
22	6.08，t（7.0）	138.2	6.09，t（7.0）	137.5
23		127.6		127.9
24		171.3		170.3
25	1.71，s	20.7	1.73，s[d]	20.8
26	1.39，m 2.20，dd（12.8，4.0）	25.2	1.34，m 2.28，dd（12.8，4.0）	25.2
27	2.49，d（9.2）	49.0	2.50，d（9.2）	49.0
28		83.9		84.0
29	1.27，s	28.9	1.27，s	28.8
30	1.67，s	29.9	1.68，s	29.9
31	1.93~2.04，m	22.7	1.97~2.18，m	22.8

No.	藤黄酸[a]		epigambogic acid[a]	
	^{1}H	^{13}C	^{1}H	^{13}C
32	5.02，t，m	123.9	5.07，t (7.0)	123.8
33		131.8		132.1
34	1.52，s	17.6	1.56，s	17.6
35	1.60，s[b]	[c]25.7	1.62，s[e]	[f]25.7

注：[a] ^{1}H‐NMR，400 MHz；^{13}C‐NMR，100 MHz；CDCl$_3$；δ：ppm；J：Hz。
[b-f] 可交换信号。

二、PPAPs 类化合物结构研究实例

（一）oblongifolin J 的结构鉴定

oblongifolin J 是从广西省博白县产岭南山竹子叶的丙酮提取物中分离得到，为浅褐色胶状固体。HR‐ESI‐MS 测定显示准分子离子峰 m/z 503.277 2[M ＋ H]$^+$（calcd 503.279 7），确定它的分子式为 C$_{32}$H$_{38}$O$_5$。分析 oblongifolin J 的 ^{1}H NMR 谱，显示有如下特征基团：1 个苯环[δ_H 7.51 ppm（1H，m）、7.35 ppm（2H，t，J ＝ 7.6 Hz）和 7.18 ppm（2H，d，J ＝ 7.6 Hz）]，1 个烯氢[δ_H 5.16 ppm（1H，m）]，2 个次甲基[δ_H 3.95 ppm（1H，m）和 1.88 ppm（1H，m）]，3 个亚甲基[δ_H 2.48 ppm 和 2.43 ppm（均为 1H，m）、2.49 ppm（2H，m）、2.96 ppm 和 2.46 ppm（均为 1H，m）]和 7 个甲基[δ_H 2.22 ppm（3H，s）、1.70 ppm（6H，s）、1.68 ppm（3H，s）、1.62 ppm（3H，s）、1.23 ppm（3H，s）和 1.19 ppm（3H，s）]。^{13}C NMR 和 DEPT 谱表明有 4 个酮基（δ_C 208.4、204.4、203.7 和 203.0 ppm）、1 个苯甲酰基（δ_C 195.8、135.9、134.1、130.5 和 129.3 ppm）、2 个双键[δ_C 135.8、135.5、120.8 和 120.2 ppm]、4 个季碳[δ_C 80.1、78.4、70.5 和 55.2 ppm]、2 个次甲基、4 个亚甲基和 7 个甲基。基于以上数据，化合物为有 2 个异戊烯基取代的 3 氧化金刚烷酮。当把 oblongifolin J 的核磁数据和文献报道的化合物（＋）‐hyperibone K 进行比较时，发现它们的结构非常类似。这两个化合物的主要区别在于：oblongifolin J 中有 1 个丙酮基（CH$_3$—CO—CH$_2$—），而（＋）‐hyperibone K 中为 2‐甲基丙烯基。证明丙酮基存在的关键信号为：1 个甲基（δ_C 30.5 ppm；δ_H 2.22 ppm）和 1 个亚甲基（δ_C 43.1 ppm；δ_H 2.96 ppm，2.46 ppm），它们的氢信号和位于低场的酮基信号（δ_C 208.4 ppm）有 HMBC 相关。进一步分析 HMBC 谱，H‐25（δ_H 2.96 ppm，2.46 ppm）和 C‐3（δ_C 80.1 ppm）、C‐7（δ_C 47.2 ppm）和 C‐24（δ_C 49.3 ppm）有相关信号，从而确定丙酮基位于 C‐24 位。其他关键的 HMBC 相关信号如图 3‐6‐3 所示。

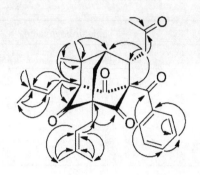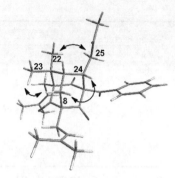

图 3 - 6 - 3　oblongifolin J 的关键 HMBC 和 NOE 相关信号

手性中心 C - 1, C - 3, C - 5 和 C - 7 可以根据金刚烷型的母核确定。C - 24 位的相对构型通过如下 NOE 相关信号确定: H - 8a/CH₃ - 23, H - 25b/CH₃ - 22。因此, oblongifolin J 有 2 种可能的构型:(1*S*, 3*R*, 5*R*, 7*S*, 24*S*) 和 (1*R*, 3*S*, 5*S*, 7*R*, 24*R*)。oblongifolin J 的绝对构型通过量子化学计算可能构型的 ECD 曲线,并与实测值比较来确定。计算结果显示构型(1*S*, 3*R*, 5*R*, 7*S*, 24*S*) 和 oblongifolin J 的实测值相似。见图 3 - 6 - 4。

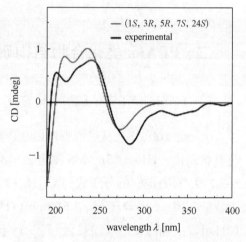

图 3 - 6 - 4　oblongifolin J 的 ECD 计算值和实测值的比较

(二) oblongifolin K 的结构鉴定

oblongifolin K 为浅褐色胶状固体。HRESIMS 谱上显示 *m/z* 533.256 2[M - H]⁻ (calcd 533.253 9),表明它的分子式为 $C_{32}H_{38}O_7$,比化合物 oblongifolin L 大 32 Da。oblongifolin J 和 oblongifolin K 的核磁数据很相似(表 3 - 3),表明它们有相似的结构。唯一的区别在于 oblongifolin J(δ_C 195.8、135.9、134.1、130.5 和 129.3 ppm)中的苯甲酰

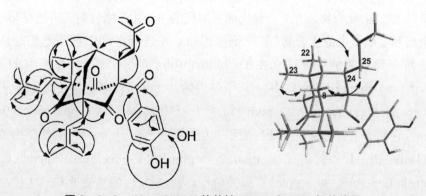

图 3 - 6 - 5　oblongifolin K 的关键 HMBC 和 NOE 相关信号

基在化合物 oblongifolin K 中为 3,4-二羟基苯甲酰基(δ_C 151.8、146.3、128.2、124.5、117.5 和 115.0 ppm)。oblongifolin K 的平面结构通过 DEPT、HSQC 和 HMBC 实验确定,相对构型通过与 oblongifolin J 相似的方法来确定,关键 HMBC 和 NOE 相关信号如图 3-6-5 所示。为了确定化合物 oblongifolin K 的绝对构型,笔者进行了 ECD 计算。构型(1S,3R,5R,7S,24R)和 oblongifolin K 的实测值相似,如图 3-6-6 所示。

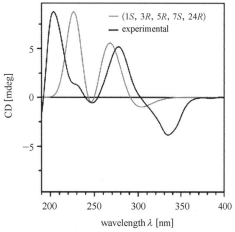

图 3-6-6　**oblongifolin K 的计算 ECD 曲线和实测值比较**

此外,oblongifolins J 和 K 的结构中都含有 1 个丙酮基,而这两个化合物从丙酮提取物中分离鉴定,表明它们可能是提取过程中产生的人工产物。为了确定它们是否为人工产物,笔者将另外 1 份岭南山竹子叶的样品用石油醚超声提取,并且在后续的分离和分析过程中不接触到丙酮。如图 3-6-7 所示,将新制备的样品用 UPLC-ESI-MS/MS 分析,也可以检测得到 oblongifolin J 和 oblongifolin K(表 3-6-3),表明它们不是提取过程中产生的人工产物,而是天然产物。

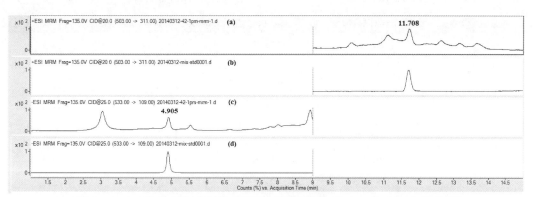

图 3-6-7　**岭南山竹子叶的石油醚超声提取物的 PLC-ESI-MS/MS 分析**

(a) 岭南山竹子叶石油醚提取物经 MCI 吸附后,95%乙醇洗脱部分的 MRM 质谱图(9～15 min,正离子模式)。(b) oblongifolin J 的多反应监测(multiple reaction monitoring,MRM)质谱图(9～15 min,正离子模式)。(c) 岭南山竹子叶石油醚提取物经 MCI 吸附后,95%乙醇洗脱部分的 MRM 质谱图(0～9 min,负离子模式)。(d) oblongifolin K 的 MRM 质谱图(0～9 min,负离子模式)。

表 3-6-3　**化合物 oblongifolins J 和 oblongifolins K 的核磁数据[a]（400 MHz,CD$_3$OD）**

Position	oblongifolin J		oblongifolin K	
	δ_H(J,Hz)	δ_C	δ_H(J,Hz)	δ_C
1		70.5		70.3
2		203.7		203.9

续 表

Position	oblongifolin J		oblongifolin K	
	$\delta_H (J, \text{Hz})$	δ_C	$\delta_H (J, \text{Hz})$	δ_C
3		80.1		79.8
4		203.0		203.0
5		78.4		78.3
6		55.2		54.9
7	1.88, m	47.2	1.79, m	47.3
8	2.62, m 2.37, m	43.8	2.58, m 2.30, m	43.7
9		204.4		204.7
10		195.8		194.4
11		135.9		128.2
12	7.18, d (7.6)	130.5	6.89, d (1.9)	117.5
13	7.35, t (7.6)	129.3		146.3
14	7.51, m	134.1		151.3
15	7.35, t (7.6)	129.3	6.57, d (8.4)	115.0
16	7.18, d (7.6)	130.5	6.25, dd (1.9, 8.4)	124.5
17	2.48, m 2.43, m	24.3	2.46, m 2.36, m	24.3
18	4.92, m[b]	120.8	4.85, m	121.1
19		135.5		135.2
20	1.68, s	26.4	1.65, s	26.4
21	1.62, s	18.4	1.59, s	18.4
22	1.23, s	22.9	1.17, s	22.9
23	1.19, s	23.8	1.13, s	23.8
24	3.95, m	49.3	3.87, m	49.8
25a	2.96, m	43.1	2.93, dd (18.1, 3.2)	43.3
25b	2.46, m		2.34, m	
26		208.4		208.4
27	2.22, s	30.5	2.17, s	30.5
28	2.49, m	28.9	2.50, m 2.46, m	28.9
29	5.16, m	120.2	5.14, t (6.8)	120.4

续　表

Position	oblongifolin J		oblongifolin K	
	$\delta_H(J,\text{Hz})$	δ_C	$\delta_H(J,\text{Hz})$	δ_C
30		135.8		135.8
31	1.70，s	26.3	1.67，s	26.3
32	1.70，s	18.3	1.67，s	18.3

注：[a] 核磁数据通过分析 HSQC、HMBC 和 NOESY 实验数据进行归属。[b] 这些信号和溶剂峰重叠。

第七节　中国藤黄属植物的化学成分研究分种论述

一、大叶藤黄 *Garcinia xanthochymus* Hook. f. ex T. Anders.

大叶藤黄中主要为𠮷酮类、多环多异戊烯基间苯三酚类衍生物以及黄酮及双黄酮类化合物，主要化学成分结构式如表 3-7-1 所示。另有三萜类化合物，如软木三萜酮（friedelin）、白桦脂醇（betulin）、morolic acid acetate；甾醇类化合物，如 β-谷甾醇（β-sitosterol）等；以及海棠果醇（canophyllol）、dimethyterephthalate 等化合物。

表 3-7-1　大叶藤黄主要化学成分结构式

结　构　式	化学式名称	部位
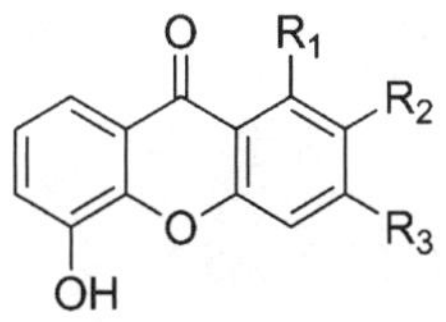	R_1 = OH；R_2 = H；R_3 = OMe 1,5-dihydroxy-3-methoxyxanthone	树皮 茎皮
	R_1 = OMe；R_2 = OH；R_3 = H 2,5-dihydroxy-1-methoxyxanthone	树皮
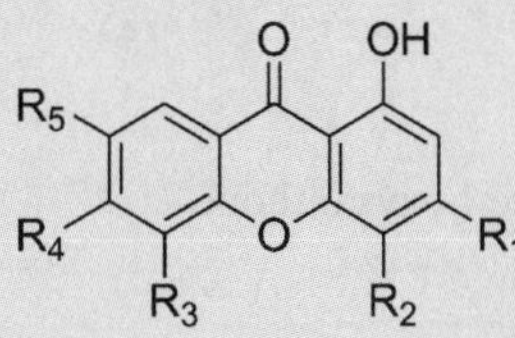	$R_1 = R_2 = R_3 = R_4$ = H；R_5 = OH 1,7-dihydroxyxanthone	树皮 果实
	$R_1 = R_3 = R_5$ = OH；$R_2 = R_4$ = H 1,3,5,7-tetrahydroxyxanthone	树皮
	$R_1 = R_5$ = H；$R_2 = R_3$ = OMe；R_4 = OH 1,6-dihydroxy-4,5-dimethoxyxanthone	树皮 茎皮

结　构　式	化学式名称	部位
	$R_1 = OH$；$R_2 = H$；$R_3 = R_4 = OMe$ 1,2 – dihydroxy – 6,8 – dimethoxyxanthone	树皮
	$R_1 = R_2 = OMe$；$R_3 = OH$；$R_4 = H$ 2,6 – dihydroxy – 1,5 – dimethoxyxanthone	树皮
	R = OMe 1,2,5 – trihydroxy – 6 – methoxyxanthone	树皮
	R = H 1,2,5 – trihydroxyxanthone	茎皮
	R = H 1,3,7 – trihydroxyxanthone	树皮
	R = OMe 1,3,7 – trihydroxy – 5 – methoxyxanthone	树皮
	$R_1 = OMe$；$R_2 = H$ 5 – hydroxy – 1,2 – dimethoxyxanthone	树皮
	$R_1 = H$；$R_2 = OMe$ 5 – hydroxy – 1,3 – dimethoxyxanthone	树皮
	6 – hydroxy – 1,2,5 – trimethoxyxanthone	树皮
	$R_1 = R_4 = R_5 = H$；$R_2 = R_3 = OH$ 1,4,5 – trihydroxyxanthone	树皮
	$R_1 = R_4 = OH$；$R_2 = R_3 = H$；$R_5 = OMe$ alloathyriol	果实
	$R_1 = R_2 = R_4 = R_5 = H$；$R_3 = OH$ 1,5 – dihydroxyxanthone	果实
	$R_1 = H$；$R_2 = R_3 = OH$ 1,4,6 – trihydroxy – 5 – methoxyxanthone	树皮
	$R_1 = OH$；$R_2 = H$；$R_3 = OMe$ 1,2 – dihydroxy – 5,6 – dimethoxyxanthone	树皮

结 构 式	化 学 式 名 称	部位
	$R_1 = $ OH ；$R_2 = R_3 = $ 1,3,5,6‐tetrahydroxy‐4‐(3‐hydroxy‐3‐methylbutyl)‐7,8‐di‐(3‐methyl‐2‐butenyl)xanthone	树皮
	$R_1 = H$；$R_3 = $ ；$R_2 = $ OH garcinexanthone D	树皮
	$R_1 = H$；$R_2 = $ OH；$R_3 = $ garcinenone D	树皮
	$R_1 = R_3 = $ ；$R_2 = $ OH garcinenone E	树皮
	$R_1 = H$；$R_2 = R_3 = R_5 = OH$；$R_4 = $ 1,4,5,6‐tetrahydroxy‐7,8‐diprenylxanthone	枝皮 木材 茎皮
	$R_1 = R_5 = H$；$R_2 = R_4 = OH$；$R_3 = OMe$ garcinenone X	茎皮
	$R_1 = $ ；$R_2 = R_3 = OH$；$R_4 = R_5 = H$ 12b-hydroxy-des‐D‐garcigerrin A	树皮 木材
	$R_1 = R_3 = R_4 = OH$；$R_2 = $ ；$R_5 = H$ symphoxanthone	树皮
	$R_1 = R_5 = OH$；$R_2 = $ ；$R_3 = R_4 = H$ garcinenone K	树皮

结 构 式	化 学 式 名 称	部位
	R_1 = Me；R_2 = OH；R_3 = R_4 = H 1 - O - methylsymphoxanthone	树皮
	R_1 = Me；R_2 = R_3 = R_4 = H 1 - O - methylglobuxanthone	树皮
	R_1 = R_2 = R_3 = R_4 = H globuxanthone	树皮
	R_1 = Me；R_2 = R_3 = H；R_4 = OH garciniaxanthone H	树皮
	R_1 = R_4 = H；R_2 = OH；R_3 = subelliptenone B	树皮
	garcinexanthone C	树皮
	R_1 = Me；R_2 = OH；R_3 = ；R_4 = H 1，4，6 - trihydroxy - 5 - methoxy - 7 - prenylxanthone	枝皮
	R_1 = R_4 = H；R_2 = OH；R_3 = 1，4，5，6 - tetrahydroxy - 7 - prenylxanthone	枝皮 茎皮
	R_1 = OH；R_2 = R_3 = R_5 = H；R_4 = OMe 1，2，6 - trihydroxy - 5 - methoxy - 7 - (3 - methylbut - 2 - enyl) xanthone	木材
	R_1 = H；R_2 = OH；R_3 = R_5 = ；R_4 = OH 1，3，5，6 - tetrahydroxy - 4，7，8 - triprenylxanthone	枝皮 树皮 木材 茎皮

结　构　式	化 学 式 名 称	部位
	$R_1 = R_5 = OH$; $R_2 =$ （香叶基结构）；$R_3 =$ （异戊烯基结构）； $R_4 = H$ garciniaxanthone E	木材 枝皮
	$R_1 = R_4 = H$; $R_5 = OH$; $R_2 = OMe$; $R_3 =$ （带OH的侧链结构） xanthochymone A	细枝
	$R_1 = R_4 = OH$; $R_2 =$ （香叶基结构）； $R_3 = R_5 = H$ 1,2,5,6 - tetrahydroxy - 7 - geranylxanthone	枝皮
	$R_1 = R_5 = OH$; $R_2 =$ （香叶基结构）； $R_3 = R_4 = H$ 1,3,5,6 - tetrahydroxy - 7 - geranylxanthone	茎皮
	1, 2, 5, 4' - tetrahydroxy - 4 - (1, 1 - dimethylallyl) - 5' - (2 - hydroxypropan - 2 - yl) - 4', 5' - dihydro furano - (2', 3' : 6, 7) xanthone	茎皮
	subelliptenone H	树皮
	atroviridin	树皮
	6 - deoxyjacareubin	树皮

结　构　式	化 学 式 名 称	部位
	R = H garcinexanthone A	树皮 细枝
	R = OMe xanthochymone C	细枝
	garcinexanthone B	树皮
	garcinexanthone E	树皮
	$R_1 = R_3 = H$；$R_2 = R_4 = OH$ garcinenone A	树皮
	$R_1 = R_3 = OH$；$R_2 = R_4 = H$ jacareubin	树皮
	xanthochymone B	细枝
	garcinenone B	树皮
	1,5,6 - trihydroxy - 7 -（3 - methyl - 2 - butenyl)- 8 -（3 - hydroxy - 3 - methylbutyl)- furano（2′,3′：3,4) xanthone	茎皮

结　构　式	化 学 式 名 称	部 位
	garcinenone Y	茎皮
	1,4 - dihydroxy - 6′,6′ - dimethylpyrano（2′,3′：5,6）xanthone	茎皮
	1,5,6 - trihydroxy - 7 -（3 - methyl - 2 - butenyl)- 8 -（3 - hydroxy - 3 - methylbutyl)- 5′-（1 - hydroxy - 1 - methyl-ethyl）- 4′,5′- dihydrofurano(2′,3′：3,4) xanthone	茎皮
	6 - deoxyisojacareubin	树皮
	garcinexanthone F	树皮

结 构 式	化学式名称	部位
	3,4-dihydro-3,6,7,11-tetrahydroxy-8,9-di-(3-methyl-2-butenyl)-2,2-dimethyl-pyrano-[2,3-c]xanthone	树皮
	toxyloxanthone B	树皮
	garcinenone G	树皮 茎皮
	garcinenone C	树皮
	ananixanthone	树皮
	1,5,6-trihydroxy-7-(3-methyl-2-butenyl)-8-(3-hydroxy-3-methylbutyl)-6',6'-dimethylpyrano(2',3':3,4)xanthone	茎皮

结　构　式	化学式名称	部位
	pyranojacareubin	树皮
	rheediaxanthone A	树皮
	bigarcinenone A	树皮
	bigarcinenone B	树皮

结　构　式	化学式名称	部位
	guttiferone H	果实
	aristophenone A	果实
	xanthochymol	果实
	guttiferone E	果实
	cycloxanthochymol	果实

结　构　式	化学式名称	部位
	isoxanthochymol	果实
	gambogenone	果实
	morolic acid acetate	茎皮
	angelicoin B	细枝
	maclurin	果实
	garcinenone F	树皮

结　构　式	化学式名称	部　位
	6 - prenylapigenin	枝皮
	$R_1 = R_2 = OH$；$R_3 = H$ luteolin	茎皮
	$R_1 = R_2 = R_3 = OH$ quercetin	茎皮
	$R_1 = R_3 = OH$；$R_2 = H$ kaempferol	茎皮
	vitexin	叶
	R = H （ + ）volkensiflavone	细枝 果实
	R = OH （ + ）- morelloflavone	细枝 果实
	GB - 1a	根 果实

结　构　式	化学式名称	部位
	$5,7,4',3'',5'',7'',4'''$- heptahydroxy -$(3-8'')$- biflavanone	果实
	R = OH （±）- fukugetin R = H （±）- volkensiflavone	果实 果实
	（±）- fukugiside	果实
	GB-1	果实

结 构 式	化学式名称	部 位
	3,8″- biapigenin	果实
	agathisflavone	叶
	amentoflavone	细枝 果实
	7 - *O* - methylamentoflavone	叶

二、菲岛福木 *Garcinia subelliptica* Merr.

菲岛福木中的化合物种类较多，包括藤黄属植物中常见的间苯三酚类衍生物、多环多异戊烯基间苯三酚类衍生物、呫酮类、三萜类和双黄酮类化合物，主要化学成分结构式如表 3 - 7 - 2 所示。

表 3 - 7 - 2　菲岛福木主要化学成分结构式

结 构 式	化 学 式 名 称	部 位
	garcinielliptone J	种子
	subellinone	木材
	garcinielliptone R	种子
	garcinielliptone FA	果皮
	garcinielliptone A	种子

结 构 式	化 学 式 名 称	部 位
	garcinielliptone F	种子
	garcinielliptone D	种子
	garcinielliptone G	种子
	R = 〔结构〕 garcinielliptone E	种子
	R = 〔结构〕 garcinielliptin oxide	种子
	garcinielliptone HB	心材

结　构　式	化学式名称	部　位
	R = garcinielliptone HC	心材
	R = garcinielliptone HD	心材
	garcinielliptone HF	种子 心材
	garcinielliptone HE	心材
	garcinielliptone HA	心材
	R = garcinielliptone L	种子
	R = garcinielliptone M	种子

结　构　式	化 学 式 名 称	部 位
	garsubelline A	种子 木材
	garcinielliptone C	种子
	garcinielliptone P	种子
	garsubellin D	种子 木材
	garsubellin B	木材

结　构　式	化　学　式　名　称	部　位
	R = Me garsubellin C	木材
	R = Et garsubellin E	木材
	garcinialiptone D	果实
	garcinielliptone FC	果皮 种子
	xanthochymol	果皮 果实
	（＋）- garcinialiptone A	果实

结　构　式	化 学 式 名 称	部 位
	garcinielliptone K	种子
	garcinielliptone I	种子
	garcinielliptone FB	果皮
	garcinialiptone C	果实

结　构　式	化学式名称	部位
	garcinielliptone B	种子
	garcinialiptone B	果实
	isoxanthochymol	果皮 果实
	cycloxanthochymol	果皮

结 构 式	化学式名称	部位
	（－）- cycloxanthochymol	果实 果皮
	$R_1 =$; $R_2 = OH$; $R_3 = R_4 = H$ globuxanthone	根皮 心材
	$R_1 =$; $R_2 = R_4 = OH$; $R_3 =$ subelliptenone B	根皮 果实
	$R_1 = OH$; $R_2 = R_3 = R_4 = H$ subelliptenone G	根皮 木材
	$R_1 = R_2 = R_3 = R_4 = R_6 = H$; $R_5 = OH$ 1,7 - dihydroxyxanthone	果皮
	$R_1 = R_3 = R_4 = OH$; $R_2 = R_5 = R_6 =$ isogarciniaxanthone E	茎皮
	$R_1 = R_3 = R_4 = OH$; $R_2 = H$; $R_5 =$; $R_6 =$ garciniaxanthone E	茎皮 木材

结　构　式	化 学 式 名 称	部 位
	$R_1 = OH$；$R_2 = R_3 =$ subelliptenone A	根皮 茎皮 木材
	$R_1 = OH$；$R_2 = R_3 = H$ subelliptenone F	根皮
	$R_1 = R_2 = R_3 = H$ $12b$ - hydroxydes - D - garcigerin A	根皮 心材 茎皮
	$R_1 =$ ；$R_2 = R_3 = H$ garciniaxanthone A	心材 茎皮
	$R = OMe$ 1,6 - O - dimethylsymphoxanthone	木材
	$R = OH$ 1 - O - methylsymphoxanthone	木材
	$R_1 =$ ；$R_2 = OH$ garciniaxanthone H	木材
	$R_1 = R_2 = H$ 2,5 - dihydroxy - 1 - methoxyxanthone	木材
	$R_1 =$ ；$R_2 = H$；$R_3 = R_4 = OH$ symphoxanthone	木材
	$R_1 = OH$；$R_2 = R_4 =$ ； $R_3 = H$ garciniaxanthone C	木材
	$R_1 = R_2 = R_4 = H$；$R_3 = OH$ 1,2,5 - trihydroxyxanthone	木材

结　构　式	化学式名称	部　位
	$R_1 = OMe$；$R_2 = OH$ 2,6 - dihydroxy - 1,5 - dimethoxyxanthone $R_1 = OH$；$R_2 = OMe$ 1,2 - dihydroxy - 5,6 - dimethoxyxanthone	木材 木材
	garciniaxanthone D	木材
	subelliptenone C	根皮
	$R =$ garciniaxanthone F $R = H$ garciniaxanthone G	木材 木材
	subelliptenone D	根皮
	garciniaxanthone B	心材 茎皮

结 构 式	化 学 式 名 称	部位
	subelliptenone H	根皮 茎皮
	4 - hydroxybrasilixanthone B	茎皮
	R = subelliptenone E R = H subelliptenone I	根皮 根皮
	cycloartenol	叶
	garcinielliptone Q	种子
	garcinielliptone S	种子

结　构　式	化学式名称	部位
	garcinielliptone	种子
	cycloart - 25 - ene - 3β,24 - diol	果皮
	β - amyrin	果皮 叶
	oleanan - 3 - one	叶
	canophyllol	果皮
	canophyllic acid	果皮

结　构　式	化学式名称	部位
	garciniaflavone F	叶
	$R_1 = glc$；$R_2 = H$ （＋）－ morelloflavone － $7''$－ O － β － glucopyranoside	叶
	$R_1 = H$；$R_2 = Me$ （＋）－ $4'''$－ O － methylmorelloflavone	叶
	$R_1 = H$；$R_2 = H$ fukugetin	叶 茎皮
	GB－2a	叶
	garciniaflavone E	叶
	I7，Ⅱ $4'$－ dimethylamentoflavone	果皮

结　构　式	化学式名称	部位

$R_1 = $ 〜〜〜 ; $R_2 = H$

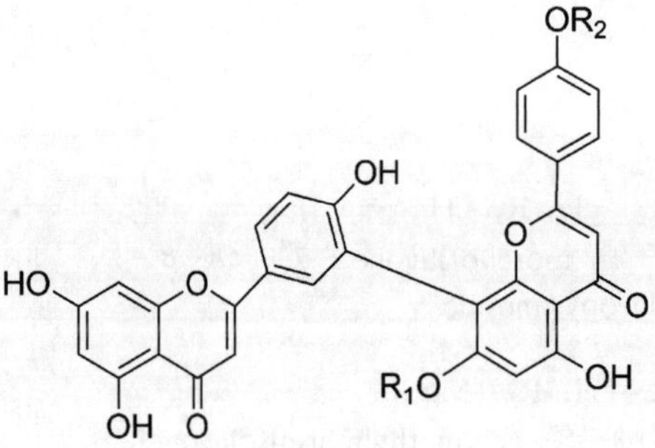

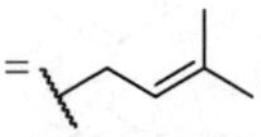

garciniaflavone A

叶

$R_1 = $ 〜〜〜 ; $R_2 = H$

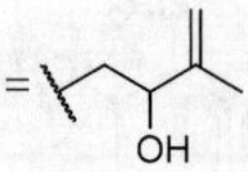

garciniaflavone B

叶

$R_1 = R_2 = H$

amentoflavone

叶

$R_1 = H$; $R_2 = Me$

podocarpusflavone A

叶

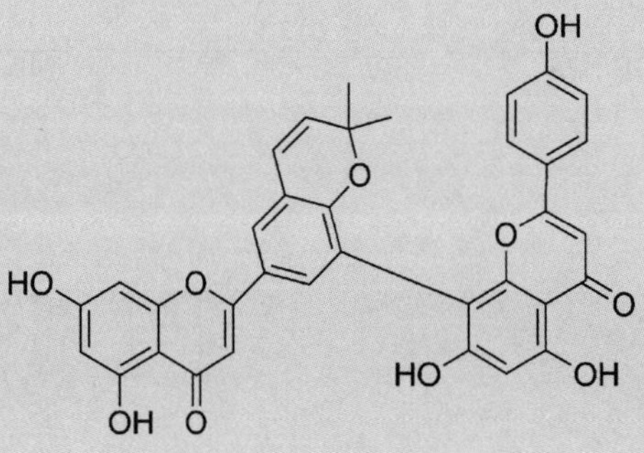

garciniaflavone C

叶

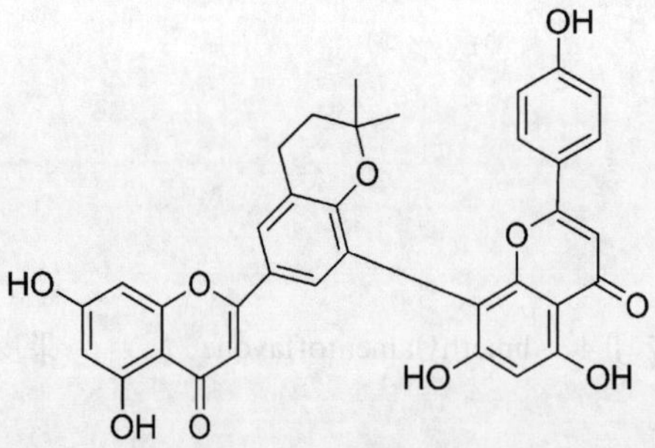

garciniaflavone D

叶

结 构 式	化学式名称	部位
	5 - hydroxymethylfurfural	果皮
	cohulupone	心材
	R = H garcinielliptone N	种子
	R = garcinielliptone O	种子
	4′,6 - dihydroxy - 2,3′,4 - trimethoxybenzophenone	木材
	2′,3′,6 - trihydroxy - 2,4 - dimethoxybenzophenone	木材

三、木竹子 *Garcinia multiflora* Champ. ex Benth.

木竹子中多为 PPAPs 类、呫酮类、黄酮和双黄酮类以及萜类化合物,主要化学成分结构式如表 3-7-3 所示。另外还包括 friedelin - 3β - ol、α,β - 香树脂醇(α,β - amyrin)、软木三萜酮(friedelin)等三萜类化合物,豆甾醇(stigmasterol)、β - sitostenone、β - 谷甾醇(β - sitosterol)等甾体类化合物以及 1 - 三十烷醇(1 - triacontanol)、鲨烯(squalene)、1 - dotriacontanol 和 δ - 生育三烯酚(δ - tocotrienol)等。

表 3 - 7 - 3 木竹子主要化学成分结构式

结 构 式	化学式名称	部位
	aristophenone A	细枝
	garcimultiflorone H	叶
	guttiferone E	细枝
	garcimultiflorone E	细枝

结　构　式	化学式名称	部　位
	18 - hydroxygarcimultiflorone D	细枝
	garcimultiflorone D	果实 细枝
	garcimultiflorone F isogarcimultiflorone F	细枝 细枝
	guttiferone F	茎皮 细枝

结　构　式	化学式名称	部　位
	garcimultiflorone A	果实
	garcimultiflorone C	果实
	30 - *epi* - cambogin	茎皮
	isogarcinol	果实
	isoxanthochymol	细枝根

结　构　式	化学式名称	部　位
	R = H garcimultiflorone B	果实
	R = OH 13 - hydroxygarcimultiflorone B	果实
	garcimultiflorone G	果实
	garcimultiflorone I	叶
	garcimultiflorone J	叶
	garcinialone	根

结　构　式	化学式名称	部　位
	（＋）- garcimulin A	叶 细枝
	（－）- garcimulin A	叶 细枝
	garcimulin B	叶 细枝
	1,7 - dihydroxyxanthone	茎皮
	1,6 - dihydroxy - 3,7 - dimethoxyxanthone	干燥 枝叶

结　构　式	化学式名称	部　位
	$R_1 = R_2 = R_3 = OMe$ 3,8 - dihydroxy - 2,4,6 - trimethoxyxanthone	茎
	$R_1 = H$；$R_2 = R_3 = OH$ 1,3,6,7 - tetrahydroxyxanthone	心材
	1,4,5 - trihydroxy - 2 - (1,1 - dimethyl - 2 - propenyl)xanthone	茎皮
	garciniaxanthone A	茎皮
	$R_1 = H$；$R_2 = OH$；$R_3 = R_4 =$ isogarciniaxanthone E	茎皮
	$R_1 = OH$；$R_2 = R_4 = H$；$R_3 =$ subelliptenone B	茎皮
	$R_1 =$ ；$R_2 = H$；$R_3 = OH$； $R_4 =$ subelliptenone A	茎皮
	garciniaxanthone E	茎皮

续 表

结 构 式	化学式名称	部位
	$R_1 = R_2 = R_3 = R_5 = H$; $R_4 = R_6 = $ OH rheediachromenoxanthone	茎皮
	$R_1 = $; $R_2 = R_5 = H$; $R_3 = R_4 = R_6 = OH$ subelliptenone H	茎皮
	$R_1 = R_6 = H$; $R_2 = R_5 = OH$; $R_3 = $ OMe；$R_4 = $ 9 - hydroxycalabaxanthone	茎皮
	garciniaxanthone B	茎皮
	4 - hydroxybrasilixanthone B	茎皮
	$R = $ garcinianone B	茎
	$R = $ garcinianone A	茎
	putric acid	干燥枝叶

结　构　式	化学式名称	部位
	β - amyrin	果实
	multiflorabiphenyl B	叶
	multiflorabiphenyl C	叶
	multiflorabiphenyl D	叶
	3,3',5,5',7 - pentahydroxyflavan B	叶
	naringenin	茎

结　构　式	化学式名称	部　位
	volkensiflavone	心材
	GB‐1a	心材
	R₁ = H；R₂ = glc spicataside	心材
	R₁ = OH；R₂ = glc fukugiside	心材
	R₁ = R₂ = OH GB‐2a	心材
	fukugetin（morelloflavone）	茎皮 细枝 心材

106

结　构　式	化学式名称	部位
	R = H GB - 1a - 7″- O - glucoside	心材
	R = OH xanthochymusside	心材
	mahuannin A	叶
	garcinianin A	叶

结　构　式	化学式名称	部位
	garcinianin B	叶
	α - tocopheryl quinone	果实
	R = H aesculetin dimethyl ether	果实
	R = OMe 6,7,8 - trimethoxycoumarin	果实
	$R_1 = R_2 = OMe$；$R_3 = R_4 = H$ 6,3′ - dihydroxy - 2,4 - dimethoxyb enzophenone	茎
	$R_1 = R_2 = R_3 = OH$；$R_4 = H$ maclurin	茎
	2,4,6,3′ - tetrahydroxybenzophenone	茎

结　构　式	化学式名称	部位
	$R_1 = OMe$；$R_2 =$ 4,6,4′-trihydroxy-2,3′-dimethoxy-3-prenylbenzophenone	茎
	$R_1 = OH$；$R_2 = H$ 4,6,3′,4′-tetrahydroxy-2-methoxy benzophenone	茎
24-p-E-coumaroyl-tetracosanyl(E)-ferulate		茎皮
1,24-tetracosandiol diferulate		茎皮
n=22 or 24	$(1E,22Z)$-1,22-diferuloyloxydocosane 和 $(1E,24Z)$-1,24-diferuloyloxytetracosane 的混合物	茎
	multiflorabiphenyl A	茎皮

注：multiflorabiphenyl B,multiflorabiphenyl C,multiflorabiphenyl D,garcimultiflorone H,garcimultiflorone J 结构
　　式按照原文献绘制,在 SciFinder 中未检索到相应结构及化合物名称。

四、云南藤黄 *Garcinia yunnanensis* H. H. Hu

云南藤黄中主要为 PPAPs 类化合物,主要化学成分结构式如表 3-7-4 所示。

表 3 - 7 - 4　云南藤黄主要化学成分结构式

结　构　式	化学式名称	部位
	garciyunnanin A	果皮
	guttiferone K	果皮
	oblongifolin C	果皮
	oblongifolin A	果皮

续　表

结　构　式	化学式名称	部位
	oblongifolin B	果皮
	oblongifolin D	果皮
	garciyunnanin B	果皮
	diethylhexyl phthalate	果皮

五、大果藤黄 *Garcinia pedunculata* Roxb.

大果藤黄中主要为咄酮类、PPAPs 和双黄酮类化合物，主要化学成分结构式如表 3－7－5所示。

表 3-7-5　大果藤黄主要化学成分结构式

结 构 式	化学式名称	部 位
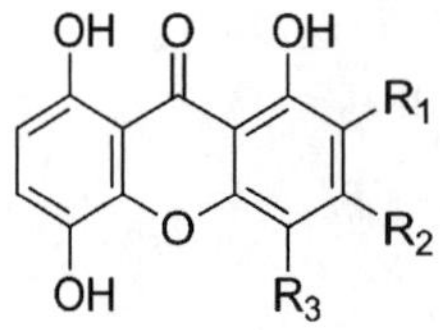	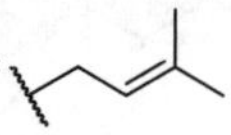 R₁ = H；R₂ = OMe；R₃ = pedunxanthone A	树皮
	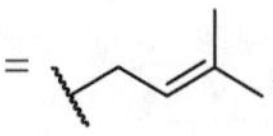 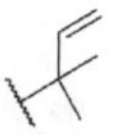 R₁ = ；R₂ = OH；R₃ = pedunxanthone B	树皮
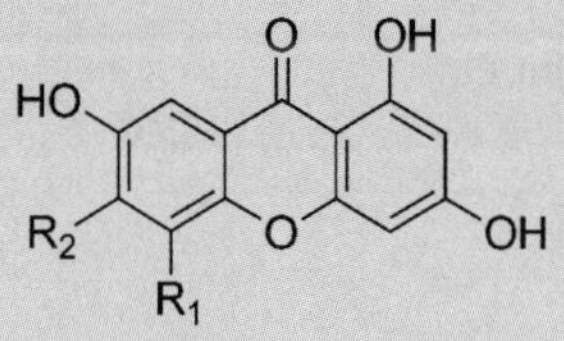	R₁ = OH；R₂ = H 1,3,5,7 - tetrahydroxyxanthone	心材
	R₁ = H；R₂ = OH 1,3,6,7 - tetrahydroxyxanthone	心材
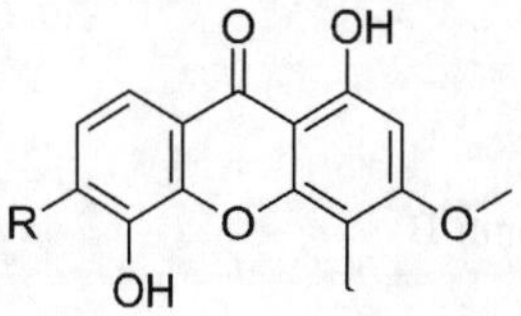	R = H 1,5 - dihydroxy - 3 - methoxy - 4 - (3 -methylbut - 2 - enyl)- xanthone	树皮
	R = OH dulxanthone A	树皮
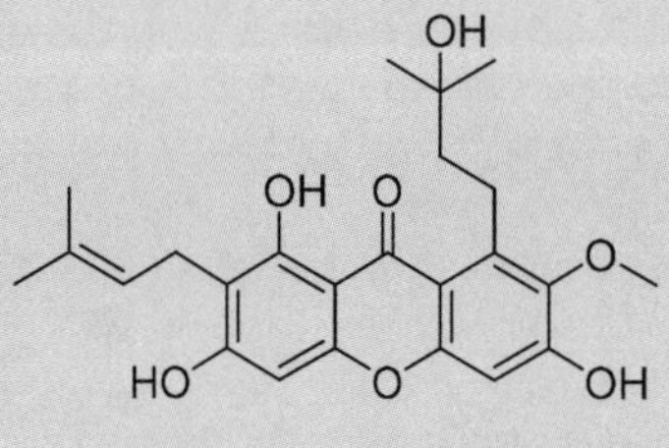	garcinone D	果实
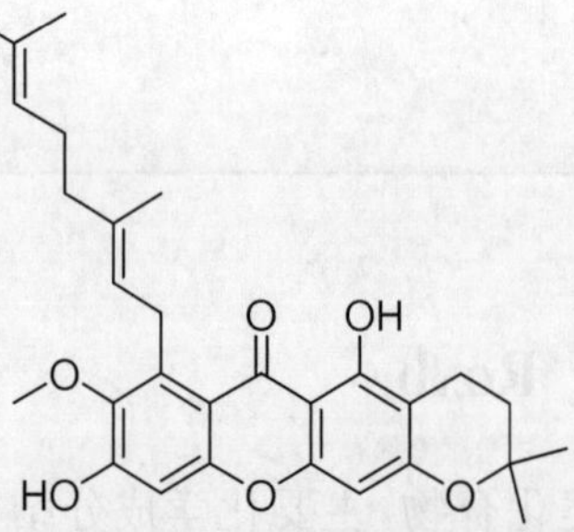	pedunxanthone D	果皮

112

结　构　式	化 学 式 名 称	部位
	$R_1 = $ ；$R_2 = H$ pedunxanthone C	树皮
	$R_1 = $ ；$R_2 = H$ 1,5 - dihydroxy - 3 - methoxy - 6′,6′ - dimethyl - 2H - pyrano(2′,3′ : 6,7) - 4 - (3 - methylbut - 2 - enyl) xanthone	树皮
	garbogiol	树皮
	$R = $ pedunculol	果皮
	$R = $ garcinol	果皮
	cambogin	果皮

结 构 式	化 学 式 名 称	部 位
	GB‐1a	心材
	talbotaflavone	心材
	2,4,6,3′,5′‐pentahydroxybenzophenone	心材

注：pedunxanthone D 结构式按照原文献绘制，在 SciFinder 中未检索到相应结构及化合物名称。

六、版纳藤黄 *Garcinia xipshuanbannaensis* Y. H. Li

版纳藤黄中主要为呫酮类、PPAPs 类和黄酮类化合物，主要化学成分结构式如表 3‐7‐6 所示。另有 3‐acetoxyoleanolic acid、熊果酸(ursolic acid)等三萜类化合物，β‐谷甾醇(β‐sitosterol)、daucosterol(胡萝卜苷)等甾醇类化合物，以及(‐)表儿茶素[(‐)‐epicatechin]、硬脂酸(1‐stearyl alcohol)、D‐阿拉伯糖(β‐D‐arabinose)和糖精(saccharose)等化合物。

表 3 - 7 - 6　版纳藤黄主要化学成分结构式

结 构 式	化 学 式 名 称	部位
	$R_1 = R_4 = R_5 = OH$；$R_2 = R_3 = R_6 = H$ gentisein	枝叶
	$R_1 =$ ；$R_2 = R_3 =$ $R_6 = OH$；$R_4 = R_5 = H$ mangostinone	枝叶 叶
	$R_1 =$ ；$R_2 = R_3 = R_4 =$ $R_6 = OH$；$R_5 = H$ 1,3,5,6 - tetrahydroxy - 2 - prenylxanthone	枝皮
	$R_1 =$ ；$R_2 = H$；$R_3 =$ bannaxanthone A	枝皮
	$R_1 =$ ；$R_2 = H$；$R_3 =$ bannaxanthone B	枝皮
	$R_1 =$ ；$R_2 = R_3 = H$ bannaxanthone C	枝皮
	$R_1 =$ ；$R_2 = H$；$R_3 =$ garcinone C	枝皮
	1,3,6,7 - tetrahydroxy - 8 - prenylxanthone	枝皮

结　构　式	化 学 式 名 称	部位
	$R =$ garcinone E	叶 枝皮
	$R = H$ γ - mangostin	叶 枝皮
	$R_1 =$; $R_2 = OH$; $R_3 =$ bannaxanthone E	枝叶 叶 枝皮
	$R_1 = R_2 = R_3 = H$ osajaxanthone	枝叶
	$R_1 =$; $R_2 = OH$; $R_3 =$ bannaxanthone I	叶
	$R_1 = R_3 =$; $R_2 = OH$ bannaxanthone D	枝皮
	$R_1 =$; $R_2 = OH$; $R_3 =$ bannaxanthone F	枝皮
	$R_1 =$; $R_2 = OH$; $R_3 =$ bannaxanthone G	枝皮

结　构　式	化 学 式 名 称	部　位
	isojacareubin	枝皮
	tovophyllin A	叶
	tovophyllin B	果实
	bannaxanthone H	枝皮
	allanxanthone C	枝皮
	xanthochymol	枝叶 树皮 枝皮

结　构　式	化学式名称	部位
	isoxanthochymol	枝叶 树皮
	cycloxanthochymol	枝叶
	guttiferone E	枝皮
	isogarcinol	果实

续 表

结 构 式	化 学 式 名 称	部 位
	$R_1 = R_3 = H$；$R_2 = R_4 = OH$ kaempferol	枝叶
	$R_1 = R_2 = R_4 = OH$；$R_3 = H$ quercetin	枝叶
	$R_1 = OH$；$R_2 = OMe$；$R_3 = R_4 = H$ 3′,5,7 - trihydroxy - 4′- methoxyflavone	果实
	$R_1 = R_2 = OH$；$R_3 = R_4 = H$ luteolin	果实
	2″- O - acetylvitexin	枝叶
	vitexin	枝叶 果实
	luteolin - 7 - O - glucuronic acid methylester	果实

七、莽吉柿 *Garcinia mangostana* L.

莽吉柿中主要为𠮿酮类、PPAPs 类和萜类化合物，主要化学成分结构式如表 3 - 7 - 7

所示。另有β-隐黄素(β - crypto xanthin)、γ-生育酚(γ - tocopherol)、α-生育酚(α - tocopherol)、γ-生育三烯酚(γ - tocotrienol)、δ-生育酚(δ - tocopherol)、δ-生育三烯酚(δ - tocotrienol)、维生素A(vitamin A)、β-胡萝卜素(β - carotene)等脂溶性维生物类似物；procyanidin A2、procyanidin B、3-异倒捻子素(3 - isomangostin hydrate)、(-)表阿夫儿茶精[(epi) afzelechin]、表儿茶酸(epicatechin)、(epi) gallocatechin benzylthioether、epicatechin benzylthioether、表儿茶素没食子酸酯(epicatechin gallate)和没食子儿茶素没食子酸酯(gallocatechin gallate)等原儿茶素类及儿茶素衍生物；矢车菊素-3-槐糖苷(cyanidin - 3 - O - sophoroside)、矢车菊素3 - O - 葡萄糖苷(cyanidin - 3 - O - glucoside)、天竺葵素3 - O - 葡萄糖苷(pelargonidin - 3 - O - glucoside)、低聚原花青素(oligomeric proanthocyanidin)等花青素类衍生物；儿茶酚(catechin)、4-羟基苯甲酸(4 - hydroxybenzoic acid)、咖啡酸(caffeic acid)、番茄红素(lycopene)、阿魏酸(ferulic acid)、五倍子酸(gallic acid)、扁桃酸(mandelic acid)、对香豆酸(p - coumaric acid)、原儿茶酸(protocatechuic acid)、芥子酸(sinapic acid)、紫丁香酸(syringic acid)、t-cinnamic acid、藜芦酸(veratric acid)等小分子有机酚类化合物；另外也有槲皮素(quercetin)、A - type dimer benzylthioether 等化合物。

表 3-7-7　莽吉柿主要化学成分结构式

结 构 式	化 学 式 名 称	部 位
	R = S xanthione	果壳
	R = O xanthone	果壳
	euxanthone	果壳
	R = OH BR - xanthone B	果壳
	R = H buchanaxanthone	果皮
	1,4,8 - trihydroxy - 6 - methyl - 3 - methoxy - 9,10 - anthraquinone	果皮

结 构 式	化 学 式 名 称	部 位
	$R_1 = OMe$；$R_2 = R_5 = OH$；$R_3 = R_4 = R_6 = H$ 1,3,7 - trihydroxy - 2 - methoxyxanthone	心材
	$R_1 = R_3 = R_4 = R_6 = H$；$R_2 = R_5 = OH$； 1,3,7 - trihydroxyxanthone	果壳
	$R_1 = R_3 = R_6 = H$；$R_2 = R_4 = R_5 = OH$ 1,3,6,7 - tetrahydroxyxanthone	心材 刨花 果壳
	$R_1 =$ ；$R_2 = R_3 = Me$； $R_4 =$ (16E)- 1,6 - dihydroxy - 8 -(3 - hydroxy - 3 - methylbut - 1 - enyl)- 3,7 - dimethoxy - 2 -(3 - methylbut - 2 - enyl)- xanthone	心材
	$R_1 =$ ；$R_2 = R_3 = Me$； $R_4 =$ (16E)- 1 - hydroxy - 8 -(3 - hydroxy - 3 - methylbut - 1 - enyl)- 3,6,7 - trimethoxy - 2 -(3 - methylbut - 2 - enyl)- xanthone	心材
	$R_1 =$ ；$R_2 = H$；$R_3 = Me$； $R_4 =$ 1,3 - dihydroxy - 2 -(2 - hydroxy - 3 - methylbut - 3 - enyl)- 6,7 - dimethoxy - 8 -(3 - methylbut - 2 - enyl)- xanthone	心材

121

结　构　式	化 学 式 名 称	部 位
	$R_1 =$ ；$R_2 = Me$；$R_3 = H$； $R_4 =$ 1,6 – dihydroxy – 2 –（2 – hydroxy – 3 – methylbut – 3 – enyl）– 3,7 – dimethoxy – 8 –（3 – methylbut – 2 – enyl）– xanthone	心材
	$R_1 =$ ；$R_2 = Me$；$R_3 = R_4 = H$ cowagarcinone B	茎皮 心材
	$R_1 =$ ；$R_2 = R_3 = Me$；$R_4 =$ 1 – hydroxy – 2 –（2 – hydroxy – 3 – methylbut – 3 – enyl）– 3,6,7 – trimethoxy – 8 –（3 – methylbut – 2 – enyl）– xanthone	心材
	$R_1 = R_4 =$ ；$R_2 = R_3 = Me$ methoxy – β – mangostin	茎皮 果皮
	vieillardixanthone	果皮
	$R_1 = R_3 = R_4 = H$；$R_2 = OH$ gudraxanthone	种壳 果皮 果壳
	$R_1 = R_2 = R_3 = H$；$R_4 = OH$ 1,7 – dihydroxy – 2 –（3 – methylbut – 2 – enyl）– 3 – methoxyxanthone	果壳 假种皮 果皮
	$R_1 = R_2 = R_4 = H$；$R_3 = OH$ 1,6 – dihydroxy – 3 – methoxy – 2 –（3 –methyl – 2 – butenyl）xanthone	叶

结　构　式	化 学 式 名 称	部 位
	1,3,8 - trihydroxy - 2 -(3 - methyl - 2 - butenyl) - 4 -(3 - hydroxy - 3 - methylbutanoyl) - xanthone	果皮
	$R =$ 1,3,7 - trihydroxy - 2 -(3 - methyl - 2 - butenyl) - 8 -(3 - hydroxy - 3 - methylbutyl) - xanthone $R =$ 1,3,7 - trihydroxy - 2,8 - di -(3 - methylbut - 2 - enyl)xanthone	果皮 假种皮 果皮 果实
	$R_1 =$ ；$R_2 = OMe$；$R_3 = H$ 2,4 - di -(3 - methylbut - 2 - enyl) - 1,3,8 - trihydroxy - 5 - methoxyxanthone $R_1 = Me$；$R_2 = H$；$R_3 =$ 2,7 - di -(3 - methylbut - 2 - enyl) - 1,3,8 - trihydroxy - 4 - methylxanthone	果皮 果壳 果皮
	2,8 - di -(3 - methylbut - 2 - enyl) - 7 - carboxy - 1,3 - dihydroxyxanthone	果壳
	6 - O - methylmangostanin	心材

123

结 构 式	化 学 式 名 称	部 位
	garcinone D	果壳 果皮 种壳 根皮 茎 果实 茎皮
	$R_1 = H$；$R_2 = OH$ 8 - deoxygartanin	假种皮 果壳 果皮 果实 茎皮 种壳
	$R_1 = OH$；$R_2 = OMe$ 8 - hydroxycudraxanthone G	果皮 果壳
	allanxanthone A	果皮
	$R_1 = H$；$R_2 = R_3 = OMe$ cowaxanthone B	果皮
	$R_1 = $ 〜；$R_2 = R_3 = OH$ garcinon E	果皮 假种皮
	dulxanthone D	心材 果皮

结　构　式	化 学 式 名 称	部位
	mangosharin	茎
	garcimangosxanthone C	果皮
	$R_1 = R_4 = OH$；$R_2 = R_3 = R_5 = H$ 1,3,7 - trihydroxy - 2 - (3 - methylbut - 2 - enyl)- xanthone	果皮
	$R_1 = OMe$；$R_2 = R_5 = OH$；$R_3 = R_4 = H$ 1,5,8 - trihydroxy - 3 - methoxy - 2 - (3 - methyl - 2 - butenyl)xanthone	叶 果壳 果皮 种壳
	$R_1 = R_2 = OMe$；$R_3 = OH$；$R_4 = R_5 = H$ cowaxanthone A	果皮
	$R_1 = OMe$；$R_2 = R_3 = OH$；$R_4 = R_5 = H$ garcimangostanol	果皮
	$R_1 = R_3 = R_4 = H$；$R_2 = R_5 = R_6 =$ OH；$R_7 =$ 1,3,6,7 - tetrahydroxy - 8 -(3 - methyl - 2 - butenyl)- 9H - xanthen - 9 - one	果壳
	$R_1 = R_3 =$ ；$R_2 = OMe$；$R_4 = OH$；$R_5 = R_6 = R_7 = H$ cudraxanthone G	果皮
	$R_1 = R_4 = R_5 = R_7 = H$；$R_2 = OMe$；$R_3 =$ ；$R_6 = OH$ 2,8 - dihydroxy - 6 - methoxy - 5 -(3 - methylbut - 2 - enyl)- xanthone	茎
	$R_1 = R_4 = R_7 =$ ；$R_2 = R_5 = OH$；$R_3 = H$；$R_6 = OMe$ 7 - O - methyl-garcinone E	果皮

125

结 构 式	化学式名称	部 位
	$R_1 = R_3 = OH$；$R_2 = H$ 6 - deoxy - γ - mangostin	果壳
	$R_1 = R_2 = OH$；$R_3 = OMe$ α - mangostin	假种皮 果实 树皮 干乳胶 根皮 茎 种壳 果壳 果皮
	$R_1 = R_3 = OMe$；$R_2 = OH$ β - mangostin	干燥乳胶 树皮 果实 根皮 茎 种壳 果壳 果皮
	$R_1 = $ ⟋⟍ ；$R_2 = R_4 = R_5 = H$； $R_3 = OH$ garcinone A	果壳
	$R_1 = H$；$R_2 = R_5 = $ ⟋⟍ ；$R_3 = $ $R_4 = OH$ garcinone E	果壳 果实 果皮
	$R_1 = $ ⟋⟍ ；$R_2 = R_5 = OH$； $R_3 = R_4 = H$ gartanin	果实 叶 根皮 假种皮 种壳 果壳 果皮 根皮

结　构　式	化学式名称	部位
	isocudraniaxanthone A	果皮
	R = OMe 8 - hydroxycrudaxanthone G R = OH gartanin	果皮 果皮
	mangostanol	果壳 根皮 种壳 果皮 茎 果实 种壳
	$R_1 = R_2 = OMe$; $R_3 =$ mangaxanthone B $R_1 = R_2 = OH$; $R_3 =$ γ - mangostin $R_1 = OH$; $R_2 = OMe$; $R_3 =$ oxoethylmangostine $R_1 = OH$; $R_2 = OMe$; $R_3 =$ mangostingone	茎皮 果壳 果实 树皮 果皮 干乳胶 根皮 假种皮 种壳 种壳 果皮 种壳

结　构　式	化学式名称	部　位
	$R_1 = R_2 =$ mangostanaxanthone I $R_1 =$ ，$R_2 =$ parvifolixanthone C	果皮 果皮
	mangostanaxanthone Ⅱ	果皮
	mangostenone E	果实
	$R_1 = OH$；$R_2 = R_3 = H$ mangostinone $R_1 = R_3 = OH$；$R_2 = H$ smeathxanthone A	果皮 果实 果皮 种壳
	rubraxanthone	果皮

结 构 式	化学式名称	部位
	α‑mangostin‑3,6‑diyl diacetate	果皮
	garcinone C	果壳 果皮 果实
	1,6‑dihydroxy‑8‑(2‑hydroxy‑3‑methylbut‑3‑enyl)‑3,7‑dimethoxy‑2‑(3‑methylbut‑2‑enyl)‑xanthone	心材
	garcimangosxanthone A	果皮
	$R_1 = R_3 = H$；$R_2 = $ ；$R_4 = OH$； $R_5 = OMe$；$R_6 = $ mangostanin $R_1 = R_3 = R_4 = H$；$R_2 = $ ；R_5 $= OH$；$R_6 = $ 6‑deoxy‑7‑demethylmangostanin	心材 茎皮 果实 果实

结 构 式	化 学 式 名 称	部 位
	$R_1 =$ ；$R_2 =$ ；$R_3 = H$； $R_4 = OH$；$R_5 = OMe$；$R_6 =$ mangostenone C	果实
	$R_1 = R_4 = R_6 = H$；$R_2 =$ ； $R_3 =$ ；$R_5 = OH$ mangoxanthone	心材
	mangaxanthone A	茎皮
	$R =$ 3 - isomangostin	果皮 茎皮 果实 果壳
	$R =$ 1,6 - dihydroxy - 7 - methoxy - 8 - (3 - methylbut - 3 - enyl) - 6′,6′ - dimethyl - 4′,5′ - dihydropyrano［2′3′：3,2］xanthone	果皮
	$R =$ 3 - isomangostin hydrate	果皮
	garciniafuran	心材 果壳 果皮 果实 种壳 茎皮 茎

结 构 式	化 学 式 名 称	部 位
	$R_3 = R_4 = H$；$R_1 = R_2 = R_5 = OH$；$R_6 = OMe$；$R_7 = $ allanxanthone E	种壳
	$R_1 = OH$；$R_2 = R_3 = R_4 = R_5 = H$；$R_6 = OMe$；$R_7 = $ calabaxanthone	假种皮 果壳
	$R_1 = R_6 = OH$；$R_2 = R_3 = R_4 = R_5 = H$；$R_7 = $ demethylcalabaxanthone	假种皮 果实
	$R_1 = R_4 = OH$；$R_2 = R_5 = R_6 = R_7 = H$；$R_3 = $ trapezifolixanthone	果皮
	$R_1 = R_5 = OH$；$R_2 = R_3 = R_4 = H$；$R_6 = OMe$；$R_7 = $ garcimangosxanthone E	果皮
	$R_1 = R_2 = R_4 = R_6 = H$；$R_3 = R_5 = R_7 = OH$ 1,3,5 - trihydroxy - 13,13 - dimethyl - 2H - pyran[7,6 - b]xanthone	心材
	$R_1 = R_2 = R_4 = R_6 = H$；$R_3 = R_7 = OH$；$R_5 = OMe$ forbexanthone	果皮
	1,6 - dihydroxy - 3,7 - dimethoxy - 2 - (3 - methylbut - 2 - enyl) - xanthone	心材

结　构　式	化学式名称	部位
	$R_1 = OH$；$R_2 =$ ；$R_3 = H$ 1,2 - dihydro - 1,8,10 - trihydroxy - 2 - (2 - hydroxypropan - 2 - yl) - 9 - (3 - methylbut - 2 - enyl) furo[3,2 - a]xanthen - 11 - one	果实
	$R_1 = H$；$R_2 =$ ；$R_3 = OH$ garcimangosxanthone B	果皮
	$R_1 = H$；$R_2 =$ ；$R_3 = OH$ mangosenone G	种壳
	morusignin F	果皮
	$R_1 = OH$；$R_2 = OMe$ 6 - O - methyl - 2 - deprenylrheediaxanthone B	果皮
	$R_1 = OMe$；$R_2 = OH$ 5 - O - methyl - 2 - deprenylrheediaxanthone B	果皮
	tovophyllin A	果皮

结　构　式	化　学　式　名　称	部　位
	1,3,6 - trihydroxy - 2,5 - bis (3 - methylbut - 2 - enyl) - 6′,6′- dimethyl - 4′,5′ - dihydropyrano〔2′,3′：7,8〕xanthone	果壳
	R = 1 - isomangostin R = 1-isomangostin hydrate	果壳 果皮 果实 果皮
	R = OH 11 - hydroxy - 1 - isomangostin R = OMe 11 - hydroxy - 3 - O - methyl - 1 - isomangostin	茎皮 果实 茎皮
	R₁ = H；R₂ = OMe dulcisxanthone F R₁ = H；R₂ = OH garcinone B	茎皮 果壳 果皮
	R₁ = R₃ = OH；R₂ = H garcimangosone C R₁ = R₃ = H；R₂ = OH mangostenone D	果壳 果皮 果实 果壳 果皮

结　构　式	化 学 式 名 称	部 位
	garcimangosone A	果壳
	BR－xanthone A	果壳 果皮
	mangostenone A	果壳
	thwaitesixanthon	果实
	R = OMe garcimangosone B	果皮
	R = OH garcimangosxanthone D	果皮
	R = H thwaitesixanthone	果实
	R = OH brasilixanthone B	果皮

结　构　式	化学式名称	部　位
	mangostenone B	果壳
	tovophyllin B	果壳
	3 - hydroxy - 6 - methoxy - 5′- isopropyl - 4′,5′- dihydrofuro[2′,3′: 7,8] - 6″,6″ - dimethyl - 4″,5″ - dihydropyrano[2″,3″: 1,2]xanthone	果皮
	isonormangostin	果皮
	cratoxyxanthone	茎皮

结　构　式	化　学　式　名　称	部位
	isogarcinol	树皮
	$R_1 = R_2 = R_4 = H$；$R_3 = R_5 = R_6 = OH$ 3,4,5,3′-tetrahydroxybenzophenone	果壳
	$R_1 = R_2 = R_4 = R_5 = OH$；$R_3 = R_6 = H$ 2,4,6,3′,5′-pentahydroxybenzophenone	果壳
	$R_1 = R_2 = R_6 = OMe$；$R_3 = R_5 = H$；$R_4 = OH$ 3′,6-dihydroxy-2,4,4′-trimethoxybenzophenone	心材
	$R_1 = R_2 = R_5 = OH$；$R_3 = R_6 = H$；$R_4 = OMe$ mangaphenone	茎皮
	$R_1 = R_2 = R_4 = R_6 = OH$；$R_3 = R_5 = H$ maclurin	心材
	garcimangosone D	果壳
	3-hydroxy-4-geranyl-5-methoxybiphenyl	果实

结 构 式	化 学 式 名 称	部位
	3β - hydroxy - 26 - nor - 9, 19 - cyclolanost - 23 - en - 25 - one	叶
	2 - ethyl - 3 - methylmaleimide N - β - D - glucopyranoside	叶
	5,7 - dihydroxychromone	果皮
	neosmitilbin	果壳
	egonol	果壳 果壳

注：mangostanaxanthone Ⅰ 和 mangostanaxanthone Ⅱ 的结构式按照原文献绘制，在 SciFinder 中未检索到相应结构及化合物名称。

八、大苞藤黄 *Garcinia bracteata* C. Y. Wu ex Y. H. Li

大苞藤黄中主要为𠮿酮类、笼状𠮿酮类和 PPAPs 类化合物，主要化学成分结构式如表 3-7-8 所示。另有蒲公英赛醇（taraxerol）、3β - O - acetyl ursolic acid、豆甾醇（stigmasterol）等三萜及甾体成分。

表 3－7－8　大苞藤黄主要化学成分结构式

结　构　式	化 学 式 名 称	部 位
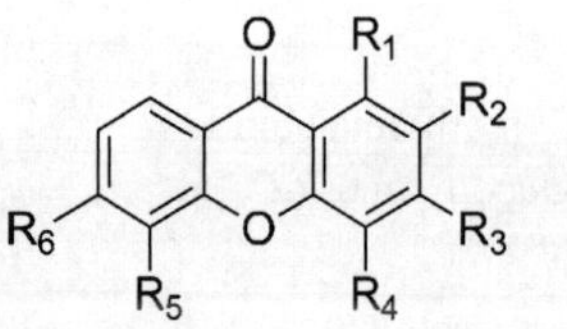	$R_1 = R_4 = R_5 = R_6 = OH$；$R_2 = R_3 = H$ 1,4,5,6 - tetrahydroxyxanthone	茎皮
	$R_1 = R_5 = OMe$；$R_3 = OH$；$R_2 = R_4 = R_6 = H$ 3 - hydroxy - 1,5 - dimethoxyxanthone	茎皮
	$R_1 = R_4 = R_5 = OH$；$R_2 = $ 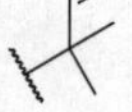　； $R_3 = R_6 = H$ 12b-hydroxy-des - *D* - garcigerrin A	茎皮
	$R_1 = R_3 = R_5 = OH$；$R_2 = R_4 = R_6 = H$ 1,3,5 - trihydroxyxanthone	地上部分
	$R_1 = R_4 = OH$；$R_2 = R_3 = R_5 = R_6 = H$ 1,4 - dihydroxyxanthone	地上部分
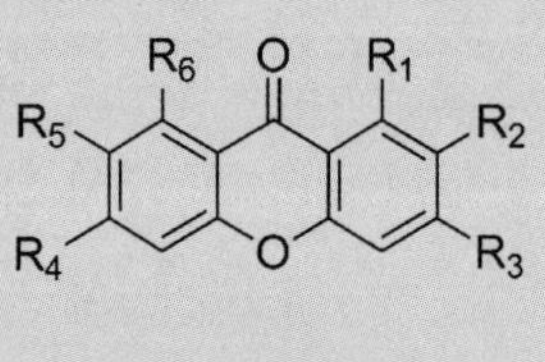	$R_1 = R_3 = R_5 = H$；$R_2 = R_4 = R_6 = OH$ gentisein	果实
	$R_1 = R_3 = R_5 = OH$；$R_2 = $ 　；$R_4 = R_6 = H$ 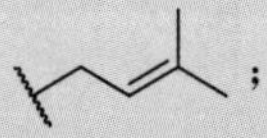 1,3,7 - trihydroxy - 2 -(3 - methylbut - 2 - enyl)- xanthone	果实
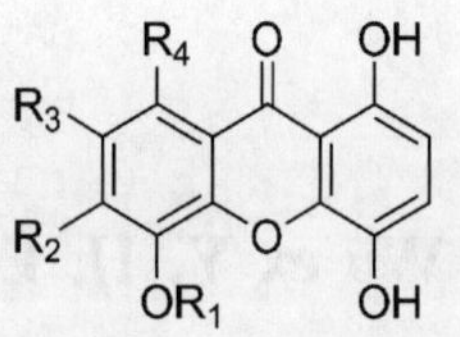	$R_1 = Me$；$R_2 = OH$；$R_3 = $ 　；$R_4 = H$ 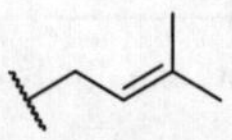 1,4,6 - trihydroxy - 5 - methoxy - 7 - prenylxanthone	茎皮
	$R_1 = H$；$R_2 = OH$；$R_3 = R_4 = $ 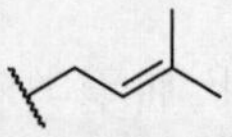 1,4,5,6 - tetrahydroxy - 7,8 - di(3 - methylbut - 2 - enyl)xanthone	茎皮

138

续 表

结 构 式	化 学 式 名 称	部 位
	$R_1 = R_4 = H$；$R_2 = OH$；$R_3 =$ 1,4,5,6 - tetrahydroxy - 7 - prenylxanthone	茎皮
	$R_1 = R_2 = R_3 = R_4 = H$ 1,4,5 - trihydroxyxanthone	茎皮
	$R_1 = Me$；$R_2 = OMe$；$R_3 = R_4 = H$ 1,4 - dihydroxy - 5,6 - dimethoxyxanthone	茎皮
	$R_1 = R_2 = R_3 = H$ globuxanthone	茎皮
	$R_1 = Me$；$R_2 = H$；$R_3 = OH$ garciniaxanthone H	茎皮
	$R_1 = R_3 = H$；$R_2 = OH$ symphoxanthone	茎皮
	$R_1 = Me$；$R_2 = OH$；$R_3 = H$ 1 - O - methylsymphoxanthone	茎皮
	$R_1 = R_2 = R_3 = OH$；$R_4 = R_5 = H$ 1,3,5,6 - tetrahydroxyxanthone	茎皮
	$R_1 = R_3 = R_4 = OH$；$R_2 = R_5 = H$ 1,3,6,7 - tetrahydroxyxanthone	茎皮
	$R_1 = OMe$；$R_2 = OH$；$R_3 = R_4 = R_5 = H$ 1,5 - dihydroxy - 3 - methoxyxanthone	茎皮
	$R_1 = R_5 = OMe$；$R_2 = OH$；$R_3 = R_4 = H$ 1,5 - dihydroxy - 3,8 - dimethoxyxanthone	茎皮
	$R_1 = R_2 = R_3 = R_5 = H$；$R_4 = OH$ 1,7 - dihydroxyxanthone	茎皮

结　构　式	化 学 式 名 称	部 位
	$R_1 = R_2 = R_3 = H$ 1,2,5 - trihydroxyxanthone	茎皮
	$R_1 = R_2 = Me$；$R_3 = OH$ 2,6 - tihydroxy - 1,5 - dimethoxyxanthone	茎皮
	$R_1 = Me$；$R_2 = R_3 = H$ 2,5 - tihydroxy - 1 - methoxyxanthone	茎皮
	$R_1 = R_2 = H$；$R_3 = OMe$ 1,2,5 - trihydroxy - 6 - methoxyxanthone	茎皮
	assiguxanthone A	果实
	bracteaxanthone Ⅵ	茎皮
	bracteaxanthone Ⅲ	茎皮
	1,3,5,6 - tetrahydroxy - 4 -(1,1 - dimethylprop - 2 - enyl) - 7 -(3 - methylbut - 2 - enyl)- xanthone	果实

结　构　式	化学式名称	部位
	gerontoxanthone I	叶
	bracteaxanthone I	叶
	dulxanthone B	果实
	garciniaxanthone E	茎皮
	bracteaxanthone IV	茎皮
	bracteaxanthone V	茎皮

结 构 式	化学式名称	部 位
	cudraxanthone R	叶
	$R_1 = R_3 = OH$；$R_2 =$ morusignin I $R_1 = OH$；$R_2 = OMe$；$R_3 = H$ garcinexanthone B $R_1 = R_2 = H$；$R_3 = OH$ 6 - deoxyjacareubin	茎皮 茎皮 茎皮
	xanthone V_1	地上部分 枝叶
	5 - O - methylxanthone V_1	树皮 地上部分 枝叶
	cudraxanthone Q	果实

结　构　式	化学式名称	部位
	R = OMe 10 - *O* - methylmacluraxanthone R = OH macluraxanthone	树皮 枝叶 枝叶
	6 - deoxyisojacareubin	茎皮
	bracteaxanthone Ⅱ	叶
	R = OH neobractatin R = OMe 3 - *O* - methylneobractatin	细枝 果实 枝叶 细枝 果实 枝叶
	R = OMe 3 - *O* - methylbractatin R = OH bractatin	细枝 果实 细枝 果实 枝叶
	R = OH isobractatin R = OMe 1 - *O* - methylisobractatin	细枝 果实 地上部分 枝叶 细枝 果实 叶

143

结　构　式	化　学　式　名　称	部　位
	R = neoisobractatin A	细枝 叶
	R = neoisobractatin B	细枝 叶
	1 - *O* - methylbractatin	叶
	1 - *O* - methyl - 8 - methoxy - 8,8a- dihydrobractatin	叶
	1 - *O* - methylneobractatin	叶
	garcibracteatone	树皮

结 构 式	化学式名称	部 位
	nemorosonol	树皮
	xerophenone C	树皮
	xerophenone A	枝叶
	xerophenone B	枝叶

结　构　式	化学式名称	部　位
	garciduol A	茎皮
	R = H bracflavone A	茎
	R = OH bracflavone B	茎
	morelloflavone	地上部分

注：bracflavone B 的结构式按照原文献绘制，在 SciFinder 中未检索到相应结构。

九、金丝李 *Garcinia paucinervis* Chun et How

金丝李中主要为 PPAPs 类和呫酮类化合物，主要化学成分结构式如表 3-7-9 所示。另有 β-sitosterol（β-谷甾醇）、胡萝卜素（daucosterol）、羟基柠檬酸（hydroxy citric acid）、焦袂康酸（pyromeconic acid）等化合物。

表 3 - 7 - 9　金丝李主要化学成分结构式

结 构 式	化 学 式 名 称	部 位
	$R_1 = R_3 =$ （异戊烯基）；$R_2 = OMe$；$R_4 = OH$；$R_5 = R_6 = H$ cudraxanthone G	叶
	$R_1 = R_3 = R_6 =$ （异戊烯基）；$R_2 = R_4 = R_5 = OH$ parvifolixanthone A	叶 茎皮
	$R_1 =$ （异戊烯基）；$R_2 = R_6 = OH$；$R_3 = R_4 = R_5 = H$ 1,3,7 - trihydroxy - 2 - prenylxanthone	叶
	$R_1 =$ （异戊烯基）；$R_2 = OMe$；$R_3 =$ （取代基）；$R_4 = R_5 = OH$；$R_6 = H$ nigrolineaxanthone E	叶
	$R_1 = R_6 = H$；$R_2 = R_4 = R_5 = OH$；$R_3 =$ （异戊烯基） 1,3,5,6 - tetrahydroxy - 4 - prenylxanthone	茎皮
	$R_1 = R_4 = R_5 = H$；$R_2 = R_6 = OH$；$R_3 =$ （异戊烯基） 1,3,7 - trihydroxy - 4 - prenylxanthone	叶
	$R_1 = R_3 = H$；$R_2 = R_4 = R_5 = OH$；$R_6 =$ （异戊烯基） 3,4,6,8 - tetrahydroxy - 2 - prenylxanthone	叶
	$R_1 =$ （异戊烯基）；$R_2 = R_4 = OH$；$R_3 = R_5 = R_6 = H$ 1,3,5 - trihydroxy - 2 - prenylxanthone	叶
	$R_1 =$ （异戊烯基）；$R_2 = R_6 = OH$；$R_3 = OMe$；$R_4 = R_5 = H$ paucinervin J	叶

结　构　式	化 学 式 名 称	部位
	1,7,8 - trihydroxy - 3 - methoxyxanthone	叶
	1,3,7,8 - tetrahydroxy - 2 - prenylxanthone	叶
	$R_1 = OH$；$R_2 = H$ paucinervin E	叶
	$R_1 = OMe$；$R_2 = H$ paucinervin F	叶
	$R_1 = H$；$R_2 = OMe$ paucinervin G	叶
	paucinervin H	叶
	$R_1 =$; $R_2 = R_3 = R_4 = H$ ananixanthone	叶
	$R_1 = R_2 = R_3 = H$; $R_4 =$ merguenone	叶
	$R_1 = R_4 = H$; $R_2 = OH$; $R_3 =$ paucinervin I	叶
	$R_1 = R_2 = R_4 = OH$；$R_3 = R_5 = H$ atroviridin	叶
	$R_1 = R_4 = H$; $R_2 = R_3 = R_5 = OH$ 7,9,12 - trihydroxy - 2,2 - dimethyl - $2H,6H$ - pyrano[3,2 - b]xanthen - 6 - one	叶
	$R_1 = R_4 = OH$; $R_2 = R_3 = R_5 = H$ osajaxanthone	叶

结　构　式	化 学 式 名 称	部位
	$R_1 =$ ；$R_2 = R_4 = R_5 = H$； $R_3 = OH$ nigrolineaxanthone K	叶
	$R_1 = R_5 = H$；$R_2 =$ ；$R_3 =$ OMe；$R_4 = OH$ 5 - O - methylxanthone V1	叶
	$R_1 = R_2 = H$；$R_3 = R_4 = OH$；$R_5 =$ 7 - prenyljacareubin	茎皮
	$R_1 = R_3 = OH$；$R_2 =$ ；$R_4 = H$ formoxanthone A	叶茎皮
	$R_1 = R_3 = H$；$R_2 = R_4 = OH$ jacareubin	叶
	termicalcicolanone A	茎皮
	pyranojacareubin	叶
	guttiferone E	叶

结　构　式	化学式名称	部位
	guttiferone I	叶
	$R_1 = Me$；$R_2 = OH$ paucinone A $R_1 = OH$；$R_2 = Me$ paucinone B	叶 叶
	paucinone C	叶
	paucinone D	叶

结 构 式	化 学 式 名 称	部 位
	R = 30 - *epi* - cambogin R = cambogin（Isogarcinol）	叶 叶 茎皮
	garcicowin C	叶
	（＋）- guttiferone K	叶
	paucinervin A	叶

结 构 式	化学式名称	部 位
	paucinervin B	叶
	paucinervin C	叶
	$R_1 = Me$；$R_2 = H$；$R_3 = OH$ paucinervin D	叶
	$R_1 = R_3 = H$；$R_2 = Me$ parvifoliol F	叶
	2 - cyclohexene - γ, η, 2, 6, 6 - pentamethyl - 1 - nonanol	叶
	vitamin E quinone	叶
	cembrene A	叶

十、怒江藤黄 *Garcinia nujiangensis* C. Y. Wu et Y. H. Li

怒江藤黄中主要为𠮡酮类以及 PPAPs 类化合物，主要化学成分结构式如表 3－7－10所示。另有山柰酚(kaempferol)等。

表 3－7－10　怒江藤黄主要化学成分结构式

结　构　式	化　学　式　名　称	部　位
	$R_1 = OH$；$R_2 = OMe$；$R_3 =$ ； $R_4 = H$ nujiangexanthone C	细枝
	$R_1 = OH$；$R_2 = OMe$；$R_3 = H$；$R_4 =$ nujiangexanthone D	枝
	$R_1 =$ ；$R_2 = OH$；$R_3 = R_4 = H$ xanthone V_{1a}	细枝
	$R_1 =$ ；$R_2 = OH$；$R_3 = OMe$； $R_4 = H$ xanthone V_{2a}	叶
	$R_1 = OH$；$R_2 = OMe$；$R_3 = H$；$R_4 =$ nujiangexanthone E	细枝
	$R_1 = OH$；$R_2 = OMe$；$R_3 = R_4 =$ nujiangexanthone A	叶
	$R_1 = R_2 = OMe$；$R_3 = R_4 =$ nujiangexanthone B	叶

结　构　式	化 学 式 名 称	部　位
	cudratricusxanthone E	细枝
	nujiangexanthone F	细枝
	isojacareubin	叶
	6 - deoxyjacareubin	细枝
	xanthone V1	细枝
	guttiferone F	细枝

结　构　式	化学式名称	部位
	7-*epi*-garcinol	叶
	nujiangefolin C	叶
	garcinialiptone B	叶
	cycloxanthochymol	叶

结 构 式	化学式名称	部位
	$R_1 =$; $R_2 =$ (－)－cycloxanthochymol	叶
	$R_1 =$; $R_2 =$ 7－*epi*－isogarcinol	叶
	$R_1 = R_2 =$ isogarcinol	叶
	nujiangefolin A	叶
	nujiangefolin B	叶
	(－)－garcinialiptone A	叶

十一、云树 *Garcinia cowa* Roxb.

云树中主要为咖酮类、PPAPs类、黄酮类和双黄酮类化合物,主要化学成分结构式如

表 3-7-11 所示。另有 p-香豆酸（p-coumaric acid）、草酸（oxalic acid）、三十四烷酸（tetratriacontanoic acid）、棕榈酸（palmitic acid）、4-羟基苯甲酸（4-hydroxybenzoic acid）、异香草酸（isovanillic acid）、柠檬酸（citric acid）、（-）-羟基柠檬酸内酯[（-）-hydroxycitric acid lactone]等小分子有机酸，还有 β-谷甾醇（β-sitosterol）、豆甾醇（stigmasterol）、胡萝卜素（daucosterol）和木栓酮（friedelin）等甾醇及萜类化合物。

表 3-7-11　云树主要化学成分结构式

结 构 式	化 学 式 名 称	部位
	$R_1 = R_3 = H$；$R_2 = OH$ 1,6-dihydroxyxanthone	细枝
	$R_1 = R_2 = H$；$R_3 = OH$ 1,7-dihydroxyxanthone	茎 茎皮
	$R_1 = R_2 = R_3 = OH$ norathyriol	茎
	$R_1 = OH$；$R_2 = OMe$；$R_3 = H$ 1,3,5-trihydroxy-6-methoxyxanthone	茎
	$R_1 = R_3 = OMe$；$R_2 = OH$ 1,5,6-trihydroxy-3,7-dimethoxyxanthone	茎
	garcicowanone A	果实
	cowaxanthone G	叶
	cowaxanthone H	叶

结 构 式	化 学 式 名 称	部 位
	R_1 = OMe；R_2 = H cowaxanthone A	果实 乳胶
	R_1 = H；R_2 = OMe cowagarcinone B	果实 乳胶 茎皮
	R_1 = H；R_2 = dulxanthone A	茎
	R_1 = H；R_2 = nigrolinea xanthone T	茎
	R_1 = ；R_2 = 4 -(1,1 - dimethyl-prop - 2 - enyl)- 1,5,6 - trihydroxy - 3 - methoxy - 2 - (3 - methylbut - 2 - enyl)- xanthen - 9 -(9H)- one	茎
	R_1 = R_2 = OH；R_3 = OMe α - mangostin	果实 树皮 乳胶 茎皮 花序 根
	R_1 = R_3 = OMe；R_2 = OH β - mangostin	果实 细枝 茎皮 花序 树皮 根
	R_1 = R_2 = R_3 = OH γ - mangostin	乳胶
	R_1 = R_2 = OMe；R_3 = OH 3,6 - di - O - methyl - γ - mangostin	细枝
	R_1 = OH；R_2 = R_3 = OMe cowaxanthone B	果实 根
	R_1 = R_2 = R_3 = OMe fuscaxanthone C	果实 茎皮 根

结　构　式	化学式名称	部　位
	$R_1 = CHO$；$R_2 = H$；$R_3 =$ cowaxanthone E	果实
	$R_1 = R_3 = H$；$R_2 =$ 1,3,6 – trihydroxy – 7 – methoxy – 2,5 – bis(3 – methyl – 2 – butenyl)xanthone	乳胶
	$R_1 = H$；$R_2 = R_3 =$ 7 – O – methylgarcinone E	果实 茎 乳胶 茎皮 树皮
	$R_1 = R_2 = H$；$R_3 =$ garcinone D	根
	$R_1 =$ ；$R_2 =$ pruniflorone C	根
	$R_1 =$ ；$R_2 =$ fuscaxanthone D	根
	$R_1 = R_2 = OH$；$R_3 = R_4 = H$ mangostinone	乳胶
	$R_1 = R_3 = OH$；$R_2 = H$；$R_4 = OMe$ cowaxanthone	果实 细枝 乳胶 茎皮 树皮 根
	$R_1 = R_4 = OMe$；$R_2 = H$；$R_3 = OH$ 3 – O – methylcowaxanthone	乳胶

结 构 式	化学式名称	部 位
	$R_1 = R_2 = H$; $R_3 = OH$ fuscaxanthone F	根
	$R_1 = H$; $R_2 = OH$; $R_3 = OMe$ rubraxanthone	花
	$R_1 = $; $R_2 = R_3 = OH$ norcowanin	乳胶 细枝 茎皮 根
	$R_1 = $; $R_2 = OH$; $R_3 = OMe$ cowanin	果实 细枝 乳胶 茎皮 花序 树皮 根
	$R_1 = $; $R_2 = OH$; $R_3 = OMe$ cowagarcinone E	果实 乳胶 茎皮
	$R_1 = $; $R_2 = OH$; $R_3 = OMe$ cowanol	果实 细枝 乳胶 茎皮 花序 树皮 根
	$R_1 = $; $R_2 = H$; $R_3 = $ kaennacowanol A	根
	$R_1 = $; $R_2 = H$; $R_3 = $ fuscaxanthone I	根
	$R_1 = R_2 = $; $R_3 = $ cowagarcinone A	乳胶

结　构　式	化 学 式 名 称	部 位
	cowaxanthone F	细枝
	R = OH mangostanin	果实
	R = OMe 6 - O - methylmangostanin	果实 茎皮
	R = 1 - isomagostin	根
	R = 1 - isomagostin hydrate	根
	R = kaennacowanol C	根
	$R_1 = R_3 = H$; $R_2 = R_4 = OH$ 1,3,8 - trihydroxy - $6'$,$6'$ - dimethyl - $2H$ -pyrano($2'$,$3'$: 6,7)xanthone	茎
	$R_1 = R_2 = OH$; $R_3 = R_4 = H$ jacareubin	根
	$R_1 = H$; $R_2 = R_3 = OMe$; $R_4 =$ 5 - hydroxy - 8,9 - dimethoxy - 2,2 - dimethyl - 7 - (3 - methyl - 2 - butenyl)- $2H$,$6H$ - pyrano[3,2 - b] xanthen - 6 - one	根

结　构　式	化学式名称	部　位
	R_1 = H；R_2 = OMe；R_3 = OH；R_4 = garciniacowone E	花
	R_1 = H；R_2 = OH；R_3 = OMe；R_4 = 9 - hydroxycalabaxanthone	果实 花序 根
	R_1 = H；R_2 = OH；R_3 = OMe；R_4 = fuscaxanthone A	果实 乳胶 茎皮 花序 根
	R_1 = R_4 = ；R_2 = OH；R_3 = OMe cowaxanthone C	果实
	1,5 - dihydroxy - 3 - methoxy - 6′,6′ - dimethyl - 2H - pyrano(2′,3′：6,7)- 4 - (3 -methylbut - 2 - enyl)xanthone	茎
	xanthone V1	叶
	garciniacowone C	果实

结 构 式	化 学 式 名 称	部 位
	$R_1 = H$；$R_2 = OMe$；$R_3 =$ cowaxanthone D	果实 茎皮
	$R_1 = R_3 =$ ；$R_2 = OH$ cowagarcinone D	乳胶 茎皮
	$R_1 =$ ；$R_2 = OH$； $R_3 =$ kaennacowanol B	根
	$1,5,6 -$ trihydroxy $- 6',6'$ dimethyl $- 2H -$ pyrano$(2'3':3,4) - 2 - (3 -$ methylbut $- 2 -$ enyl)xanthone	叶
	$3 - O -$ methylmangostenone D	果实
	garcicowanone B	果实
	garciniacowone D	花

163

结　构　式	化学式名称	部位
	R= garcinianone A	花序 果实
	R= garcinianone B	果实
	R= garciniacowone A	果实
	R= garciniacowone B	果实
	garciniacowone	茎皮
	garcicowin A	细枝

结 构 式	化学式名称	部位
	oblongifolin B	细枝
	R = oblongifolin A	细枝
	R = oblongifolin D	细枝
	R₁ = ; R₂ = guttiferone B	细枝
	R₁ = ; R₂ = guttiferone F	细枝
	garcimultiflorone E	叶

结　构　式	化学式名称	部　位
	$R_1 = R_2 = R_3 = H$；$R_4 =$ cowanone（Chamuangone）	叶 花序
	$R_1 = H$；$R_2 = OH$；$R_3 =$ ； $R_4 =$ garcicowin B	细枝
	$R_1 = R_2 = OH$；$R_3 =$ ；$R_4 =$ oblongifolin C	细枝
	$R =$ 30 - epi - cambogin	细枝
	$R =$ cambogin	茎 果实 细枝
	$R =$ garcicowin C	细枝
	$R =$ garcicowin D	细枝
	guttiferone K（a）	细枝

结 构 式	化 学 式 名 称	部 位
	guttiferone K（b）	果实 茎
	symphonone H	叶
	cowabenzophenone A	果实
	cowabenzophenone B	果实

结　构　式	化学式名称	部　位
	R = H kaempferol	枝条
	R = OH quercetin	茎
	S-(-)-5,7,3',5'-tetrahydroxyflavanone	茎
	(+)-3,5,7,3',5'-pentahydroxyflavanone	茎
	R = Et garccowaside A	茎
	R = garccowaside B	茎
	R = Me garccowaside C	茎
	amentoflavone	果实

结　构　式	化学式名称	部　位
	R＝OH morelloflavone	细枝 果实
	R＝H volkensiflavone	细枝
	GB－2	枝条
	fukugiside	细枝
	cowadepsidone	细枝

结 构 式	化学式名称	部 位
	（2E，6E，10E）-（+）-4β-hydroxy-3-methyl-5β-（3,7,11,15-tetramethyl-hexadeca-2,6,10,14-tetraenyl）cyclo-hex-2-en-1-one	茎
	parvifoliol F	茎皮
	garciniacowol	茎皮
	cirsiumaldehyde	果实

注：garcicowanone A、garcicowanone B、cowaxanthone G、cowaxanthone H、kaennacowanol A、kaennacowanol B 和 kaennacowanol C 的结构式按照原文献绘制，在 SciFinder 中未检索到相应结构。

十二、岭南山竹子 *Garcinia oblongifolia* Champ. ex Benth.

岭南山竹子中主要有𠮿酮类、PPAPs 类、黄酮类以及双黄酮类化合物，主要化学成分结构式如表 3-7-12 所示。另有饱和烷烃类，如三十五烷（pentatriacontane）、三十二烷（dotriacontane）、二十八烷（octacosane）、二十七烷（heptacosane）、二十一烷（heneicosane）、辛烷（octane）、十一烷（hendecane）和癸烷（decane）；长链脂肪酸，如花生酸（eicosanoic acid）、*n*-棕榈酸（*n*-hexadecanoic acid）、棕榈酸（palmitic acid）、硬脂酸（octadecanoic acid）、9-octadecanoic acid、glycerol 1-hexadecanoate 和 9,12-octadecadienoic acid（Z,Z）；小分子有机酸，如（-）-hydroxycitric acid[（-）-羟基柠檬酸]、syringic acid（丁香酸）、benzoic acid（苯甲酸）、4-hydroxy 3-methoxy-benzoic acid、trans - p - hydroxycinamic acid；三萜类化合物，如齐墩果酸（oleanic acid）、乙酰齐墩果酸（acetyl oleanolic acid）、乌索酸（ursolic acid）、α, β - 香树脂醇（α, β - amyrin）、friedelan -3β - ol、桦木醇（betulin）、epi - friedelanol、fiedelin、24 - methylenecycloart - 3 - one；甾体类化合物，如 stigmast - 4 - en - 3 - one、胡萝卜素（daucosterol）、豆甾醇（stigmasterol）、stigmaserol - 3 - O - β - D galactopyranoside、β -谷甾醇（β - sitosterol）、sitosterl oleate、3 - O -[$6'$ - O - n - acyl - β - D - glucosyl]- 22 - dehydroclerosterol；还有 1, 2 - benzenedicarboxylic acid bis（2 - methylheptyl）ester、α - tocospiro B、蒽（anthracene）、5(6)- gluten - 3α - ol、3, 4 - dihydroxy-acetophenone、isophytol、（ + ）- ($3R$)- 3 - hydroxyl - 4,4 - dimethyl - 4 - butyrolactone 等其他成分。

表 3 - 7 - 12　岭南山竹子主要化学成分结构式

结　构　式	化　学　式　名　称	部　位
	$R_1 = R_2 = R_3 = R_5 = H$；$R_4 = OH$ euxanthone	叶 树皮 茎皮
	$R_1 = OH$；$R_2 = R_3 = OMe$；$R_4 = R_5 = H$ leiaxanthone	树皮
	$R_1 = R_3 = R_4 = OH$；$R_2 = R_5 = H$ 1,3,6,7 - tetrahydroxyxanthone	树皮 树皮
	$R_1 = R_2 = OMe$；$R_3 = R_5 = OH$；$R_4 = H$ garcihombronone C	叶
	$R_1 = OH$；$R_2 = R_3 = H$ 1,3,6,8 - tetrahydroxy - 2 -(3 - methylbut - 2 - en - 1 - yl)- 9H - xanthen - 9 - one	树皮
	$R_1 = R_3 = $ ；$R_2 = OH$ garcinone E	树皮
	dulxanthone B	叶

结　构　式	化 学 式 名 称	部 位
	xanthone V_{2a}	树皮
	R_1 = H；R_2 = ...；R_3 = ... oblongixanthone B	叶 树皮
	R_1 = ...；R_2 = H；R_3 = ... oblongixanthone C	树皮
	R_1 = H；R_2 = R_3 = ... parvifolixanthone B	树皮
	R_1 = R_2 = H；R_3 = ...OH nigrolineaxanthone T	树皮
	R_1 = R_3 = OH；R_2 = R_4 = R_5 = H rheediachromenoxanthone	茎皮
	R_1 = H；R_3 = ...；R_2 = R_5 = OH；R_4 = OMe 9 - hydroxycalabaxanthone	茎皮
	R_1 = OH；R_2 = H 1,3,5 - trihydroxy - 13,13 - dimethyl - 2H - pyran[7,6 - b]xanthone	树皮 其他部位
	R_1 = OMe；R_2 = ... nigrolineaxanthone V	树皮

结　构　式	化 学 式 名 称	部 位
	oblongixanthone A	树皮
	jacareubin	树皮
	pedunxanthone C	树皮
	rheediaxanthone A	树皮
	oblongifolixanthone A	树皮

结　构　式	化学式名称	部　位
	garciobioxanthone	树皮
	griffipavixanthone	树皮
R =	oblongifolin L	叶
R =	oblongifolin N	叶
R =	oblongifolin O	叶
R =	oblongifolin Q	叶

结　构　式	化学式名称	部位
	oblongifolin P	叶
	oblongifolin M	叶
	oblongifolin U	叶
	oblongifolin T	叶
	oblongifolin E	树皮

结　构　式	化学式名称	部位
	camboginol	树皮
	garcicowin B	树皮
	oblongifolin V	叶
	oblongifolin Z	叶
	oblongifolin AA	叶

结　构　式	化学式名称	部位
	oblongifolin X	叶
	isoxanthochymol	树皮
	oblongifolin W	叶
	oblongifolin Y	叶

结　构　式	化学式名称	部　位
	$R_1 =$ ； $R_2 = R_3 = H$ oblongifolin A	树皮
	$R_1 = R_3 = H$； $R_2 =$ oblongifolin B	树皮
	$R_1 = H$；$R_2 =$ ； $R_3 =$ oblongifolin C	叶 树皮
	guttiferone F	茎皮
	30 - *epi* - cambogin	茎皮
	oblongifolin D	树皮

结 构 式	化学式名称	部 位
	guttiferone B	树皮
	garciniagifolone A	树皮
	oblongifolin J	叶
	oblongifolin K	叶
	oblongifolin R	叶

结 构 式	化学式名称	部 位
	R = oblongifolin H	果皮
	R = oblongifolin I	果皮
	R = oblongifolin F	树皮
	R = oblongifolin G	树皮
	oblongifolin S	叶
	cambogin	树皮
	R = H oblongifoliagarcinine C	茎叶
	R = oblongifoliagarcinine D	茎叶

结　构　式	化学式名称	部　位
	R = H oblongifoliagarcinine A R = multiflorabiphenyl A	茎 叶 茎皮
	oblongifoliagarcinine B	茎皮 茎 叶
	R = OH genisterin R = H daidzein R = OMe isoprunetin	树皮 树皮 树皮
	naringenin	树皮
	10 - hydroxybotryococ-cene	树皮

结　构　式	化 学 式 名 称	部 位
	peplusol	树皮
	presqualene alcohol	树皮
	parvifiol	树皮
24 - p - E - coumaroyl - tetracosanyl(E) - ferulate		茎皮
1,24 - tetracosandiol diferulate		茎皮
δ - tocotrienol		树皮

十三、单花山竹子 *Garcinia oligantha* Merr.

单花山竹子中主要有𠮑酮类化合物，主要化学成分结构式如表 3-7-13 所示。

表 3-7-13 单花山主要竹子化学成分结构式

结 构 式	化 学 式 名 称	部 位
	R = OH methyl 6-(2-acetoxyethyl)-4,8-dihydroxy-9-oxo-9*H*-xanthene-1-carboxylate	茎
	R = OMe oliganthin G	茎
	R$_1$ = OH；R$_2$ = OMe oiganthin E	茎
	R$_1$ = OMe；R$_2$ = OH oiganthin F	茎
	1,3-dihydroxy-6-methoxy-2,4-bis(3-methyl-2-buten-1-yl)-9*H*-xanthen-9-one	茎
	(*S*)-1,8-dihydroxy-4-(1-hydroxy-3-oxobutyl)-3-methoxy-9*H*-xanthen-9-one	茎
	R$_1$ = ；R$_2$ = H ananixanthone	茎
	R$_1$ = H；R$_2$ = merguenone	茎

结　构　式	化学式名称	部位
	$R_1 =$; $R_2 = H$ oliganthaxanthone A	叶
	$R_1 = R_2 = OH$ oliganthaxanthone B	叶
	allanxanthone C	茎
	oliganthin C	茎
	oliganthone A	茎
	$5 - O -$ methylxanthone V_1	茎
	oliganthin A	茎

结　构　式	化学式名称	部位
	oliganthin B	茎
	oliganthin D	茎
	oliganthin H	叶
	oliganthin I	叶
	oliganthin L	叶

结　构　式	化学式名称	部　位
	oliganthin K	叶
	oliganthic acid A	叶
	oliganthic acid B	叶
	（±）- oliganthic acid C	叶

结　构　式	化 学 式 名 称	部位
	gaudichaudione H	茎
	oliganthone B	叶
	cantleyanone A	叶
	(5,6 - dimethoxybenzofuran - 2 - yl)(4 - hydroxyphenyl)methanone	茎
	3 - methoxy - 5 - methoxycarbonyl - 4 - hydroxy-biphenyl	茎

注：(S)- 1,8 - dihydroxy - 4 -(1 - hydroxy - 3 - oxobutyl)- 3 - methoxy - 9H - xanthen - 9 - one 和 3 - methoxy -5 - methoxycarbonyl - 4 - hydroxy - biphenyl 的结构式按照原文献绘制，在 SciFinder 中未检索到相应结构。

十四、山木瓜 *Garcinia esculenta* Y. H. Li

山木瓜中的化学成分主要包括𠮿酮类化合物、PPAPs 类和双黄酮类化合物,另外还有少量的木脂素、黄酮木脂素和二苯甲酮类化合物,主要化学成分结构式如表 3 - 7 - 14 所示。

表 3 - 7 - 14　山木瓜主要化学成分结构式

结 构 式	化 学 式 名 称	部位
	$R_1 =$ ⟋⟍⟋ ; $R_2 = R_4 = H$; $R_3 = OH$ 1, 3, 5, 7 - tetrahydroxy - 8 - isoprenylxanthone	细枝
	$R_1 = R_3 = R_4 = H$; $R_2 = OH$ 1,3,6,7 - tetrahydroxyxanthone	细枝
	$R_1 = R_4 =$ ⟋⟍⟋ ; $R_2 = OH$; $R_3 = H$ γ - mangostin	细枝
	$R_1 = R_2 = R_3 = H$; $R_4 =$ ⟋⟍⟋ 1,3,7 - trihydroxy - 2 - (3 - methylbut - 2 - enyl)xanthone	细枝
	3,5,8 - trihydroxy - 2,2 - dimethyl - 3,4,4 - trihydro - 2H,6H - pyrano [3,2 - b]- xanthen - 6 - one	细枝
	$R_1 =$ ⟋⟍⟋ ; $R_2 = H$; $R_3 = R_4 = OH$ garciesculenxanthone A	细枝
	$R_1 = R_3 = R_4 = H$; $R_2 = OH$ 5,8 - dihydroxy - 2,2 - dimethyl - 2H,6H - pyrano[3,2 - b]xanthen - 6 - one	细枝

结 构 式	化学式名称	部 位
	hyperxanthone E	细枝
	toxyloxanthone B	细枝
	R = ⟍OH garciesculentone D R = ⟍OH garciesculentone E	细枝 细枝
	guttiferone F	细枝
	garciesculentone C	细枝

结　构　式	化学式名称	部　位
	cambogin	细枝
	garcicowin C	细枝
	garciesculentone A	细枝
	GDPHH‐2	细枝

结　构　式	化学式名称	部位
	garciesculentone B	细枝
	garciniagifolone A	细枝
	（－）- GB - 1a	细枝
	（＋）- volkensiflavone	细枝

结　构　式	化学式名称	部位
	griffipavixanthone	细枝
	（±）esculentin A	细枝
	（-）- syringaresinol	细枝
	2,6 - dihydroxy - 4 - methoxybenzophenone	细枝

注：garcinaxanthone J 和（±）esculentin A 的结构式按照原文献绘制，在 SciFinder 中未检索到相应结构。

十五、双籽藤黄 *Garcinia tetralata* C. Y. Wu ex Y. H. Li

双籽藤黄中主要化学成分为呫酮类化合物，另有 PPAPs 类化合物 oblongifolin C 和 montroumarin，结构式如表 3 - 7 - 15 所示。另外，还有 β -谷甾醇（β - sitosterol）、3β -

hydroxy－18β，19β－epoxy-lupane、胡萝卜甾醇（daucosterol）、3β，18，19β－trihydroxylupane、morolic acid acetate 和 methyl orsellinate 等化学成分。

表 3－7－15　双籽藤黄主要化学成分结构式

结　构　式	化 学 式 名 称	部位
	$R_1 = R_2 = R_3 = R_4 = H$; $R_5 = OH$ 1,7－dihydroxyxanthone	枝叶 茎皮
	$R_1 = R_3 = OH$; $R_2 = R_4 = R_5 = H$ 1,2,5－trihydroxyxanthone	茎皮
	$R_1 = R_4 = R_5 = H$; $R_2 = R_3 = OH$ subelliptenone G	茎皮
	$R_1 = R_2 = R_5 = H$; $R_3 = OMe$; $R_4 = OH$ buchanaxanthone	茎皮
	$R_1 = R_5 = H$; $R_2 = OH$; $R_3 = R_4 = OMe$ 1,4－dihydroxy－5,6－dimethoxyxanthone	茎皮
	R = dulxanthone A	枝叶
	R = 1,5,6－trihydroxy－3－methoxy－4-(3－hydroxyl－3－methylbutyl)xanthone	枝叶
	garciniaxanthone H	茎皮

结　构　式	化学式名称	部位
	$R_1 = R_3 = OH$；$R_2 = H$ 1，3，5－trihydroxy－6′,6′－dimethyl－2H－pyrano（2′,3′：6,7）xanthone	枝叶
	$R_1 = OMe$；$R_2 = OH$；$R_3 = H$ garcinexanthone B	茎皮
	$R_1 = OH$；$R_2 = $ （图）；$R_3 = OMe$ 1,5－dihydroxy－3－methoxy－6′,6′－dimethyl－2H－pyrano（2′,3′：6,7）－4－（3－methylbut－2－enyl）xanthone	枝叶
	$R_1 = R_2 = H$ 6－desoxyjacareubin	茎皮
	$R_1 = prenyl$；$R_2 = H$ toxyloxanthone A	茎皮
	$R_1 = $（图）；$R_2 = OH$ xanthone V_1	枝叶
	subelliptenone H	茎皮
	6－deoxyisojacareubin	茎皮
	6，11－dihydroxy－2，2－dimethyl-pyrano［3,2－c］xanthen－7（2H）－one	茎皮

结 构 式	化学式名称	部位
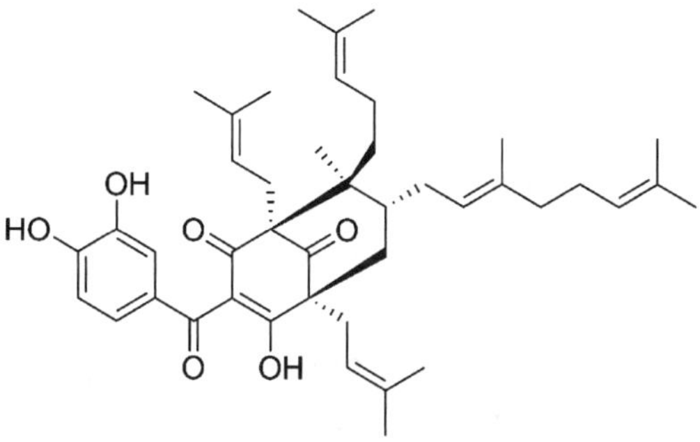	oblongifolin C	枝叶

十六、长裂藤黄 *Garcinia lancilimba* C. Y. Wu ex Y. H. Li

长裂藤黄中主要为𠮿酮类化合物和苯甲酮类化合物 macurin,主要化学成分结构式如表 3 - 7 - 16 所示。

表 3 - 7 - 16 长裂藤黄主要化学成分结构式

结 构 式	化学式名称	部位
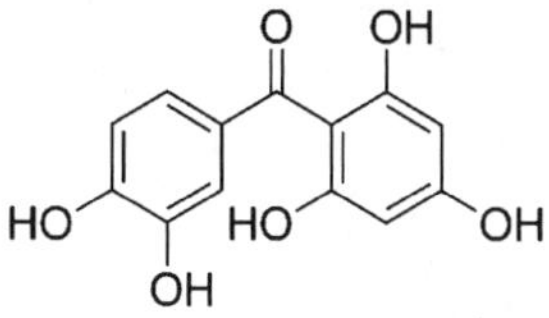	macurin	树皮
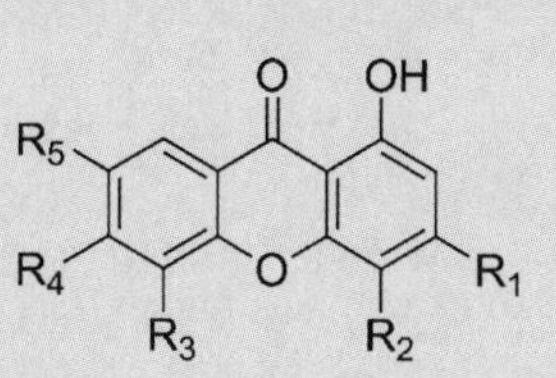	$R_1 = OH$; $R_2 = H$; $R_3 = R_4 = OMe$; $R_5 =$ 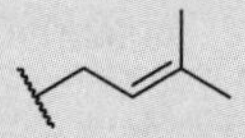 1,3 - dihydroxy - 5,6 - dimethoxy - 7 - (3 - methylbut - 2 - enyl)xanthone	树皮
	$R_1 = R_3 = OH$; $R_2 = H$; $R_4 = MeO$; $R_5 =$ 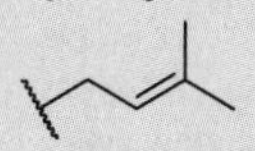 1,3,5 - trihydroxy - 6 - methoxy - 7 -(3 - methylbut - 2 - enyl)xanthone	树皮
	$R_1 = R_2 = R_3 = H$; $R_4 = R_5 = OH$ 1,6,7 - trihydroxyxanthone	树皮

195

结　构　式	化　学　式　名　称	部位
	R_1 = MeO；R_2 = （3-methylbut-2-enyl）；R_3 = R_4 = OH；R_5 = H 1,5,6-trihydroxy-3-methoxy-4-(3-methylbut-2-enyl)xanthone	树皮
	R_1 = R_2 = R_3 = R_4 = H；R_5 = OH 1,7-dihydroxyxanthone	树皮
	R_1 = R_2 = R_5 = H；R_3 = R_4 = OH； 1,5,6-trihydroxyxanthone	树皮
	R_1 = R_4 = R_5 = OH；R_2 = R_3 = H 1,3,6,7-tetrahydroxyxanthone	树皮
	R_1 = R_4 = OH；R_2 = R_3 = H；R_5 = MeO alloathyriol	树皮
	R_1 = OMe；R_2 = R_5 = H；R_3 = R_4 = OH 1,5,6-trihydroxy-3-methoxyxanthone	叶
	R_1 = OMe；R_2 = R_3 = R_4 = H；R_5 = OH gentisin	叶
	R_1 = R_5 = OMe；R_2 = H；R_3 = R_4 = OH 1,5,6-trihydroxy-3,7-dimethoxyxanthone	叶
	R_1 = H；R_2 = OMe；R_3 = R_5 = （prenyl）；R_4 = OH parvifolixanthone B	树皮
	R_1 = R_3 = （prenyl）；R_2 = OMe；R_4 = OH；R_5 = H dulxanthone B	树皮
	R_1 = R_3 = （prenyl）；R_2 = R_4 = OH；R_5 = H xanthone V1a	树皮 叶
	R_1 = R_3 = （prenyl）；R_2 = R_5 = OH；R_4 = H cudratricusxanthone E	树皮
	R_1 = R_5 = H；R_2 = R_4 = OH；R_3 = （prenyl） 1,3,5,6-tetrahydroxy-4-prenylxanthone	叶

结 构 式	化 学 式 名 称	部 位
	isocudraniaxanthone A	叶
	4-(3′,7′-dimethylocta-2′,6′-dienyl)-1,3,5-trihydroxy-9H-xanthen-9-one	叶
	gerontoxanthone C	叶
	R₁ = MeO; R₂ = nigrolineaxanthone V	树皮
	R₁ = OH; R₂ = H 7,9,12-trihydroxy-2,2-dimethyl-2H,6H-pyrano[3,2-b]xanthen-6-one	树皮
	3,4-dihydro-3,4,7,9,12-pentahydroxy-2,2-dimethyl-2H,6H-pyrano[3,2-b]xanthen-6-one	树皮
	R₁ = H; R₂ = R₃ = OH 1,6,7-trihydroxy-6′,6′-dimethyl-2H-pyrano(2′,3′:3,2)-4-(3-methylbut-2-enyl)xanthone	树皮
	R₁ = R₂ = OH; R₃ = H xanthone V₁	树皮 叶

197

结 构 式	化学式名称	部位
	R = H 6 - deoxyjacareubin	树皮
	R = OH jacareubin	叶
	garcinexanthone G	叶
	garcinexanthone H	叶
	garcinexanthone I	叶
	2 - deprenylrheediaxanthone B	叶
	isojacareubin	树皮 叶

结　构　式	化学式名称	部位
	1,5,6 - trihydroxy - $6'$,$6'$ dimethyl - $2H$ - pyrano (2'3'：3,4) - 2 - (3 - methylbut - 2 - enyl) xanthone	树皮 叶

注：garcinexanthone G、garcinexanthone H 和 garcinexanthone I 的结构式按照原文献绘制,在 SciFinder 中未检索到相应结构。

十七、兰屿福木 *Garcinia linii* C. E. Chang

目前研究显示,兰屿福木中的化学成分多为𠮩酮类及联苯类化合物,主要化学成分结构式如表 3 - 7 - 17 所示。另外,还有豆甾醇(stigmasterol)、β -谷甾醇(β - sitosterol)、β - sitostenone、stigmasta - 4、鲨烯(squalene)、22 - dien - 3 - one、6α - hydroxystigmasta - 4, 22 - dien - 3 - one、6α - hydroxystigmast - 4 - en - 3 - one、6β - hydroxystigmast - 4 - en - 3 - one 和丁香醛(syringaldehyde)等化学成分。

表 3 - 7 - 17　兰屿福木主要化学成分结构式

结　构　式	化学式名称	部位
	$R_1 = OMe$；$R_2 = OH$；$R_3 = R_4 = H$ 5 - hydroxy - 1 - methoxyxanthone	根
	$R_1 = R_2 = OH$；$R_3 = OMe$；$R_4 = H$ 1,5 - dihydroxy - 6 - methoxyxanthone	根
	$R_1 = R_2 = OH$；$R_3 = R_4 = H$ 1,5 - dihydroxyxanthone	根
	$R_1 = R_4 = OH$；$R_2 = R_3 = H$ 1,7 - dihydroxyxanthone	根
	$R_1 = R_2 = H$；$R_3 = OH$ 1,5 - dihydroxy -3 - methoxyxanthone	根
	$R_1 = H$；$R_2 = OH$；$R_3 = OMe$ 1, 6 - dihydroxy - 3, 5 - dimethoxyxanthone	根
	$R_1 = R_3 = OMe$；$R_2 = OH$ 1,6 - dihydroxy - 3,5,7 - trimethoxyxanthone	根
	$R_1 = OH$；$R_2 = R_3 = H$ 1,7 - dihydroxy -3 - methoxyxanthone	根

结 构 式	化 学 式 名 称	部 位
	$R_1 = R_2 = OMe$ 1,6 - dihydroxy - 5,7 - dimethoxyxanthone	根
	$R_1 = H$; $R_2 = OMe$ 1,6 - dihydroxy - 5 - methoxyxanthone	根
	$R_1 = OMe$; $R_2 = H$ 1,6 - dihydroxy - 7 - methoxyxanthone	根
	R = OMe linixanthone C	根
	R = OH globulixanthone D	根
	rheediachromenoxanthone	根
	linixanthone B	根
	R = OH linixanthone A	根
	R = H 10 - O - methylmacluraxanthone	根

结　构　式	化学式名称	部位
	$R_1 = R_2 = OH$；$R_3 =$ garcibiphenyl D	根
	$R_1 = R_2 = OH$；$R_3 =$ garcibiphenyl E	根
	$R_1 = R_2 = OH$；$R_3 =$ garcibiphenyl B	根
	$R_1 = H$；$R_2 = OMe$；$R_3 = OH$ aucuparin	根
	$R_1 = R_2 = OH$；$R_3 = H$ garcibiphenyl A	根
	garcibenzopyran	根
	(S)-3-hydroxygarcibenzopyran	根
	α-tocospiro B	根
	α-tocopherylquinone	根

参考文献

[1] 万子梦,刘思妤,李元建.叫酮的心血管药理作用研究进展[J].中南药学,2014,12(11)：1113 - 1115,1165.

[2] 陈葆仁.藤黄抗癌成分的初步研究[J].中国药学杂志,1980,15(11)：522.

[3] 吕归宝,杨秀贤,黄乔书.藤黄中新藤黄酸的分离及其结构[J].药学学报,1984,19(8)：636 - 639.

[4] 钟纪育.大叶藤黄果的大叶藤黄醇[J].云南植物研究,1985,7(2)：243 - 244.

[5] 钟纪育,王文瑞,陶国达,等.中国特有植物版纳藤黄树皮的三个化学成分[J].植物学报,1986,28(5)：533 - 537.

[6] 李赛谋,戚进,寇俊萍.来源于植物的天然二苯甲酮类化合物的研究现状[J].药学进展,2012,36(10)：452 - 458.

[7] 傅苞,张川,张卫东,等.咕吨酮类化合物的药理活性研究进展[J].药学实践杂志,2005,23(1)：6 - 12.

[8] 王帆,叶红春,夏开国,等.异戊烯基咕吨酮类天然产物的抗肿瘤活性研究进展[J].药学进展,2011,35(7)：304 - 311.

[9] 钟芳芳,梅之南,杨光忠,等.傣药人面果化学成分研究[J].中国民族医药杂志,2008,14(2)：46 - 47.

[10] 程旺元,钟芳芳,赵应红,等.人面果抗氧化活性成分研究[J].天然产物研究与开发,2008,20(5)：836 - 838,895.

[11] 陈玉,蒋艳,钟芳芳,等.人面果异戊烯基叫酮成分的研究[C]//中华中医药学会.药用植物化学与中药资源可持续发展学术研讨会论文集(上).青海：[出版者不详],2009.

[12] 付蒙,冯慧瑾,陈玉,等.人面果叶子、根部、果实提取物体外抗氧化活性研究（英文）[J].中国天然药物,2012,10(2)：129 - 134.

[13] 季丰,李占林,牛生吏,等.大叶藤黄茎皮化学成分研究[J].中国药物化学杂志,2012,22(6)：507 - 510.

[14] 王兵,穆淑珍,黄烈军,等.多花山竹子化学成分的研究[J].中成药,2010,32(11)：1939 - 1941.

[15] 纳智,许又凯.版纳藤黄化学成分的研究[J].中国中药杂志,2009,34(18)：2338 - 2342.

[16] 钟纪育,王文瑞,陶国达.中国特有植物版纳藤黄树皮的三个化学成分[J].植物学报,1986,28(5)：533 - 537.

[17] 沈杰,杨峻山,周思祥.版纳藤黄果实的化学成分[J].中国天然药物,2007,4(6)：440 - 443.

[18] 范青飞,纳智,胡华斌,等.大苞藤黄化学成分研究及其互变异构体超高效液相色谱质谱联用分析[J].天然产物研究与开发,2012,24(8)：1055 - 1059.

[19] 范青飞,纳智,胡华斌,等.金丝李茎皮化学成分研究[J].中草药,2012,43(3)：436 - 439.

[20] 沈杰,杨峻山.云南山竹子中的一个新奇的苯甲酮类化合物[J].化学学报,2007,65(16)：1675 - 1678.

[21] 沈杰,杨峻山.云南山竹子果实的化学成分研究[J].中国药学杂志,2006,41(9)：660 - 661.

[22] 沈杰,杨峻山.云南山竹子枝条的化学成分研究[J].中草药,2007,38(7)：993 - 994.

[23] 王宁,汤丽昌,姚海萍,等.岭南山竹子叶化学成分研究[J].广西植物,2013,33(5)：691 - 694.

[24] 王宁,汤丽昌,姚海萍,等.岭南山竹子叶三萜成分研究[J].时珍国医国药,2013,23(11)：2700 - 2701.

[25] 余辅松,邓世明,李慧,等.岭南山竹子树皮化学成分研究[J].中南药学,2013,11(4)：244-247.

[26] 李慧,杨先会,王宁,等.岭南山竹子化学成分的研究[J].时珍国医国药,2012,23(6)：1353-1355.

[27] 纳智,许又凯.双籽藤黄化学成分的研究[J].中草药,2010,41(3)：367-370.

[28] 王丽莉,李占林,华会明,等.双籽藤黄茎皮化学成分的研究[J].中国中药杂志,2008,33(20)：2350-2352.

[29] CIOCHINA R, GROSSMAN R B. Polycyclic polyprenylated acylphloroglucinols[J]. Chem Rev, 2006, 106(51)：3963-3986.

[30] RICHARD J A, POUWER R H, CHEN D Y. The chemistry of the polycyclic polyprenylated acylphloroglucinols[J]. Angew Chem Int Ed Engl, 2012, 51(19)：4536-4561.

[31] SIMPKINS N S. Adventures in bridgehead substitution chemistry：synthesis of polycyclic polyprenylated acylphloroglucinols (PPAPs)[J]. Chem Commun, 2013, 49(11)：1042-1051.

[32] KUMAR S, SHARMA S, CHATTOPADHYAY S K. The potential health benefit of polyisoprenylated benzophenones from *Garcinia* and related genera：ethnobotanical and therapeutic importance[J]. Fitoterapia, 2013, 89(89)：86-125.

[33] WU S B, LONG C, KENNELLY E J. Structural diversity and bioactivities of natural benzophenones[J]. Nat Prod Rep, 2014, 31(9)：1158-1174.

[34] HAN C M, ZHOU X Y, CAO J, et al. 13, 14-Dihydroxy groups are critical for the anti-cancer effects of garcinol[J]. Bioorg Chem, 2015, 60：123-129.

[35] HAN Q B, XU H X. Caged *Garcinia* xanthones：development since 1937[J]. Curr Med Chem, 2009, 16(28)：3775-3796.

[36] ANANTACHOKE N, TUCHINDA P, KUHAKARN C, et al. Prenylated caged xanthones：chemistry and biology[J]. Pharm Biol, 2012, 50(1)：78-91.

[37] REN Y, YUAN C, CHAI H B, et al. Absolute configuration of (-)-gambogic acid, an antitumor agent. J Nat Prod, 2011, 74(3)：460-463.

[38] ZHANG X, LI X, SUN H, et al. *Garcinia* xanthones as orally active antitumor agents[J]. J Med Chem, 2013, 56(1)：276-292.

[39] HAN Q B, LEE S F, QIAO C F, et al. Complete NMR assignments of the antibacterial biflavonoid GB1 from *Garcinia kola*[J]. Chem Pharm Bull (Tokyo), 2005, 53(8)：1034-1036.

[40] DING Y, LI X C, FERREIRA D. Theoretical calculation of electronic circular dichroism of the rotationally restricted 3, 8″-biflavonoid morelloflavone[J]. J Org Chem, 2007, 72(24)：9010-9017.

[41] ZHONG F F, CHEN Y, MEI Z N, et al. Xanthones from the bark of *Garcinia xanthochymus*[J]. Chinese Chem Lett, 2007, 18(7)：849-851.

[42] CHEN Y, FAN H, YANG G Z, et al. Two unusual xanthones from the bark of *Garcinia xanthochymus*[J]. Helv Chim Acta, 2011, 94(4)：662-668.

[43] CHEN Y, YANG G Z, ZHONG F F, et al. Two new prenylated xanthones from the bark of *Garcinia xanthochymus*[J]. B Korean Chem Soc, 2010, 31(11)：3418-3420.

[44] CHEN Y, ZHONG F, HE H, et al. Structure elucidation and NMR spectral assignment of five

new xanthones from the bark of *Garcinia xanthochymus*[J]. Magn Reson Chem，2008，46(12)：1180 - 1184.

[45] ZHONG F F，CHEN Y，SONG F J，et al. Three new xanthones from *Garcinia xanthochymus*[J]. Yao Xue Xue Bao, 2008, 43(9)：938 - 941.

[46] ZHONG F，CHEN Y，WANG P，et al. Xanthones from the bark of *Garcinia xanthochymus* and their 1，1 - diphenyl - 2 - picrylhydrazyl radical-scavenging activity[J]. Chinese J Chem，2009，27 (1)：74 - 80.

[47] ZHONG F F，CHEN Y，YANG G Z. Chemical constituents from the bark of *Garcinia xanthochymus* and their 1，1 - diphenyl - 2 - picrylhydrazyl（DPPH）radical-scavenging activities [J]. Helv Chim Acta, 2008, 91(9)：1695 - 1703.

[48] LI Y，OHIZUMI Y. Search for constituents with neurotrophic factor-potentiating activity from the medicinal plants of Paraguay and Thailand[J]. ChemInform, 2004, 35(44)：417 - 424.

[49] TRISUWAN K，BOONYAKETGOSON S，RUKACHAISIRIKUL V，et al. Oxygenated xanthones and biflavanoids from the twigs of *Garcinia xanthochymus*[J]. Tetrahedron Lett，2014，55(26)：3600 - 3602.

[50] HAN Q B，QIAO C F，SONG J Z，et al. Cytotoxic prenylated phenolic compounds from the twig bark of *Garcinia xanthochymus*[J]. Chem Biodivers，2007，4(5)：940 - 946.

[51] JI F，LIA Z，LIU G，et al. Xanthones with antiproliferative effects on prostate cancer cells from the stem bark of *Garcinia xanthochymus*[J]. Nat Prod Commun，2012，7(1)：53 - 56.

[52] YU C，HUA F，YANG G Z，et al. Prenylated xanthones from the bark of *Garcinia xanthochymus* and their 1，1 - diphenyl - 2 - picrylhydrazyl（DPPH）radical scavenging activities [J]. Molecules, 2010, 15(10)：7438 - 7449.

[53] BAGGETT S，PROTIVA P，MAZZOLA E P，et al. Bioactive benzophenones from *Garcinia xanthochymus* fruits[J]. J Nat Prod，2005，68(3)：354 - 360.

[54] BASLAS R，KUMAR P. Isolation and characterization of biflavanone and xanthones in fruits of *Garcinia xanthochymus*[J]. Acta Ciencia Indica，Chemistry，1981，7(1 - 4)：31 - 34.

[55] BASLAS R，KUMAR P. Chemical examination of the fruits of *Garcinia xanthochymus*[J]. Curr Sci, 1979, 48(18)：814 - 815.

[56] PARVEEN N，SINGH M，KHAN N，et al. Flavonoidic constituents of *Garcinia xanthochymus* leaves[J]. Fitoterapia，1994，65(1)：89 - 90.

[57] SINGH M，PARVEEN N，KHAN N，et al. Constituents of *Garcinia xanthochymus* [J]. Fitoterapia, 1991, 62(3)：286 - 289.

[58] PROTIVA P，HOPKINS M E，BAGGETT S，et al. Growth inhibition of colon cancer cells by polyisoprenylated benzophenones is associated with induction of the endoplasmic reticulum response[J]. Int J Cancer, 2008, 123(3)：687 - 694.

[59] MANOHAR S，NAIK P，PATIL L，et al. Chemical composition of *Garcinia xanthochymus* seeds，seed oil，and evaluation of its antimicrobial and antioxidant activity[J]. J Herbs Spices Med Plants，2014，20(2)：148 - 155.

［60］SUNKAR S，NACHIYAR C V. Biogenesis of antibacterial silver nanoparticles using the endophytic bacterium *Bacillus cereus* isolated from *Garcinia xanthochymus*［J］. Asian Pac J Trop Med，2012，2(12)：953－959.

［61］TANDON R，SRIVASTAVA O，BASLAS R，et al. Preliminary investigation on the antimicrobial activity of a phytochemical，xanthochymol from the fruits of *Garcinia xanthochymus* Hook. f［J］. Curr Sci，1980，49(12)：472－473.

［62］CHANMAHASATHIEN W，LI Y，SATAKE M，et al. Prenylated xanthones from *Garcinia xanthochymus*. Chem Pharm Bull，2003，51(11)：1332－1334.

［63］CHANMAHASATHIEN W，LI Y，SATAKE M，et al. Prenylated xanthones with NGF－potentiating activity from *Garcinia xanthochymus*［J］. Phytochemistry，2003，64(5)：981－986.

［64］LYLES J T，NEGRIN A，KHAN S I，et al. *In vitro* antiplasmodial activity of benzophenones and xanthones from edible fruits of *Garcinia* species［J］. Planta med，2014，80(08/09)：676－681.

［65］SABATA B K，ROUT M K. Oil from the seeds of *Garcinia xanthochymus*［J］. Proceedings of the Institution of Chemists (India)，1963，35：193－198.

［66］SHAKUI T，IGUCHI K，ITO T，et al. Anti-androgenic activity of hydroxyxanthones in prostate cancer LNCaP cells［J］. Fitoterapia，2014，92：9－15.

［67］IINUMA M，TOSA H，TANAKA T，et al. Two new xanthones from the root bark of *Garcinia subelliptica*［J］. Heterocycles，1995，40(1)：279－284.

［68］IINUMA M，TOSA H，TANAKA T，et al. Two xanthones with a 1，1－dimethylallyl group in root bark of *Garcinia subelliptica*［J］. Phytochemistry，1995，39(4)：945－947.

［69］IINUMA M，TOSA H，TANAKA T，et al. Two xanthones from root bark of *Garcinia subelliptica*［J］. Phytochemistry，1994，35(5)：1355－1360.

［70］LIN K W，HUANG A M，TU H Y，et al. Xanthine oxidase inhibitory triterpenoid and phloroglucinol from guttiferaceous plants inhibit growth and induced apoptosis in human NTUB1 cells through a ROS－dependent mechanism［J］. J Agric Food Chem，2011，59(1)：407－414.

［71］WU C C，LU Y H，WEI B L，et al. Phloroglucinols with prooxidant activity from *Garcinia subelliptica*［J］. J Nat Prod，2008，71(2)：246－250.

［72］WU C C，WENG J R，WON S J，et al. Constituents of the pericarp of *Garcinia subelliptica*［J］. J Nat Prod，2005，68(7)：1125－1127.

［73］IINUMA M，TOSA H，TANAKA T，et al. Antibacterial activity of some *Garcinia* benzophenone derivatives against methicillin-resistant *Staphylococcus aureus*［J］. Biol Pharm Bull，1996，19(2)：311－314.

［74］ITO T，YOKOTA R，WATARAI T，et al. Isolation of six isoprenylated biflavonoids from the leaves of *Garcinia subelliptica*［J］. Chem Pharm Bull，2013，61(5)：551－558.

［75］MASUDA T，YAMASHITA D，TAKEDA Y，et al. Screening for tyrosinase inhibitors among extracts of seashore plants and identification of potent inhibitors from *Garcinia subelliptica*［J］. Biosci Biotechnol Biochem，2005，69(1)：197－201.

［76］LIN K W，HUANG A M，YANG S C，et al. Cytotoxic and antioxidant constituents from

Garcinia subelliptica〔J〕. Food Chem, 2012, 135(2): 851 – 859.

〔77〕 WENG J R, LIN C N, TSAO L T, et al. Novel and anti-inflammatory constituents of *Garcinia subelliptica*〔J〕. Chemistry, 2003, 9(9): 1958 – 1963.

〔78〕 LIN C N, WANG J P, WENG J R. Anti-inflammatory and cure for ageing and Alzheimer's disease based on phloroglucinol derivatives: US 20060205808〔P〕. 2006.

〔79〕 WENG J R, TSAO L T, WANG J P, et al. Anti-inflammatory phloroglucinols and terpenoids from *Garcinia subelliptica*〔J〕. J Nat Prod, 2004, 67(11): 1796 – 1799.

〔80〕 CHUNG M I, SU H J, LIN C N. A novel triterpenoid of *Garcinia subelliptica*〔J〕. J Nat Prod, 1998, 61(8): 1015 – 1016.

〔81〕 LU Y H, WEI B L, KO H H, et al. DNA strand-scission by phloroglucinols and lignans from heartwood of *Garcinia subelliptica* Merr. and Justicia plants〔J〕. Phytochemistry, 2008, 69(1): 225 – 233.

〔82〕 FUKUYAM Y, KAMIYAM A, MIMA Y, et al. Prenylated xanthones from *Garcinia subelliptica* 〔J〕. Phytochemistry, 1991, 30(10): 3433 – 3436.

〔83〕 ZHANG L J, CHIOU C T, CHENG J J, et al. Cytotoxic polyisoprenyl benzophenonoids from *Garcinia subelliptica*〔J〕. J Nat Prod, 2010, 73(4): 557 – 562.

〔84〕 ABE F, NAGAFUJI S, OKABE H, et al. Trypanocidal constituents in plants 2. xanthones from the stem bark of *Garcinia subelliptica*〔J〕. Biol Pharm Bull, 2003, 26(12): 1730 – 1733.

〔85〕 MINAMI H, HAMAGUCHI K, KUBO M, et al. A benzophenone and a xanthone from *Garcinia subelliptica*〔J〕. Phytochemistry, 1998, 49(6): 1783 – 1785.

〔86〕 FUKUYAMA Y, MINAMI H, KUWAYAMA A. Garsubellins, polyisoprenylated phloroglucinol derivatives from *Garcinia subelliptica*〔J〕. Phytochemistry, 1998, 49(3): 853 – 857.

〔87〕 FUKUYAMA Y, KUWAYAMA A, MINAMI H. Garsubellin A, a novel polyprenylated phloroglucin derivative, increasing choline acetyltransferase (ChAT) activity in postnatal rat septal neuron cultures〔J〕. Chem Pharm Bull (Tokyo), 1997, 45(5): 947 – 949.

〔88〕 MINAMI H, KUWAYAMA A, YOSHIZAWA T, et al. Novel prenylated xanthones with antioxidant property from the wood of *Garcinia subelliptica* 〔J〕. Chem Pharm Bull, 1996, 44(11): 2103 – 2106.

〔89〕 MINAMI H, TAKAHASHI E, KODAMA M, et al. Three xanthones from *Garcinia subelliptica* 〔J〕. Phytochemistry, 1996, 41(2): 629 – 633.

〔90〕 MINAMI H, KINOSHIT M, FUKUYAM Y, et al. Antioxidant xanthones from *Garcinia subelliptica*〔J〕. Phytochemistry, 1994, 36(2): 501 – 506.

〔91〕 FUKUYAM Y, KANESHI A, TANI N, et al. Subellinone, a polyisoprenylated phloroglucinol derivative from *Garcinia subelliptica*〔J〕. Phytochemistry, 1993, 33(2): 483 – 485.

〔92〕 TING C W, HWANG T L, CHEN I S, et al. Garcimultiflorone G, a novel benzoylphloroglucinol derivative from *Garcinia multiflora* with inhibitory activity on neutrophil pro-inflammatory responses〔J〕. Chem Biodivers, 2014, 11(5): 819 – 824.

〔93〕 TING C W, HWANG T L, CHEN I S, et al. A new benzoylphloroglucinol derivative with an adamantyl skeleton and other constituents from *Garcinia multiflora*：effects on neutrophil pro-inflammatory responses[J]. Chem Biodivers, 2012, 9(1): 99 - 105.

[94] CHEN J J, TING C W, HWANG T L, et al. Benzophenone derivatives from the fruits of *Garcinia multiflora* and their anti-inflammatory activity[J]. J Nat Prod, 2009, 72(2): 253 - 258.

[95] JIANG G, DU F, FANG G. Two new proanthocyanidins from the leaves of *Garcinia multiflora* [J]. Nat Prod Res, 2014, 28(7): 449 - 453.

[96] JING W Y, JIANG C, JI F, et al. Chemical constituents from the stem barks of *Garcinia multiflora*[J]. J Asian Nat Prod Res, 2013, 15(11): 1152 - 1157.

[97] LIU X, YU T, GAO X M, et al. Apoptotic effects of polyprenylated benzoylphloroglucinol derivatives from the twigs of *Garcinia multiflora*[J]. J Nat Prod, 2010, 73(8): 1355 - 1359.

[98] CHIEN S C, CHYU C F, CHANG I S, et al. A novel polyprenylated phloroglucinol, garcinialone, from the roots of *Garcinia multiflora*[J]. Tetrahedron Lett, 2008, 49(36): 5276 - 5278.

[99] CHIANG Y M, KUO Y H, OOTA S, et al. Xanthones and benzophenones from the stems of *Garcinia multiflora*[J]. J Nat Prod, 2003, 66(8): 1070 - 1073.

[100] LIN Y M, ANDERSON H, FLAVIN M T, et al. In vitro anti – HIV activity of biflavonoids isolated from *Rhus succedanea* and *Garcinia multiflora*[J]. J Nat Prod, 1997, 60(9): 884 - 888.

[101] FAN Y M, YI P, LI Y, et al. Two unusual polycyclic polyprenylated acylphloroglucinols, including a pair of enantiomers from *Garcinia multiflora*[J]. Org Lett, 2015, 17(9): 2066 - 2069.

[102] XU G, FENG C, ZHOU Y, et al. Bioassay and ultraperformance liquid chromatography/mass spectrometry guided isolation of apoptosis-inducing benzophenones and xanthone from the pericarp of *Garcinia yunnanensis* Hu[J]. J Agr Food Chem, 2008, 56(23): 11144 - 11150.

[103] VO H T, NGUYEN N T T, MAAS G, et al. Xanthones from the bark of *Garcinia pedunculata* [J]. Phytochem Lett, 2012, 5(4): 766 - 769.

[104] SAHU A, DAS B, CHATTERJEE A. Polyisoprenylated benzophenones from *Garcinia pedunculata*[J]. Phytochemistry, 1989, 28(4): 1233 - 1235.

[105] RAO A, SARMA M, VENKATARAMAN K, et al. A benzophenone and xanthone with unusual hydroxylation patterns from the heartwood of *Garcinia pedunculata*[J]. Phytochemistry, 1974, 13(7): 1241 - 1244.

[106] NA Z, XU Y K. A new prenylated xanthone from *Garcinia xipshuanbannaensis* YH Li[J]. Nat Prod Res, 2010, 24(17): 1648 - 1653.

[107] HAN Q B, YANG N Y, TIAN H L, et al. Xanthones with growth inhibition against HeLa cells from *Garcinia xipshuanbannaensis*[J]. Phytochemistry, 2008, 69(11): 2187 - 2192.

[108] ZHOU Y, HAN Q B, SONG J Z, et al. Characterization of polyprenylated xanthones in *Garcinia xipshuanbannaensis* using liquid chromatography coupled with electrospray ionization quadrupole time-of-flight tandem mass spectrometry [J]. J Chromatog A, 2008, 1206 (2): 131 - 139.

［109］DEKKER J. Mangostin，the yellow pigment of the fruit shells of *Garcinia mangostana*［J］. Recueil des Travaux Chimiques des Pays-Bas et de la Belgique，1924，43：727－730.

［110］HARRISON L J. Xanthones from the heartwood of *Garcinia mangostana*［J］. Phytochemistry，2002，60(5)：541－548.

［111］ZHOU H C，LIN Y M，WEI S D，et al. Structural diversity and antioxidant activity of condensed tannins fractionated from mangosteen pericarp［J］. Food Chem，2011，129(4)：1710－1720.

［112］CHIN Y W，JUNG H A，CHAI H，et al. Xanthones with quinone reductase-inducing activity from the fruits of *Garcinia mangostana*（Mangosteen）［J］. Phytochemistry，2008，69(3)：754－758.

［113］NGUYEN L H D，VENKATRAMAN G，SIM K Y，et al. Xanthones and benzophenones from *Garcinia griffithii* and *Garcinia mangostana*［J］. Phytochemistry，2005，66(14)：1718－1723.

［114］HUANG Y L，CHEN C C，CHEN Y J，et al. Three xanthones and a benzophenone from *Garcinia mangostana*［J］. J Nat Prod，2001，64(7)：903－906.

［115］HOLLOWAY D M，SCHEINMANN F. Phenolic compounds from the heartwood of *Garcinia mangostana*［J］. Phytochemistry，1975，14(11)：2517－2518.

［116］XU Z，HUANG L，CHEN X H，et al. Cytotoxic prenylated xanthones from the pericarps of *Garcinia mangostana*［J］. Molecules，2014，19(2)：1820－1827.

［117］ZHANG Y，SONG Z，HAO J，et al. Two new prenylated xanthones and a new prenylated tetrahydroxanthone from the pericarp of *Garcinia mangostana*［J］. Fitoterapia，2010，81(6)：595－599.

［118］WITTENAUER J，FALK S，SCHWEIGGERT WEISZ U，et al. Characterisation and quantification of xanthones from the aril and pericarp of mangosteens（*Garcinia mangostana* L.）and a mangosteen containing functional beverage by HPLC － DAD － MSn［J］. Food Chem，2012，134(1)：445－452.

［119］JIANG H Z，QUAN X F，TIAN W X，et al. Fatty acid synthase inhibitors of phenolic constituents isolated from *Garcinia mangostana*［J］. Bioorg Med Chem Lett，2010，20(20)：6045－6047.

［120］ZHOU X，HUANG R，HAO J，et al. Two new prenylated xanthones from the pericarp of *Garcinia mangostana*（mangosteen）［J］. Helv Chim Acta，2011，94(11)：2092－2098.

［121］KOH J J，QIU S，ZOU H，et al. Rapid bactericidal action of alpha-mangostin against MRSA as an outcome of membrane targeting［J］. BBA－Biomembranes，2013，1828(2)：834－844.

［122］KIKUCHI H，OHTSUKI T，KOYANO T，et al. Activity of mangosteen xanthones and teleocidin A－2 in death receptor expression enhancement and tumor necrosis factor related apoptosis-inducing ligand assays［J］. J Nat Prod，2009，73(3)：452－455.

［123］RYU H W，CHO J K，CURTIS LONG M J，et al. α － Glucosidase inhibition and antihyperglycemic activity of prenylated xanthones from *Garcinia mangostana* ［J］. Phytochemistry，2011，72(17)：2148－2154.

［124］ SEN A K，SARKAR K K，MAJUMDER P C，et al. Minor xanthones of *Garcinia mangostana*
［J］. Phytochemistry，1981，20(1)：183－185.

［125］ SODA M，ENDO S，MATSUNAGA T，et al. Inhibition of human aldose reductase-like protein
（AKR1B10）by α－ and γ－mangostins，major components of pericarps of mangosteen［J］. Biol
Pharm Bull，2012，35(11)：2075－2080.

［126］ MICHEL T，DESTANDAU E，FOUGRE L，et al. New "hyphenated" CPC－HPLC－DAD－
MS strategy for simultaneous isolation，analysis and identification of phytochemicals：application
to xanthones from *Garcinia mangostana*［J］. Anal Bioanal Chem，2012，404(10)：2963－2972.

［127］ ZHAO Y，LIU J P，LU D，et al. A new antioxidant xanthone from the pericarp of *Garcinia
mangostana* Linn［J］. Nat Prod Res，2010，24(17)：1664－1670.

［128］ PARVEEN M，KHAN U D. Two xanthones from *Garcinia mangostana*［J］. Phytochemistry，
1988，27(11)：3694－3696.

［129］ ZHAO Y，LIU J P，LU D，et al. Two new xanthones from the pericarp of *Garcinia mangostana*
［J］. Nat Prod Res，2012，26(1)：61－65.

［130］ SUKSAMRARN S，KOMUTIBAN O，RATANANUKUL P，et al. Cytotoxic prenylated
xanthones from the young fruit of *Garcinia mangostana*［J］. Chem Pharm Bull，2006，54(3)：
301－305.

［131］ CHAIVISUTHANGKURA A，MALAIKAEW Y，CHAOVANALIKIT A，et al. Prenylated
xanthone composition of *Garcinia mangostana*（mangosteen）fruit hull［J］. Chromatographia，
2009，69(3－4)：315－318.

［132］ AHMAT N，AZMIN N F N，AB GHANI N，et al. Bioactive xanthones from the pericarp of
Garcinia mangostana［J］. Middle East J Sci Res，2010，(6)：123－127.

［133］ HAN A R，KIM J A，LANTVIT D D，et al. Cytotoxic xanthone constituents of the stem bark
of *Garcinia mangostana*（mangosteen）［J］. J Nat Prod，2009，72(11)：2028－2031.

［134］ AL MASSARANI S M，EL GAMAL A A，AL MUSAYEIB N M，et al. Phytochemical，
antimicrobial and antiprotozoal evaluation of *Garcinia mangostana* pericarp and α－mangostin，
its major xanthone derivative［J］. Molecules，2013，18(9)：10599－10608.

［135］ QUAN G H，OH S R，KIM J H，et al. Xanthone constituents of the fruits of *Garcinia
mangostana* with anticomplement activity［J］. Phytother Res，2010，24(10)：1575－1577.

［136］ MARTÍNEZ A，HERNÁNDEZ MARIN E，GALANO A. Xanthones as antioxidants：a
theoretical study on the thermodynamics and kinetics of the single electron transfer mechanism
［J］. Food Funct，2012，3(4)：442－450.

［137］ MAHABUSARAKAM W，WIRIYACHITRA P，TAYLOR W C. Chemical constituents of
Garcinia mangostana［J］. J Nat Prod，1987，50(3)：474－478.

［138］ CHIN Y W，SHIN E，HWANG B Y，et al. Antifibrotic constituents from *Garcinia mangostana*
［J］. Nat Prod Commun，2011，6(9)：1267－1268.

［139］ GOPALAKRISHNAN G，BALAGANESAN B. Two novel xanthones from *Garcinia mangostana*
［J］. Fitoterapia，2000，71(5)：607－609.

［140］ZARENA A, SANKAR K U. Xanthones enriched extracts from mangosteen pericarp obtained by supercritical carbon dioxide process［J］. Sep Purif Technol, 2011, 80(1): 172 - 178.

［141］EE G C L, DAUD S, IZZADDIN S A, et al. *Garcinia mangostana*: a source of potential anti-cancer lead compounds against CEM - SS cell line［J］. J Asian Nat Prod Res, 2008, 10(5): 475 - 479.

［142］KRAJEWSKI D, TÓTH G, SCHREIER P. 2 - Ethyl - 3 - methylmaleimide *N - β* - d-glucopyranoside from the leaves of mangosteen (*Garcinia mangostana*)［J］. Phytochemistry, 1996, 43(1): 141 - 143.

［143］DHARMARATNE H, PIYASENA K, TENNAKOON S. A geranylated biphenyl derivative from *Garcinia mangostana*［J］. Nat Prod Res, 2005, 19(3): 239 - 243.

［144］ZHAO Y, LIU J P, ZHANG L X, et al. Isolation and identification of several xanthones from the pericarp of *Garcinia mangostana*［J］. Jilin Nongye Daxue Xuebao, 2010, 32(5): 513 - 517.

［145］PARVEEN M, KHAN N U D, ACHARI B, et al. A triterpene from *Garcinia mangostana*［J］. Phytochemistry, 1991, 30(1): 361 - 362.

［146］ZARENA A, SANKAR K U. Phenolic acids, flavonoid profile and antioxidant activity in mangosteen (*Garcinia mangostana* L.) pericarp［J］. J Food Biochem, 2012, 36(5): 627 - 633.

［147］EE G, DAUD S, TAUFIQ YAP Y, et al. Xanthones from *Garcinia mangostana* (Guttiferae)［J］. Nat Prod Res, 2006, 20(12): 1067 - 1073.

［148］RYU H W, CURTIS - LONG M J, JUNG S, et al. Xanthones with neuraminidase inhibitory activity from the seedcases of *Garcinia mangostana*［J］. Bioorgan Med Chem, 2010, 18(17): 6258 - 6264.

［149］RYU H W, OH S - R, CURTIS - LONG M J, et al. Rapid identification of cholinesterase inhibitors from the seedcases of mangosteen using an enzyme affinity assay［J］. J Agr Food Chem, 2014, 62(6): 1338 - 1343.

［150］BALUNAS M J, SU B, BRUEGGEMEIER R W, et al. Xanthones from the botanical dietary supplement mangosteen (*Garcinia mangostana*) with aromatase inhibitory activity［J］. J Nat Prod, 2008, 71(7): 1161 - 1166.

［151］GOVINDACHARI T, KALYANAAMAN P, MUTHUKUMARASWAMY N, et al. Isolation of three new xanthones from *Garcinia mangostana* Linn.［J］. Indian J Chem, 1971, 9 (5): 505 - 506.

［152］GOVINDACHARI T, KALYANARAMAN P, MUTHUKUMARASWAMY N, et al. Xanthones of *Garcinia mangostana* Linn.［J］. Tetrahedron, 1971, 27(16): 3919 - 3926.

［153］JUNG H, SU B, KELLER W J, et al. Antioxidant xanthones from the pericarp of *Garcinia mangostana* (Mangosteen)［J］. J Agr Food Chem, 2006, 54(6): 2077 - 2082.

［154］BALASUBRAMANIAN K, RAJAGOPALAN K. Novel xanthones from *Garcinia mangostana*, structures of BR - xanthone - A and BR - xanthone - B［J］. Phytochemistry, 1988, 27(5): 1552 - 1554.

［155］MOHAMED G A, IBRAHIM S R, SHAABAN M I, et al. Mangostanaxanthones I and II, new xanthones from the pericarp of *Garcinia mangostana*[J]. Fitoterapia，2014，98：215 - 221.

[156] ZARENA A，SANKAR K U. Isolation and identification of pelargonidin 3 - glucoside in mangosteen pericarp[J]. Food Chem，2012，130(3)：665 - 670.

[157] EE G C L，SEE I，TEH S S，et al. A new furanoxanthone from *Garcinia mangostana*[J]. J Asian Nat Prod Res，2014，16(7)：790 - 794.

[158] DESTANDAU E，TORIBIO A，LAFOSSE M，et al. Centrifugal partition chromatography directly interfaced with mass spectrometry for the fast screening and fractionation of major xanthones in *Garcinia mangostana*[J]. J Chromatog A，2009，1216(9)：1390 - 1394.

[159] GOPALAKRISHNAN G，BANUMATHI B，SURESH G. Evaluation of the antifungal activity of natural xanthones from *Garcinia mangostana* and their synthetic derivatives. J Nat Prod，1997，60(5)：519 - 524.

[160] SUKSAMRARN S，SUWANNAPOCH N，RATANANUKUL P，et al. Xanthones from the green fruit hulls of *Garcinia mangostana*[J]. J Nat Prod，2002，65(5)：761 - 763.

[161] SEE I，EE G C L，TEH S S，et al. Two new chemical constituents from the stem bark of *Garcinia mangostana*[J]. Molecules，2014，19(6)：7308 - 7316.

[162] FU M，QIU S X，XU Y，et al. A new xanthone from the pericarp of *Garcinia mangostana*[J]. Nat Prod Commun，2013，8(12)：1733 - 1734.

[163] ASAI F，TOSA H，TANAKA T，et al. A xanthone from pericarps of *Garcinia mangostana*[J]. Phytochemistry，1995，39(4)：943 - 944.

[164] CHAIRUNGSRILERD N，TAKEUCHI K，OHIZUMI Y，et al. Mangostanol，a prenyl xanthone from *Garcinia mangostana*[J]. Phytochemistry，1996，43(5)：1099 - 1102.

[165] SEN A K，SARKAR K K，MAZUMDER P C，et al. A xanthone from *Garcinia mangostana*[J]. Phytochemistry，1980，19(10)：2223 - 2225.

[166] YATES P，BHAT H. Structure of β - mangostin[J]. Can J Chem，1968，46(23)：3770 - 3772.

[167] CEN J，SHI M，YANG Y，et al. Isogarcinol is a new immunosuppressant[J]. PLoS One，2013，8(6)：1350 - 1352.

[168] DUTTA P K. Acid-catalyzed cyclizations of xanthones-structure of a new xanthone from *Garcinia-mangostana* Linn.[J]. Indian J Chem B，1987，26B(3)：281 - 282.

[169] PERVEEN M，KHAN N U. A new isoprenylated xanthone from *Garcinia mangostana* Linn.[J]. Chem Ind，1987，(12)：418.

[170] SEN A K. Isolation of 3 new minor xanthones from *Garcinia mangostana* Linn.[J]. Indian J Chem B，1980，19B(11)：1008.

[171] SEN A K. Garcinone D，a new xanthone from *Garcinia mangostana* Linn.[J]. Indian J Chem B，1986，25B(11)：1157 - 1158.

[172] HU J，CHEN J，ZHAO Y，et al. Chemical constituents from fruit hulls of *Garcinia mangostana* (Cuttiferae)[J]. Acta Botanica Yunnanica，2006，28(3)：319 - 322.

[173] SAKAI S I，KATSURA M，TAKAYAMA H，et al. The Structure of Garcinone E[J]. Chem Pharm Bull，1993，41(5)：958 - 960.

［174］YOSHIKAWA M，HARADA E，MIKI A，et al. Antioxidant constituents from the fruit hulls of mangosteen (*Garcinia mangostana* L.) originating in Vietnam［J］. Yakugaku Zasshi，1994，114：129－133.

［175］ZHAO Y，LIU J，ZHANG L，et al. Isolation and identification of several xanthones and anthraquinone from pericarpium *Garciniae Mangostanae*［J］. Chinese J Chem Eng，2011，28(2)：229－233.

［176］JEFFERSON A，QUILLINAN A J，SCHEINMANN F，et al. Studies in the xanthone series. XVIII. Isolation of γ－mangostin from *Garcinia mangostana*，and preparation of the natural mangostins by selective demethylation［J］. Australian J Chem，1970，23(12)：2539－2543.

［177］HIEU N T，LY H D，HUNG P D，et al. Lien. Isolation and structural identification of five xanthone derivatives from the pericarps of *Garcinia mangostana* L.［J］. Tap Chi Duoc Hoc，2009，49(8)：18－22.

［178］NIU S L，LI Z L，JI F，et al. Xanthones from the stem bark of *Garcinia bracteata* with growth inhibitory effects against HL－60 cells［J］. Phytochemistry，2012，77(5)：280－286.

［179］NA Z，HU H B，FAN Q F. A novel caged-prenylxanthone from *Garcinia bracteata*［J］. Chinese Chem Lett，2010，21(4)：443－445.

［180］NA Z，HU H B，FAN Q F. Three new caged prenylxanthones from *Garcinia bracteata*［J］. Helv Chim Acta，2010，93(5)：958－963.

［181］THOISON O，CUONG D D，GRAMAIN A，et al. Further rearranged prenylxanthones and benzophenones from *Garcinia bracteata*［J］. Tetrahedron，2005，61(35)：8529－8535.

［182］NA Z，HU H B，XU Y K. Cytotoxic caged xanthones from the fruits of *Garcinia bracteata*［J］. Chem Nat Compd＋，2013，49(3)：505－506.

［183］SHEN T，LI W，WANG Y Y，et al. Antiproliferative activities of *Garcinia bracteata* extract and its active ingredient，isobractatin，against human tumor cell lines［J］. Arch Pharm Res，2014，37(3)：412－420.

［184］XU D，LAO Y，XU N，et al. Identification and characterization of anticancer compounds targeting apoptosis and autophagy from Chinese native *Garcinia* species［J］. Planta med，2015，81(1)：79－89.

［185］THOISON O，FAHY J，DUMONTET V，et al. Cytotoxic prenylxanthones from *Garcinia bracteata*［J］. J Nat Prod，2000，63(4)：441－446.

［186］HU Q，NIU D，WANG S，et al. New Flavones from *Garcinia bracteata* and their biological activities［J］. Chem Nat Compd＋，2014，50(6)：985－988.

［187］WU Y P，ZHAO W，XIA Z Y，et al. Three novel xanthones from *Garcinia paucinervis* and their anti－TMV activity［J］. Molecules，2013，18(8)：9663－9669.

［188］GAO X M，YU T，LUO K Q，et al. HeLa-cell apoptosis inducing natural compounds from *Garcinia paucinervis* and therapeutic uses thereof：US20110301236［P］. 2011.

［189］GAO X M，YU T，LAI F S F，et al. Novel polyisoprenylated benzophenone derivatives from *Garcinia paucinervis*［J］. Tetrahedron Lett，2010，51(18)：2442－2446.

[190] GAO X M，YU T，LAI F S，et al. Identification and evaluation of apoptotic compounds from *Garcinia paucinervis*. Bioorg Med Chem，2010，18(14)：4957 – 4964.

[191] ZHANG J. Sugar-free candy for weight reduction：CN1701675[P]. 2005 – 11 – 30.

[192] HAN Q B，TIAN H L，YANG N Y，et al. Polyprenylated xanthones from *Garcinia lancilimba* showing apoptotic effects against HeLa – C3 cells[J]. Chem Biodivers，2008，5(12)：2710 – 2717.

[193] YANG N Y，HAN Q B，CAO X W，et al. Two new xanthones isolated from the stem bark of *Garcinia lancilimba*[J]. Chem Pharm Bull，2007，55(6)：950 – 952.

[194] XIA Z X，ZHANG D D，LIANG S，et al. Bioassay-guided isolation of prenylated xanthones and polycyclic acylphloroglucinols from the leaves of *Garcinia nujiangensis*[J]. J Nat Prod，2012，75 (8)：1459 – 1464.

[195] TANG Z Y，XIA Z X，QIAO S P，et al. Four new cytotoxic xanthones from *Garcinia nujiangensis*[J]. Fitoterapia，2015，102：109 – 114.

[196] AURANWIWAT C，TRISUWAN K，SAIAI A，et al. Antibacterial tetraoxygenated xanthones from the immature fruits of *Garcinia cowa*[J]. Fitoterapia，2014，98：179 – 183.

[197] SRIYATEP T，MANEERAT W，SRIPISUT T，et al. Cowabenzophenones A and B，two new tetracyclo[7. 3. 3. 3(3, 11). 0(3, 7)] tetradecane – 2, 12, 14 – trione derivatives，from ripe fruits of *Garcinia cowa*[J]. Fitoterapia，2013，92(1)：285 – 289.

[198] PANTHONG K，HUTADILOK – TOWATANA N，PANTHONG A. Cowaxanthone F，a new tetraoxygenated xanthone，and other anti-inflammatory and antioxidant compounds from *Garcinia cowa*[J]. Can J Chem，2009，87(11)：1636 – 1640.

[199] PANTHONG K，PONGCHAROEN W，PHONGPAICHIT S，et al. Tetraoxygenated xanthones from the fruits of *Garcinia cowa*[J]. Phytochemistry，2006，67(10)：999 – 1004.

[200] RITTHIWIGROM T，LAPHOOKHIEO S，PYNE S G. Chemical constituents and biological activities of *Garcinia cowa* Roxb[J]. Maejo Int J Sci Tech，2013，7(2)：212 – 231.

[201] NA Z，SONG Q，HU H. A new prenylated xanthone from latex of *Garcinia cowa* Roxb[J]. Rec Nat Prod，2013，7(3)：220 – 224.

[202] MAHABUSARAKAM W，CHAIRERK P，TAYLOR W. Xanthones from *Garcinia cowa* Roxb. latex[J]. Phytochemistry，2005，66(10)：1148 – 1153.

[203] XU G，KAN W L，ZHOU Y，et al. Cytotoxic acylphloroglucinol derivatives from the twigs of *Garcinia cowa*[J]. J Nat Prod，2010，73(2)：104 – 108.

[204] SAKUNPAK A，PANICHAYUPAKARANANT P. Antibacterial activity of Thai edible plants against gastrointestinal pathogenic bacteria and isolation of a new broad spectrum antibacterial polyisoprenylated benzophenone，chamuangone[J]. Food Chem，2012，130(4)：826 – 831.

[205] TIAN Z，SHEN J，MOSEMAN A P，et al. Dulxanthone A induces cell cycle arrest and apoptosis via up-regulation of p53 through mitochondrial pathway in HepG2 cells[J]. Int J Cancer，2008，122(1)：31 – 38.

[206] SHEN J，YANG J S. Two new xanthones from the stems of *Garcinia cowa*[J]. Chem Pharm Bull，2006，54(1)：126 – 128.

[207] SHEN J, TIAN Z, YANG J S. The constituents from the stems of *Garcinia cowa* Roxb. and their cytotoxic activities[J]. ChemInform, 2007, 62(44): 549 – 551.

[208] LEE H H, CHAN H K. 1, 3, 6 – Trihydroxy – 7 – methoxy – 8 – (3, 7 – dimethyl – 2, 6 – octadienyl) xanthone from *Garcinia cowa*[J]. Phytochemistry, 1977, 16(12): 2038 – 2040.

[209] SIRIDECHAKORN I, PHAKHODEE W, RITTHIWIGROM T, et al. Antibacterial dihydrobenzopyran and xanthone derivatives from *Garcinia cowa* stem barks[J]. Fitoterapia, 2012, 83(8): 1430 – 1434.

[210] LIKHITWITAYAWUID K, PHADUNGCHAROEN T, MAHIDOL C, et al. 7 – *O* – methylgarcinone e from *Garcinia cowa*[J]. Phytochemistry, 1997, 45(6): 1299 – 1301.

[211] TRISUWAN K, RITTHIWIGROM T. Benzophenone and xanthone derivatives from the inflorescences of *Garcinia cowa*[J]. Arch Pharm Res, 2012, 35(10): 1733 – 1738.

[212] LIKHITWITAYAWUID K, PHADUNGCHAROEN T, KRUNGKRAI J. Antimalarial xanthones from *Garcinia cowa*[J]. Planta Med, 1998, 64(1): 70 – 72.

[213] KAENNAKAM S, SIRIPONG P, TIPPYANG S. Kaennacowanols A – C, three new xanthones and their cytotoxicity from the roots of *Garcinia cowa*[J]. Fitoterapia, 2015, 102: 171 – 176.

[214] SRIYATEP T, SIRIDECHAKORN I, MANEERAT W, et al. Bioactive prenylated xanthones from the young fruits and flowers of *Garcinia cowa*[J]. J Nat Prod, 2015, 78(2): 265 – 271.

[215] ZHANG H, TAO L, FU W W, et al. Prenylated benzoylphloroglucinols and xanthones from the leaves of *Garcinia oblongifolia* with antienteroviral activity[J]. J Nat Prod, 2014, 77(4): 1037 – 1046.

[216] HUANG S X, FENG C, ZHOU Y, et al. Bioassay-guided isolation of xanthones and polycyclic prenylated acylphloroglucinols from *Garcinia oblongifolia* [J]. J Nat Prod, 2008, 72(1): 130 – 135.

[217] FENG C, HUANG S X, GAO X M, et al. Characterization of proapoptotic compounds from the bark of *Garcinia oblongifolia*[J]. J Nat Prod, 2014, 77(5): 1111 – 1116.

[218] FU W M, ZHANG J F, WANG H, et al. Apoptosis induced by 1, 3, 6, 7 – tetrahydroxyxanthone in hepatocellular carcinoma and proteomic analysis[J]. Apoptosis, 2012, 17(8): 842 – 851.

[219] FENG S, JIANG Y, LI J, et al. A new bixanthone derivative from the bark of *Garcinia oblongifolia*[J]. Nat Prod Res, 2014, 28(2): 81 – 85.

[220] SHAN W G, LIN T S, YU H N, et al. Polyprenylated xanthones and benzophenones from the bark of *Garcinia oblongifolia*[J]. Helv Chim Acta, 2012, 95(8): 1442 – 1448.

[221] VINH D Q, CUONG D H, THUONG N. Extracting (–)– hydroxycitric acid from dried rinds of *Garcinia oblongifolia* Champ. ex Benth by using microwave[J]. J Korean Chem Soc, 2011, 55 (6): 983 – 987.

[222] ZHOU Y, LEE S, CHOI F F K, et al. Qualitative and quantitative analysis of polycyclic polyprenylated acylphloroglucinols from *Garcinia* species using ultra performance liquid chromatography coupled with electrospray ionization quadrupole time-of-flight tandem mass spectrometry[J]. Anal Chim Acta, 2010, 678(1): 96 – 107.

[223] FU-SONG Y U, YAO H P, DENG S M, et al. Chemical composition of volatile oil in the shem

of *Garcinia oblongifolia*［J］. Natural Science Journal of Hainan University，2013，31（2）：
124－126.

［224］FU W M，ZHANG J F，WANG H，et al. Heat shock protein 27 mediates the effect of 1，3，5－
trihydroxy－13，13－dimethyl－2*H*－pyran［7，6－b］xanthone on mitochondrial apoptosis in
hepatocellular carcinoma［J］. J Proteomics. 2012，75(15)：4833－4843.

［225］WU X，KE C Q，YANG Y P，et al. New biphenyl constituents from *Garcinia oblongifolia*［J］.
Helv Chim Acta，2008，91(5)：938－943.

［226］YE Y Q，XIA C F，LI X L，et al. A new xanthone from *Garcinia oligantha* and its cytotoxicity
［J］. Asian J Chem，2014，26(7)：1957－1959.

［227］YANG H Y，WANG L，SU Z B，et al. New chalcone from *Garcinia oligantha* and its
cytotoxicity［J］. Asian J Chem，2014，26(2)：625－626.

［228］WU Y P，ZHAO W，XIA Z Y，et al. Three new xanthones from the stems of *Garcinia
oligantha* and their anti－TMV activity［J］. Phytochem Lett，2013，6(4)：629－632.

［229］GAO X M，YU T，CUI M Z，et al. Identification and evaluation of apoptotic compounds from
Garcinia oligantha［J］. Bioorg Med Chem Lett，2012，22(6)：2350－2353.

［230］GAO X M，CUI M Z，YU T，et al. A novel xanthone from *Garcinia oligantha*［J］. Helv Chim
Acta，2013，96(3)：494－498.

［231］MENG Y，YANG Y，QIN Y，et al. Xanthone from the stems of *Garcinia oligantha* and their
anti-tobacco mosaic virus activity［J］. Asian J Chem，2014，26(19)：6685－6686.

［232］LIU G，LI L L，WANG H，et al. A new biphenyl from *Garcinia oligantha* and its cytotoxicity［J］.
Asian J Chem，2015，27(7)：2731－2732.

［233］ZHANG H，ZHANG D D，LAO Y Z，et al. Cytotoxic and anti-inflammatory prenylated
benzoylphloroglucinols and xanthones from the twigs of *Garcinia esculenta*［J］. J Nat Prod，
2014，77(7)：1700－1707.

［234］ZHU L L，FU W W，WATANABE S，et al. Xanthine oxidase inhibitors from *Garcinia
esculenta* twigs［J］. Planta Med，2014，80(18)：1721－1726.

［235］GUO Y E，WANG L L，LI Z L，et al. Triterpenes and xanthones from the stem bark of
Garcinia tetralata［J］. J Asian Nat Prod Res，2011，13(5)：440－443.

［236］CHEN J J，CHEN I S，DUH C Y. Cytotoxic xanthones and biphenyls from the root of *Garcinia
linii*［J］. Planta Med，2004，70(12)：1195－1200.

［237］CHEN J J，PENG C F，HUANG H Y，et al. Benzopyrans，biphenyls and xanthones from the
root of *Garcinia linii* and their activity against *Mycobacterium tuberculosis*［J］. Planta Med，
2006，72(5)：473－477.

［238］FU W，WU M，ZHU L，et al. Prenylated benzoylphloroglucinols and biphenyl derivatives from
the leaves of *Garcinia multiflora* Champ［J］. RSC Adv，2015，5(95)：78259－78267.

［239］XIA Z，ZHANG H，XU D，et al. Xanthones from the leaves of *Garcinia cowa* induce cell cycle
arrest，apoptosis，and autophagy in cancer cells［J］. Molecules，2015，20(6)：11387－11399.

［240］LI D H，LI C X，JIA C C，et al. Xanthones from *Garcinia paucinervis* with in vitro antiproliferative activity against HL‐60 cells[J]. Arch Pharm Res，2016，39(2)：172‐177.

[241] SUN Y，LI D，JIA C，et al. Three new xanthones from the leaves of *Garcinia lancilimba*[J]. J Nat Med，2015，70(2)：173‐178.

[242] CHOWDHURY T. Virtual screening of compounds derived from *Garcinia pedunculata* as an inhibitor of gamma hemolysin component A of *Staphylococcus aureus*[J]. Bangl J Pharmacol，2014，9(1)：67‐71.

[243] VO H T，NGO N T，BUI T Q，et al. Geranylated tetraoxygenated xanthones from the pericarp of *Garcinia pedunculata*[J]. Phytochem Lett，2015，13：119‐122.

[244] TANG Y X，FU W W，WU R，et al. Bioassay-guided isolation of prenylated xanthone derivatives from the leaves of *Garcinia oligantha*[J]. J Nat Prod，2016，79 (7)：1752‐1761.

[245] PINTO M M，SOUSA E P. Natural and synthetic xanthonolignoids：chemistry and biological activities[J]. Curr Med Chem，2003，10(1)：1‐12.

[246] VIEIRA L M，KIJJOA A. Naturally-occurring xanthones：recent developments[J]. Curr Med Chem，2005，12(21)：2413‐2446.

[247] PINTO M M，SOUSA M E，NASCIMENTO M S. Xanthone derivatives：new insights in biological activities[J]. Curr Med Chem，2005，12(21)：2517‐38.

[248] DIDEROT N T，SILVERE N，ETIENNE T. Xanthones as therapeutic agents：chemistry and pharmacology[J]. Advances in Phytomedicine，2006，2(05)：273‐298.

[249] EL-SEEDI H R，EL-GHORAB D M，EL-BARBARY M A，et al. Naturally occurring xanthones：latest investigations：isolation，structure elucidation and chemosystematic significance[J]. Curr Med Chem，2009，16(20)：2581‐2626(46).

[250] EL-SEEDI H R，EL-BARBARY M A，EL-GHORAB D M，et al. Recent insights into the biosynthesis and biological activities of natural xanthones[J]. Curr Med Chem，2010，17(9)：854‐901.

[251] CHANTARASRIWONG O，BATOVA A，CHAVASIRI W，et al. Chemistry and biology of the caged *Garcinia* xanthones[J]. ChemInform，2011，16(3)：9944‐9962.

[252] WINTER D K，SLOMAN D L，PORCO J A. Polycyclic xanthone natural products：structure，biological activity and chemical synthesis[J]. ChemInform，2013，30(19)：8883‐8918.

[253] WEZEMAN T，BRSE S，MASTERS K S. Xanthone dimers：a compound family which is both common and privileged[J]. Nat Prod Rep，2015，32(1)：6‐28.

[254] ZHOU Y，LIU X，YANG J，et al. Analysis of caged xanthones from the resin of *Garcinia hanburyi* using ultra-performance liquid chromatography/electrospray ionization quadrupole time-of-flight tandem mass spectrometry[J]. Anal Chim Acta，2008，629(1‐2)：104‐118.

[255] YANG J，DING L，HU L，et al. Rapid characterization of caged xanthones in the resin of *Garcinia hanburyi* using multiple mass spectrometric scanning modes：the importance of biosynthetic knowledge based prediction[J]. J Pharm Biomed Anal，2012，60(4)：71‐79.

[256] SILVA A M，PINTO D C. Structure elucidation of xanthone derivatives：studies of nuclear magnetic resonance spectroscopy[J]. Curr Med Chem，2005，12(21)：2481‐2497.

[257] TANAKA N，TAKAISHI Y，SHIKISHIMA Y，et al. Prenylated benzophenones and xanthones from *Hypericum scabrum*[J]J Nat Prod，2004，67(11)：1870－1875.

[258] HENRY G E，JACOBS H，CARRINGTON C M S，et al. Plukenetione A. An unusual adamantyl ketone from *Clusia plukenetii*（guttiferae）[M]//Annual review of public health. Annual Reviews Inc. 1996：8663－8666.

[259] HU L H，SIM K Y. Cytotoxic polyprenylated benzoylphloroglucinol derivatives with an unusual adamantyl skeleton from *Hypericum sampsonii*（Guttiferae）[J]. ChemInform，1999，1(47)：879－882.

[260] BRUHN T，SCHAUMLFFEL A，HEMBERGER Y. Bringmann，SpecDis，version 1. 61[D]. University of Wuerzburg，Germany，2013.

[261] NGUYEN H D，TRINH B T D，NGUYEN L H D. Guttiferones Q－S，cytotoxic polyisoprenylated benzophenones from the pericarp of *Garcinia cochinchinensis*[J]. Phytochem Lett，2011，4(2)：129－133.

[262] HAMED W，BRAJEUL S，MAHUTEAU-BETZER F，et al. Oblongifolins A－D，polyprenylated benzoylphloroglucinol derivatives from *Garcinia oblongifolia*[J]. J Nat Prod，2006，69(5)：774－777.

[263] ACUŇA U M，FIGUEROA M，KAVALIER A，et al. Benzophenones and biflavonoids from *Rheedia edulis*[J]. J Nat Prod，2010，73(11)：1775－1779.

[264] CHEN L，WU L，ZHU Y，et al. An orphan two-component response regulator Slr1588 involves salt tolerance by directly regulating synthesis of compatible solutes in photosynthetic *Synechocystis* sp. PCC 6803.[J]. Mol Biosyst，2014，10(7)：1765－1774.

[265] MASTERS K S，BRSE S. Xanthones from fungi，lichens，and bacteria：the natural products and their synthesis[J]. ChemInform，2012，112(38)：3717－3776.

[266] TAN X，WANG Y L，YANG X L，et al. Ethyl acetate extract of *Artemisia anomala* S. Moore displays potent anti-inflammatory effect[J]. Evid-based Compl Alt，2014(2)：681352－681352.

[267] ZHANG H，ZHENG D，LI H H，et al. Diagnostic filtering to screen polycyclic polyprenylated acylphloroglucinols from *Garcinia oblongifolia* by ultrahigh performance liquid chromatography coupled with ion mobility quadrupole time-of-flight mass spectrometry[J]. Anal Chim Acta，2016，912：85－96.

[268] ZHOU Y，HUANG S X，SONG J Z，et al. Screening of polycyclic polyprenylated acylphloroglucinols from *Garcinia* species using precursor ion discovery（PID）scan and ultra performance liquid chromatography electrospray ionization Q－TOF tandem mass spectrometry [J]. J Am Soc Mass Spectr，2009，20(10)：1846－1850.

[269] ZHANG H，ZHENG D，DING Z J，et al. UPLC－PDA－QTOFMS－guided isolation of prenylated xanthones and benzoylphloroglucinols from the leaves of *Garcinia oblongifolia* and their migration-inhibitory activity[J]. Sci Rep，2016，6：35789.

[270] YANG X W，YANG J，XU G. Skeleton reassignment of type C polycyclic polyprenylated acylphloroglucinols[J]. J Nat Prod，2017，80(1)：108－113.

第四章

中国藤黄属植物的生物活性研究

第一节 概　述

中国藤黄属植物生物活性研究的报道主要包括抗肿瘤、抗菌、抗炎及抗病毒等，其中以抗肿瘤作用为主。其含有独特的次生代谢物笼状叫酮及叫酮类化合物和多环多异戊烯基间苯三酚类化合物，对肿瘤细胞生长具有较显著的抑制活性，关于这些活性化合物的作用机制研究也较深入，包括不同程度地影响肿瘤细胞的细胞周期、细胞凋亡、转移及血管生成等相关信号通路。在抗菌活性方面，部分藤黄属植物的乙醇或甲醇提取物显示出对金黄色葡萄球菌、肠球菌等的抑制作用；一些单体化合物也具有较好的抑菌作用。该属植物的提取物或单体化合物在抗病毒方面也有研究报道，初步研究显示部分成分具有抗艾滋病毒和 EV-71 肠道病毒等活性。有关抗炎机制的研究主要表现在调控下丘脑-垂体-肾上腺轴功能、抑制炎症介质释放以及影响 NF-κB 通路等。

可以预期，对藤黄属植物药理作用及机制的不断深入研究，将为从这些宝贵资源中寻找和开发新型药物提供科学依据。此外，通过发现活性先导化合物并对其进行结构改造和化学合成，有助于发现疗效更好、特异性更高和毒性更小的化合物。

一、抗肿瘤作用及机制

(一) 阻滞肿瘤细胞周期

细胞周期(Cell cycle)是细胞生命活动的基本过程，是指细胞从一次分裂完成开始到下一次分裂结束所经历的全过程。一个完整的细胞周期可以分为间期(G_1 期、S 期和 G_2 期)与分裂期(M 期)两个阶段，其分别负责 DNA 合成和细胞分裂。细胞周期的正常进程受到多种调控因子的共同作用，目前已明确的调控因子主要有三大类：细胞周期蛋白

(Cyclin)、细胞周期蛋白依赖性激酶(Cyclin-dependent kinase,CDK)和细胞周期蛋白依赖性激酶抑制剂(Cyclin-dependent kinase inhibitor,CKI)。细胞周期调控机制的异常与肿瘤的发生发展密切相关。随着对中药及其活性成分抗肿瘤作用的深入研究,发现藤黄属植物中的一些化合物能够将肿瘤细胞阻滞于不同的细胞周期,从而抑制肿瘤细胞增殖。

从大苞藤黄乙醇提取物中分离得到的化合物 isobractatin 可使 Cyclin D1 和 Cyclin E 蛋白表达减少,使细胞发生 G_0/G_1 期阻滞,阻断细胞进入 S 期而抑制肿瘤细胞增殖。在乳腺癌细胞 MCF-7 中,藤黄酸可以破坏微管结构,引起微管解聚,使微管蛋白(Tubulin)更多地以单体而非聚合物的形式出现,从而诱导 G_2/M 细胞周期阻滞。Gambogenic acid 可在体外将 A549 细胞阻滞于 G_0/G_1 期,下调 Cyclin D1 和 COX-2 的 mRNA 表达水平。云树和云南藤黄中的主要活性成分 guttiferone K(GUTK)可浓度依赖性减少 S 期和 G_2/M 期的细胞,引起 G_0/G_1 期细胞阻滞,增加 G_0/G_1 期的细胞。同时,GUTK 能够时间和浓度依赖性降低 Cyclin D1、Cyclin D3、CDK 4 和 CDK 6 蛋白表达,并显著上调 p21[Waf1/Cip1] 和 p27[Kip1] 蛋白表达水平,激活 JNK 信号通路。此外,在前列腺癌细胞 LNCaP 和 PC-3 中,GUTK 可以通过增加 FBXW7 的稳定性来上调其蛋白水平,从而加速 c-Myc 蛋白的降解,最终抑制静止期前列腺癌细胞重新进入细胞周期。

（二）诱导肿瘤细胞凋亡

细胞凋亡是一种程序性细胞死亡,是机体为维持内环境稳定,由多种基因和蛋白严格调控的细胞自主有序的死亡过程。在正常情况下,机体内细胞的增殖和凋亡在体内达到一种平衡稳态;一旦细胞的增殖或者凋亡出现异常,打破平衡稳态则可能诱发肿瘤。在肿瘤的发生发展过程中,肿瘤细胞表达的癌基因及抑癌基因起着十分重要的作用。目前已经证实的抑癌基因有十余种,其中,*p53* 是继 *Rb* 基因之后第二个被发现和鉴定的抑癌基因,正常的 *p53* 基因编码 p53(53 kD)蛋白,在细胞周期中起重要的调节作用,对细胞癌变有抑制作用,并由此而得名。当该基因发生点突变、缺失和灭活时,即由野生型转变为突变型,反而促进肿瘤的发生和发展。因此,野生型 p53 蛋白在维持细胞正常生长及抑制其恶性增殖中起至关重要的作用。藤黄中提取的笼状叫酮类化合物 isomorellin 可以上调 p53、p21 和 p27,诱导胆管癌细胞凋亡。云树中分离得到的叫酮类化合物 dulxanthone A 可上调 p53 蛋白,并使 p53 结合到抗凋亡蛋白家族的 DNA 调控域,从而诱导人肝癌细胞 HepG2 细胞周期阻滞和凋亡。藤黄酸能时间和剂量依赖性降低乳腺癌细胞 MCF-7(p53 野生型)的 HDM2 蛋白表达,从而使 p53 蛋白水平升高而发挥抗肿瘤作用。此外,藤黄酸还通过抑制 Akt 的磷酸化,进而抑制 hTERT 的活性,最终使端粒酶失去活性而发挥抗肿瘤作用。

Bcl-2 基因家族可分为凋亡抑制基因(*Bcl-2*、*Bcl-x* 等)和凋亡促进基因(*Bax* 等)。*Bcl-2* 在细胞凋亡蛋白抑制因子家族中占有很重要的地位,其编码的蛋白可使细胞凋亡水平降低,促进细胞的生存。与 *Bcl-2* 同源的 *Bax* 是 *Bcl-2* 基因家族中细胞凋亡

促进基因，Bax 蛋白过度表达可拮抗 Bcl-2 的保护效应而使细胞趋于死亡。在体外实验中，gambogenic acid 具有诱导 HepG2 肿瘤细胞凋亡的抗肿瘤活性，能够上调 Bax 的表达水平，降低 Bcl-2/Bax 比值，这可能是其诱导细胞凋亡的机制之一。云南藤黄中的化合物 oblongifolin C(OC)，可诱导宫颈癌细胞 HeLa 中 Bax 蛋白的易位，造成线粒体损伤及细胞色素 C 释放，最终导致细胞凋亡。大苞藤黄中的化合物 isobractatin 可上调促凋亡蛋白 Bax 表达，下调抗凋亡蛋白 Bcl-2 表达，进而激活 Caspase-9 和 Caspase-3，导致细胞发生凋亡。研究发现，从岭南山竹子中分离得到的化合物 1,3,5-trihydroxy-13,13-dimethyl-2H-pyran[7,6-b]xanthone 可以通过抑制热休克蛋白 Hsp27 的表达而抑制人肝癌细胞 HCC 生长，此过程是通过调节 Bcl-2 家族蛋白的表达和激活 Caspase 来实现的。

（三）调节自噬的作用

细胞自噬（Autophagy）是溶酶体对某些受损、变性或老化的蛋白质以及细胞器进行消化降解的过程。自噬存在于多种生理和病理过程中，如恶性肿瘤。近年来，自噬已经成为癌症研究领域的一个热点，发现自噬作用的日本科学家大隅良典在 2016 年获得诺贝尔生理学或医学奖。自噬在肿瘤细胞的发展过程中有双重作用：一方面，自噬可以抑制癌症发生，通过清理肿瘤细胞内受损的蛋白质和细胞器等，使细胞的应激反应下降；另一方面，自噬过程中产生的能量可以作为肿瘤生长后期的能量供给，使其得以存活。另外，自噬也可以使某些抗癌疗法失效，其可以通过清除受损细胞器而阻止细胞死亡。因此，充分理解自噬在肿瘤中的作用和功能，对于正确指导肿瘤的治疗与预防非常重要。

在 A549 和 HeLa 细胞中，大苞藤黄中的化合物 neobractatin 和 isobractatin 可增加 LC3B-Ⅰ 向 LC3B-Ⅱ 的转变，引起 p62 累积，高通量筛选发现这两种化合物均可引起 GFP-LC3 荧光斑点形成，从而抑制自噬通量。从木竹子中提取分离得到的化合物(+)-garcimulin A 和 garcimulin B 均可抑制溶酶体的酸化，影响自噬过程，从而抑制肿瘤细胞的生长。在 A549 和 HeLa 细胞中，gambogenic acid 可以通过诱导 LC3-Ⅱ 的堆积、刺激 Beclin 1 激活和 P70S6K 磷酸化而诱导细胞的自噬，这一结果在异种移植瘤模型中也得到验证，表明 gambogenic acid 可以通过调节自噬而发挥抗肿瘤作用。

哺乳动物雷帕霉素靶蛋白（Mammalian target of rapamycin, mTOR）在淋巴细胞活化、神经和肌肉再生、胰岛素信号传导以及各种肿瘤的形成中都具有重要作用，它可以促进细胞生长，在癌细胞中表达异常升高，抑制细胞自噬通量。mTOR 通路是细胞自噬过程中比较重要的信号传导通路。从云南藤黄中提取分离得到的 PPAPs 类化合物 GUTK，在营养缺乏时可通过抑制 Akt/mTOR 的磷酸化而促进自噬发生，诱导细胞死亡。化合物 OC 与 GUTK 结构相似，也是云南藤黄中含量较高的主要活性成分之一，但两者对细胞自噬的作用不同。研究显示，OC 可以抑制细胞的自噬通量，促进肿瘤细胞凋亡。OC 可导致自噬体大量积累，并抑制 SQSTM1/p62 蛋白的降解；通过检测 GFP-LC3 和

LysoTracker Red 的共定位,证实 OC 阻止了自噬体和溶酶体的融合;进一步研究发现,OC 是通过影响溶酶体蛋白酶水解活性和组织蛋白酶家族蛋白的活性而抑制溶酶体活性;并且,在体内试验中,卡路里限制与 OC 联用可以显著提高 OC 的抗肿瘤活性,荷瘤裸鼠经 OC 处理后,其肿瘤组织中也出现了 LC3 - Ⅱ 积累、Caspase - 3 激活以及溶酶体组织蛋白酶表达减少等现象。因此,OC 是一种潜在的自噬通量抑制剂。

（四）抑制肿瘤细胞侵袭、迁移和黏附

在恶性肿瘤的治疗过程中,肿瘤转移问题成为目前临床治疗上的一个主要障碍,控制肿瘤细胞转移是决定患者预后以及生命质量的重要因素之一。藤黄酸可抑制肝癌细胞 SK - HEP1 的增殖、转移和入侵;其机制为下调整合蛋白 B1/Rho GTPase 信号通路的表达,抑制与细胞骨架和转移相关的肌动蛋白的表达,以及减少细胞侵袭中 MMP - 2、MMP - 9 和 NF - κB 的表达。OC 能升高 keratin 18 蛋白的表达,抑制 Akt 和 ERK 的磷酸化,从而抑制食管癌转移。GUTK 能够上调人肝癌细胞 HepG2 中 Profilin 1 蛋白的表达,降低 F - actin 的表达,同时阻断 Rac 1/cdc42 - Profilin 1 - ARP2/3 信号通路,从而抑制 HepG2 的迁移和侵袭。

（五）抑制肿瘤新生血管的生成

血管生成是指在原有微血管的基础上形成新生毛细血管。肿瘤血管形成是肿瘤生长、转移的重要因素之一。肿瘤血管为肿瘤本身提供充足的营养,同时为肿瘤向远处转移提供条件,导致肿瘤的远端转移。正常成熟组织的血管系统内皮细胞更新极为缓慢,而肿瘤血管内皮细胞的增殖更新周期可缩短至数天。抑制血管内皮生长因子(Vascular endothelial growth factor,VEGF)表达是抑制肿瘤血管生成的主要有效途径之一。藤黄酸对 VEGF 诱导的 HUVEC 细胞增殖、迁移和小管形成能力有一定抑制作用。采用体内基质胶栓试验(Matrigel plug)和肿瘤移植实验进一步证明藤黄酸可能通过下调 VEGFR - 2 及其下游 c - Myc 蛋白,抑制聚焦黏附激酶、Akt、ERK 和 p38 的激活,进而抑制肿瘤新生血管生成。Gambogenic acid 也可以通过调节 VEGF 和 COX - 2 的表达而影响 A549 肺癌细胞的生长和浸润。

（六）逆转肿瘤细胞耐药性

肿瘤细胞的耐药性是肿瘤化疗失败的主要原因之一,大多数肿瘤患者的治疗失败都与耐药直接或间接相关。P - 糖蛋白在耐药发生过程中发挥较为关键的作用。从菲岛福木果实中分离得到的化合物 (+) - garcinialiptone A、(-) - garcinialiptone A、garcinialiptone B、(-) - cycloxanthochymol、garcinialiptone C、garcinialiptone D、xanthochymol、isoxanthochymol 和 cycloxanthochymol 能够抑制 A549、DU145、KB 以及长春新碱耐药性 KB 细胞株的增殖,这些化合物的 IC_{50} 值在 4~5 μg/ml 之间,并可减

少抗肿瘤药物的 P-糖蛋白耐药性。

有研究表明,若使用药物阻断肿瘤细胞的 *Survivin* 基因表达,可提高某些化疗药物的疗效。藤黄酸可以通过下调 *Survivin* 基因表达,逆转多西他赛耐药性胃癌细胞 BGC-823/Doc 的耐药性;藤黄酸与 5-氟尿嘧啶(5-FU)联用对人胃癌细胞 BGC-823 的抑制作用高于单用藤黄酸或 5-FU。此外,有文献报道,藤黄酸还能影响 5-FU 的代谢酶,下调胸苷合成酶和二氢嘧啶二氢激酶(Dihydropyrimidinedehydrogenase,DPD)的 mRNA 表达水平,使乳清酸磷酸转移酶(Orotate phosphoribosyl transferase,OPRT)的 mRNA 表达水平升高。因此,藤黄酸可与 5-FU 等化疗药物联用,产生协同抗肿瘤作用。

综上所述,笼状叫酮与叫酮、PPAPs 类化合物、苯甲酮类化合物是藤黄属植物中抗肿瘤活性较强的化合物。这些化合物的化学结构不同,抗肿瘤活性和作用机制也不同,如云南藤黄中的化合物 OC 和 GUTK 就是典型的代表。研究发现,OC 可以通过诱导内质网应激而导致肿瘤细胞凋亡,亦可以通过激活线粒体途径来诱导细胞凋亡;此外,OC 还具有抑制肿瘤细胞转移、自噬及抗炎等作用(如图 4-1-1)。然而,云南藤黄中的另一个化合物 GUTK 也具有多方面的抗肿瘤作用,如诱导肿瘤细胞自噬、凋亡及细胞周期阻滞,抑制肿瘤细胞转移以及阻碍静止期细胞再次进入细胞周期(如图 4-1-2)等。叫酮和 PPAPs 类化合物是大部分中国藤黄属植物中的主要抗肿瘤活性成分,尽管这些化合物具有较显著的活性,部分化合物的毒性也较低,但是它们的抗肿瘤作用靶点尚不明确,因此,要将这些化合物开发成抗肿瘤药物,还需要科研工作者对其进行更深入的研究。

二、抗菌、抗病毒作用及机制

大果藤黄果皮的己烷及三氯甲烷提取物对蜡样芽孢杆菌 *Bacillus cereus*、凝结芽孢杆菌 *Bacillus coagulans*、枯草芽孢杆菌 *Bacillus subtilis*、金黄葡萄球菌 *Staphylococcus aureus* 和大肠杆菌 *Escherichia coli* 均有一定的抑制活性。garcinone C 为莽吉柿果皮中分离得到的叫酮类化合物,该化合物对病原性及非病原性钩端螺旋体病的最低抑菌浓度(MIC)值分别为 100 μg/ml 和 200 μg/ml。莽吉柿中的 α-mangostin 对 MRSA 的 MIC 值和最低杀菌浓度(MBC)值分别为 1.95 μg/ml 和 3.91 μg/ml,对白念珠菌的 MIC 和 MBC 值分别为 1 000 μg/ml 和 2 000 μg/ml。

病毒与人类的健康密切相关,人类传染病约有 80% 是由病毒引起的。病毒虽然结构简单,但是其传染性强且致死率高。例如,艾滋病是一种危害性极大的传染病,由感染人类免疫缺陷病毒(Human immunodeficiency virus,HIV)引起。从木竹子心材中分离得到的双黄酮类化合物 GB-1a、GB-2a 和 fukugetin(morelloflavone)对 HIV-1 逆转录酶有一定的抑制活性。从藤黄枝叶中分离得到的化合物 2-acetoxyalphitolic acid、3-acetoxyalphitolic acid、betulinic acid 和 betulin 也具有抗 HIV-1 病毒的活性。

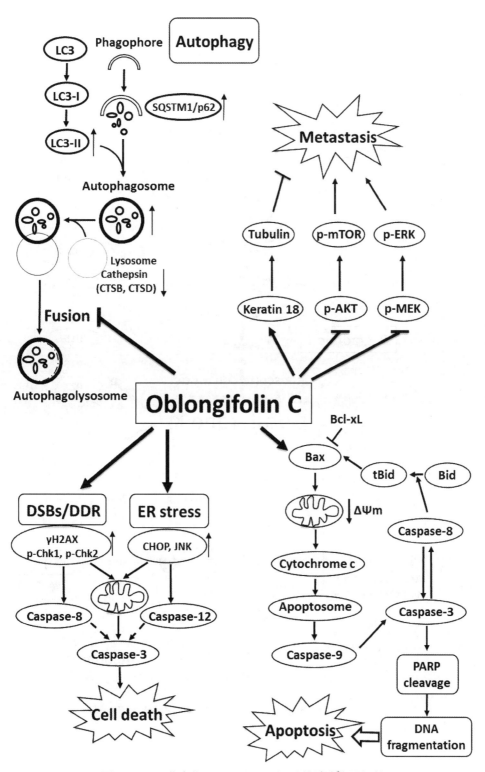

图 4‐1‐1　化合物 Oblongifolin C(OC)抗肿瘤作用机制

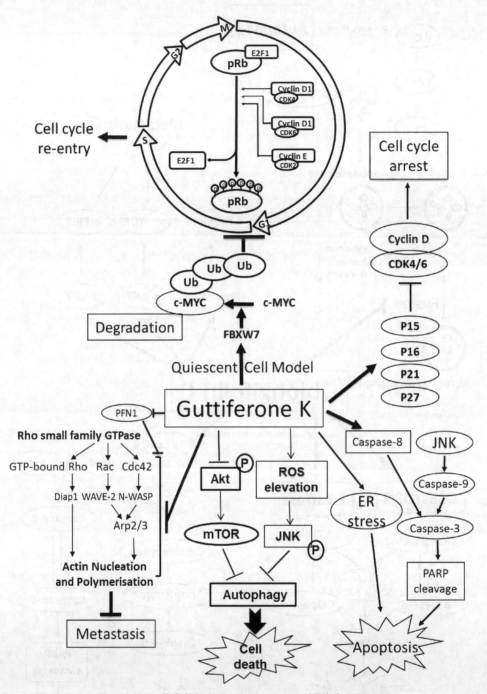

图 4-1-2 化合物 Guttiferone K(GUTK)抗肿瘤作用机制

EV71 属于微小病毒科中的肠道病毒群,是目前肠病毒群中最晚发现的病毒之一,其感染性强且致病率高,尤其是在神经系统方面的并发症,可导致婴幼儿死亡。从岭南山竹子中分离得到的化合物 oblongifolin J、oblongifolin M 和 euxanthone 在体外实验中具有显著的抗 EV71 病毒活性。其中,oblongifolin M 已被证明可通过下调 ERp57 蛋白的表达而抑制内部核糖体进入位点(Internal ribosome entry sites,IRES),进而抑制 EV71 病毒的复制。

三、抗炎作用及机制

炎症是一种常见而又重要的病理生理过程,可发生于全身各个组织部位和器官,并严重影响患者的生活质量。研究显示,云南藤黄中的活性成分 OC 可以降低过敏小鼠血清中组胺、PGD_2 和 LTC_4 的水平,具有一定的抗过敏性炎症作用。OC 能够抑制肥大细胞信号通路中上游的 Fyn、Lyn 和 Syk 激酶活性,进而抑制 NF-κB 和 MAPK 通路,下调细胞内 Ca^{2+} 浓度,降低 β-hexosaminidase(β-Hex)水平,从而抑制肥大细胞的脱颗粒反应和炎性介质的释放。

从菲岛福木种子中分离得到的化合物 garcinielliptin oxide 可以抑制由甲酰三肽(N-formyl-methionyl-leucyl-phenylalanine,fMLP)/细胞松弛素 B(CytochalasinB,CB)刺激的中性粒细胞释放 β-葡萄糖苷酸酶和溶菌酶,IC_{50} 值分别为 15.7 μM 和 23.9 μM。此外,garcinielliptin oxide 还可以抑制由化合物 48/80(Compound 48/80)诱导的大鼠腹腔肥大细胞释放 β-葡萄糖苷酸酶和组胺,IC_{50} 值分别为 18.2 μM 和 20.2 μM。

从木竹子的果实中提取得到的化合物 garcimultiflorone G 能够抑制人中性粒细胞释放超氧阴离子(O_2^-)及胰肽酶 E(Elastase),从而抑制炎性疾病的发生;此外,化合物 2-acetoxyalphitolic acid、3-acetoxyalphitolic acid、betulinic acid 和 betulin 在苯丙酸乙酯诱导的小鼠耳肿胀模型中,也显示出一定的抗炎作用。

哮喘是由固有性和适应性免疫系统中的多种细胞与上皮细胞共同参与的一种气道慢性炎症性疾病,可引起气道高反应性、黏液过度分泌、气道重塑和气道狭窄。哮喘气道炎症的特征为肥大细胞活化、嗜酸性粒细胞浸润和活化的 Th2 细胞增多,并发生多种细胞因子的释放。从怒江藤黄中分离得到的新化合物 Nujiangexanthone A(NJXA)能够抑制肥大细胞介导的过敏反应。笔者研究发现,NJXA 可通过抑制 Src 激酶活性和 Syk 相关通路而抑制 IgE/Ag 介导的肥大细胞活化,包括脱颗粒反应、细胞因子和类花生酸类物质的生成。在肥大细胞介导的被动皮肤过敏反应动物模型中,NJXA 可以抑制组胺释放、PGD_2 和 LTC_4 生成。在卵清白蛋白(Ovalbumin,OVA)介导的哮喘模型中,NJXA 也可以降低 IL-4、IL-5、IL-13、IgE、LTC_4 和 PGD_2 的水平,抑制肺组织中的细胞浸润和黏液生成增加,降低小鼠肺组织中酪氨酸和 Syk 的磷酸化水平。同时,NJXA 降低了肺组织中 IL-4、IL-5、IL-13 和 GATA-3 等多种细胞因子和转录因子的 mRNA 表达水平。

因此,NJXA也能够抑制小鼠的过敏性哮喘反应。

四、抗氧化作用

氧化反应和自由基损伤是引起细胞DNA损伤并导致细胞恶变的重要机制之一。研究表明,大果藤黄的果实可以清除2′-联氨-双-3-乙基苯并噻唑啉-6-磺酸(ABTS)和1,1-二苯基-2-三硝基苯肼(DPPH)自由基,具有一定的抗氧化作用。大叶藤黄果实甲醇提取物也具有清除自由基的能力,其中,咖酮类化合物的活性最显著。但以上研究还只是初步发现了抗氧化活性,其作用和机制还需要进一步探究。

我国藤黄属植物含有丰富的化学成分,其结构类型多样,而且具有显著的药理活性。除了上面列举的抗肿瘤、抗菌、抗炎及抗病毒作用,还有抗糖尿病、抗突变、抗疟及神经保护等作用。近年来一些单体成分的抗肿瘤和抗炎活性受到国内外学者关注,但目前大部分研究报道还处于基础性研究阶段,值得进一步开展深入和系统的研究。此外,藤黄酸和gambogenic acid等部分化学成分,尽管具有显著的抗肿瘤活性,但也显示出较强的毒性,其成药性受到了限制。因此,进一步深入开展对该属植物化学成分与药理活性的相关研究,发现活性强、毒性低、选择性高的化合物,并结合化学成分的结构修饰、构效关系等方面的研究将有较大机会发现新的活性先导化合物,同时为藤黄属植物的临床用药提供科学依据和指导。

第二节　中国藤黄属植物的
生物活性分种论述

一、大叶藤黄 *Garcinia xanthochymus* Hook. f. ex T. Anders.

（一）抗肿瘤作用

多项体内和体外实验表明,大叶藤黄所含化合物对结肠癌细胞的生长具有一定抑制作用。Baggett等从大叶藤黄果实的甲醇提取物中分离得到两个新PPAPs类化合物guttiferone H和gambogenone,以及11个已知化合物aristophenone A、xanthochymol、guttiferone E、cycloxanthochymol、isoxanthochymol、alloathyriol、amentoflavone、3,8′-biapigenin、(±)-fukugetin、(±)-fukugiside和(±)-volkensiflavone。利用MTT法检测这些化合物对人大肠癌细胞SW-480的细胞毒性作用,结果如表4-2-1所示。化合物guttiferone H、aristophenone A、xanthochymol、guttiferone E、cycloxanthochymol和

isoxanthochymol 具有不同程度的细胞毒性作用,其处理细胞 72 h 的 IC_{50} 值分别为 12.4 μM、33.3 μM、8.3 μM、7.5 μM 和 16.6 μM。此外,化合物 guttiferone H 可剂量依赖性增加 G_0/G_1 期细胞的数量,诱导细胞周期阻滞,并导致细胞膜电位丧失,从而诱导线粒体依赖性细胞凋亡。

表 4-2-1　大叶藤黄果实所含化合物的细胞毒性作用和自由基清除能力

化 合 物	IC_{50} 值(μM)	
	SW480	DPPH
guttiferone H	12.4	64.0
gambogenone	188.0	38.7
aristophenone A	33.3	125.0
xanthochymol	8.3	53.0
guttiferone E	7.5	68.0
cycloxanthochymol,isoxanthochymol [a]	16.6	73.0
alloathyriol	117.0	NA[b]
amentoflavone	111.0	184.0
3,8″-biapigenin	185.0	>400
(±)-fukugetin	89.0	62.0
(±)-fukugiside	>200	116.0
(±)-volkensiflavone	185.0	298.0

注:[a] 混合物;[b] 无活性。

Protiva 等在前人的研究基础上,对大叶藤黄中 3 个 PPAPs 类化合物 xanthochymol、guttiferone E 和 guttiferone H 的抗肿瘤作用及作用机制进行了研究。首先,利用发光法细胞活力检测试剂盒检测 xanthochymol、guttiferone E 和 guttiferone H 对 3 种人结肠癌细胞株 HCT116、HT29 和 SW480 的增殖抑制作用,发现这三个化合物处理细胞 48 h 后的 IC_{50} 值在 9～17 μM 之间(见表 4-2-2)。通过流式细胞术和 Caspase 活性检测发现,xanthochymol、guttiferone E 和 guttiferone H 在 IC_{50} 浓度下,可以诱导线粒体膜电位丧失和 G_1 期阻滞,在 2 倍 IC_{50} 浓度时可以诱导 Caspase 激活。利用基因芯片分析表明,这 3 种化合物在 3 种细胞株中,均可引起包括 *XBP1*、*ATF4* 和 *DDIT3/CHOP* 等在内的多种基因表达增多,这 3 个基因可调控内质网应激相关蛋白,进而调控细胞死亡。此外,这 3 种化合物还可上调 *DDIT4/REDD1* 基因,该基因可以抑制 mTOR 通路,导致细胞死亡。因此,xanthochymol、guttiferone E 和 guttiferone H 可能是通过激活内质网应激反应和抑制 mTOR 通路,进而抑制人结肠癌细胞的生长,并诱导细胞死亡。

表 4-2-2 大叶藤黄所含化合物对不同人结肠癌细胞的细胞毒性作用

化 合 物	IC_{50} 值(μM)		
	HCT116	HT29	SW480
guttiferone H	9	13	16
guttiferone E	9	14	17
xanthochymol	10	15	17

另有研究表明,大叶藤黄所含化合物对其他一些肿瘤细胞也有一定的增殖抑制作用。笔者从大叶藤黄枝条中分离得到多种𠮩酮类化合物,并使用 MTT 法检测了这些化合物对不同肿瘤细胞的增殖抑制作用(见表 4-2-3)。化合物 1,4,6-trihydroxy-5-methoxy-7-prenylxanthone、1,4,5,6-tetrahydroxy-7-prenylxanthone、1,4,5,6-tetrahydroxy-7,8-diprenylxathone 和 1,3,5,6-tetrahydroxy-4,7,8-triprenylxanthone 对人乳腺癌细胞 MDA-MB-435S 的增殖抑制作用相对较强,IC_{50} 值分别为 9.69 μg/ml、9.75 μg/ml、1.30 μg/ml 和 1.76 μg/ml;化合物 1,4,5,6-tetrahydroxy-7,8-diprenylxathone 和 1,3,5,6-tetrahydroxy-4,7,8-triprenylxanthone 对人肺癌细胞 A549 的增殖抑制作用较好,IC_{50} 值分别为 3.86 μg/ml 和 3.37 μg/ml。

表 4-2-3 大叶藤黄枝条所含化合物对人乳腺癌和肺癌细胞的增殖抑制作用

化 合 物	IC_{50} 值(μg/ml)	
	MDA-MB-435S	A549
1,4,6-trihydroxy-5-methoxy-7-prenylxanthone	9.69	>20
1,4,5,6-tetrahydroxy-7-prenylxanthone	9.75	15.41
1,2,5,6-tetrahydroxy-7-geranylxanthone	10.30	12.53
1,4,5,6-tetrahydroxy-7,8-diprenylxanthone	1.30	3.86
1,3,5,6-tetrahydroxy-4,7,8-triprenylxanthone	1.76	3.37
garciniaxanthone E	12.55	14.65
6-prenylapigenin	10.10	12.93
多柔比星[a]	0.10	0.11

注:[a] 阳性对照药。

此外,从大叶藤黄茎皮/树皮中分离得到的化合物 garcinenone Y、1,4,5,6-tetrahydroxy-7-prenylxanthone、1,4,5,6-tetrahydroxy-7,8-diprenylxanthone 和 1,3,5,6-tetrahydroxy-4,7,8-triprenylxanthone 对人前列腺癌细胞 PC-3 的生长具有一定抑制作用,其 IC_{50} 值分别为 14.3 μM、15.5 μM、11.1 μM 和 6.8 μM。

（二）神经保护作用

Chanmahasathien 等于 2003 年首次报道大叶藤黄的甲醇提取物具有神经保护作用。神经生长因子（NGF）是神经的生长载体，是神经轴突生长和再生的一个重要亲神经因子。在 NGF 存在的条件下，使用大叶藤黄木材甲醇提取物处理 PC12D 细胞，可以促进 NGF 介导的 PC12D 细胞神经轴突生长，显著增加神经细胞的比例。进一步以活性为导向追踪有效成分，发现化合物 1,2,6 - trihydroxy - 5 - methoxy - 7 - (3 - methylbut - 2 - enyl)xanthone、12b - hydroxy - des - D - garcigerrine A、1,4,5,6 - tetrahydeoxy - 7,8 - dixanthone、garciniaxanthone E 和 1,3,5,6 - tetrahydroxy - 4,7,8 - trixanthone 在 10 μM 时均具有一定活性。其中，1,3,5,6 - tetrahydroxy - 4,7,8 - trixanthone 在 3 μM 时即可增加神经细胞比例。以上结果均提示，大叶藤黄提取物可能对神经系统具有一定的保护作用，但具体作用机制还有待研究。

（三）抗氧化作用

Sharma 等从大叶藤黄茎皮提取物中分离得到 6 个𠮿酮类化合物，并发现这些化合物具有一定的自由基清除能力。研究人员采用 DPPH 自由基清除实验测定了这些化合物的 IC_{50} 值，结果见表 4 - 2 - 4。其中，化合物 1,5,6 - trihydroxy - 7 - (3 - methyl - 2 - butenyl) - 8 - (3 - hydroxy - 3 - methylbutyl) furano(2',3':3,4)xanthone 的活性最强，清除 DPPH 自由基的 IC_{50} 值为 19.64 μM；化合物 1,4 - dihydroxy - 6',6' - dimethylpyrano(2',3':5,6)xanthone 活性最弱，IC_{50} 值为 66.88 μM。与阳性对照药维生素 C 和没食子酸相比，这些化合物的活性相对较弱。

表 4 - 2 - 4　大叶藤黄茎皮所含化合物对 DPPH 自由基的清除能力

化　合　物	IC_{50} 值（μM）
1,5,6 - trihydroxy - 7 -(3 - methyl - 2 - butenyl)- 8 -(3 - hydroxy - 3 - methylbutyl) furano(2',3':3,4)xanthone	19.64
1,5,6 - trihydroxy - 7 -(3 - methyl - 2 - butenyl)- 8 -(3 - hydroxy - 3 - methylbutyl)- 6', 6' - dimethylpyrano(2',3':3,4)xanthone	31.82
1,5,6 - trihydroxy - 7 -(3 - methyl - 2 - butenyl)- 8 -(3 - hydroxy - 3 - methylbutyl)-5'- (1 - hydroxy - 1 - methylethyl)- 4',5'- dihydrofurano(2',3':3,4)xanthone	22.07
1,2,5,4' - tetrahydroxy - 4 -(1,1 - dimethylallyl)- 5'-(2 - hydroxypropan - 2 - yl)- 4',5'- dihydrofurano -(2',3':6,7)xanthone	40.70
1,3,5,6 - tetrahydroxy - 7 - geranylxanthone	34.27
1,4 - dihydroxy - 6',6'- dimethylpyrano(2',3':5,6)xanthone	66.88
维生素 C[a]	13.16
没食子酸[a]	5.86

注：[a] 阳性对照药。

此外,Baggett 等发现大叶藤黄果实所含化合物 guttiferone H、gambogenone、xanthochymol 和(±)-fukugetin 等也具有一定的 DPPH 清除能力(IC_{50} 值见表 4-2-1)。

Zhong 等从大叶藤黄树皮中提取分离得到多种𠮷酮类化合物,并发现它们具有清除 DPPH 的作用(IC_{50} 值见表 4-2-5)。其中,bigarcinenone A、1,4,5-trihydroxyxanthone、1,2,5-trihydroxyxanthone、1,2-dihydroxy-5,6-dimethoxyxanthone、garcinenone A、jacareubin、garcinenone B、garcinenone D 和 garcinenone E 的活性优于阳性对照药丁基羟基甲苯。

表 4-2-5　大叶藤黄树皮所含化合物对 DPPH 自由基的清除能力

化　合　物	IC_{50} 值(μM)
bigarcinenone A	9.2
1,4,5-trihydroxyxanthone	16.3
1,2,5-trihydroxyxanthone	17.6
1,2-dihydroxy-5,6-dimethoxyxanthone	18.4
5-hydroxy-1,3-dimethoxyxanthone	250.0
5-hydroxy-1,2-dimethoxyxanthone	239.7
1,3,7-trihydroxy-5-methoxyxanthone	23.3
1,3,7-trihydroxyxanthone	23.3
garcinenone A	7.1
jacareubin	8.6
garcinenone B	7.6
garcinenone D	6.8
garcinenone E	8.5
丁基羟基甲苯[a]	20.0

注：[a] 阳性对照药。

（四）抗疟作用

疟疾是经按蚊叮咬或输入带疟原虫者的血液而感染疟原虫所引起的虫媒传染病。疟疾治疗常用药氯喹主要对疟原虫的红内期起作用,能有效控制疟疾症状发作。目前,临床上已发现有相当一部分恶性疟原虫对氯喹产生了耐药性,使氯喹疗效降低。

Lyles 等报道了大叶藤黄的甲醇提取物具有抗疟疾作用,对氯喹敏感型疟原虫克隆株 *Plasmodium falciparum*(D6)的抑制率达到 24%。进一步研究发现,大叶藤黄甲醇提取物的己烷部位对疟原虫的抑制率可达到 58%,而乙醇和正丁醇部位无明显效果。从己烷部位提取出来的 PPAPs 类化合物中,guttiferone E、isoxanthochymol 和 guttiferone H

对氯喹敏感型疟原虫株 D6 的 IC_{50} 值分别为 7.90 μM、6.97 μM 和 5.31 μM，对氯喹耐受型疟原虫株 W2 的 IC_{50} 值分别为 7.47 μM、7.90 μM 和 5.31 μM，并且对 Vero 细胞没有毒性。因此，大叶藤黄所含化合物具有一定的抗疟活性，但具体作用机制还需深入研究。

（五）抗念珠菌作用

念珠菌是真菌中最常见的条件致病菌。Jackson 等发现大叶藤黄果实中的两种化合物 xanthochymol 和 garcinol 能够抑制白念珠菌（*Candida albicans*）的菌丝形成和生物膜生长。它们可有效防止真菌芽管的出现，同时抑制细胞生长，MIC 值约为 1～3 μM。进一步研究发现，使用 xanthochymol 抑制生物膜的生长和成熟，可诱导细胞死亡。在生物膜形成的早期阶段，xanthochymol 诱导的细胞死亡具有凋亡特性，包括磷脂酰丝氨酸外部化和 DNA 片段化。这些活性可抑制生物膜成熟并诱导菌丝死亡。

（六）α-淀粉酶抑制活性

α-淀粉酶的抑制剂可以帮助肥胖患者降低碳水化合物的吸收，从而控制糖尿病的发展。但是，目前临床常用的 α-淀粉酶抑制剂大多具有一定的副作用，如腹泻、肩膀疼痛和肠胃气胀等。因此，研究人员试图从天然产物中寻找新型 α-淀粉酶抑制剂。

Li 等采用 α-淀粉酶包被的磁性纳米粒结合 HPLC，从大叶藤黄叶的提取物中捕捉配基，并进行以活性为导向的分离纯化。最终，从叶的乙酸乙酯提取物中分离得到 3 个化合物 GB2a 葡萄糖苷、GB2a 和 fukugetin，它们对 α-淀粉酶的 IC_{50} 值分别为 44.59 μg/ml、3.46 μg/ml 和 0.97 μg/ml，GB2a 和 fukugetin 的活性优于阳性对照药阿卡波糖（IC_{50} 值为 9.0 μg/ml）。

二、菲岛福木 *Garcinia subelliptica* Merr.

（一）抗肿瘤作用

顺铂是一种铂络合物，是临床上使用最广泛的抗肿瘤药物之一，其可以单用或与其他化疗药物协同使用。然而，使用顺铂会导致很多副作用，如产生肾毒性和耐药性。已有报道显示，抗氧化剂（如吡咯烷二硫基甲酸盐、儿茶素、染料木黄酮和维生素 E 等）与低剂量抗癌药物合用可以增强细胞毒性，减少药物副作用。前期研究表明，菲岛福木中的间苯三酚类化合物具有一定抗氧化活性，因此，Lin 等试图从菲岛福木中寻找同时具有抗肿瘤和抗氧化活性的化合物，并探究其与顺铂协同用药的作用和机制。经筛选发现，从菲岛福木果皮中分离得到的化合物 β-amyrin，在体外对黄嘌呤氧化酶具有轻微的抑制作用，其 IC_{50} 值为 130.2 μM。此外，β-amyrin 单独使用可以促进输尿管膀胱癌细胞 NTUB1 发生凋亡，其 IC_{50} 值为 44.1 μM。进一步实验发现，25 μM、50 μM 和 75 μM 的 β-amyrin

分别与 5 μM 和 10 μM 的顺铂联用,对 NTUB1 的抑制率分别为 58%、70%、87%、83%、99% 和 100%,远远强于单独使用这些浓度的 β-amyrin(抑制率为 19%、57% 和 95%)或顺铂(抑制率为 63% 和 72%)的作用。

细胞内活性氧(Reactive oxygen species,ROS)升高会诱导细胞发生凋亡和坏死。在膀胱癌细胞 NTUB1 中,β-amyrin 单独使用可以诱导 G_1 期阻滞;β-amyrin 与顺铂联合使用时,可介导 ROS 生成,诱导细胞发生 G_2/M、S 和 G_1 期阻滞,进而诱导细胞程序性死亡。此外,从菲岛福木种子中分离得到的化合物 garcinielliptone S 和 garcinielliptone FC,对 NTUB1 细胞的增殖也有一定的抑制作用,IC_{50} 值分别为 45.1 μM 和 13.5 μM。

从菲岛福木根皮中分离得到的化合物 subelliptenone F 对雄激素受体阳性的前列腺癌细胞 LNCaP 具有生长抑制作用,其在 5 μM 时抑制率达到 50% 以上。同时,该化合物可以抑制雄激素受体转录活性,降低雄激素受体诱导的 KLK3 基因表达,并且对突变型和野生型雄激素受体都有抑制作用。

Zhang 等发现从菲岛福木果实中分离得到的化合物(+)-garcinialiptone A、(-)-garcinialiptone A、garcinialiptone B、(-)-cycloxanthochymol、garcinialiptone C、garcinialiptone D、xanthochymol、isoxanthochymol 和 cycloxanthochymol 能够抑制 A549、DU145、KB 以及长春新碱耐药性 KB 细胞的增殖(见表 4-2-6),并且可以降低 P-糖蛋白对抗肿瘤药物的外排作用。

表 4-2-6　菲岛福木果实中所含化合物对 4 种细胞株的增殖抑制作用

化　合　物	IC_{50} 值(μg/ml)[a]			
	A549	DU145	KB	KBvin
(+)-garcinialiptone A	4.2	4.1	5.7	5.6
(-)-garcinialiptone A	4.2	4.2	4.4	5.3
garcinialiptone B	6.7	7.3	5.7	6.6
(-)-cycloxanthochymol	4.5	4.7	4.9	5.2
garcinialiptone C	4.3	4.3	3.4	4.9
garcinialiptone D	4.4	3.3	3.9	4.6
xanthochymol	4.0	4.0	5.0	4.6
isoxanthochymol	4.4	4.2	4.5	5.2
cycloxanthochymol	4.5	3.7	5.0	4.9
紫杉醇[b]	0.002	0.002	0.002	>0.085

注:[a] IC_{50} 值表示在 SRB 实验中,化合物处理组细胞在 562 nm 处吸光值相对于未处理细胞降低 50% 时化合物的浓度; [b] 阳性对照药。

抗肿瘤药物博来霉素通过破坏 DNA 而发挥抗肿瘤作用。因此,从天然产物中寻找能使 DNA 分解的物质,可以引导我们发现潜在的抗肿瘤药物。Lu 等利用超螺旋质粒

pBR322 来测试化合物对 DNA 的解旋能力,发现从菲岛福木心材中提取得到的化合物 garcinielliptone HC、tuberculatin、procumbenoside A 和 ciliatoside A 在 300 μM 时可以使超螺旋 DNA 裂解成为开环 DNA。此外,金属 Cu(II)可以促使儿茶素等天然产物发生氧化还原反应,产生活性氧并诱导 DNA 裂解。garcinielliptone HC 能在 Cu(II)而非 Cu(I)存在的情况下,产生较好的裂解 DNA 活性,说明 Cu(II)是 DNA 发生裂解的重要媒介。

在 Cu(II)存在的条件下,从菲岛福木的心材和果皮中提取得到的化合物 garcinielliptone HF 和 garcinielliptone FC 也能导致螺旋质粒 pBR322 中的 DNA 裂解,在 DNA 上显示强氧化剂的作用。随后,采用流式细胞术检测 garcinielliptone FC 对细胞周期的影响,发现在 Cu(II)为 400 ng/ml、garcinielliptone FC 为 18 μg/ml 时,可以显著增加人乳腺癌细胞株 MCF-7 的 sub-G1 峰,提高 ROS 水平,从而诱导细胞凋亡。

（二）抗菌作用

目前,随着 MRSA 感染率逐渐升高,其治疗愈发困难。为寻找抗 MRSA 的天然产物,Iinuma 等从菲岛福木果皮中分离得到化合物 xanthochymol,对 MRSA 的 MIC 值在 3.13～12.50 μg/ml 之间,与临床常用药万古霉素的作用接近。

（三）抗炎作用

从菲岛福木种子中分离得到的化合物 garcinielliptin oxide 可以抑制由 fMLP/CB 刺激的中性粒细胞释放 β-葡萄糖苷酸酶和溶菌酶,IC_{50} 值分别为 15.7 μM 和 23.9 μM。此外,garcinielliptin oxide 还可以抑制由化合物 48/80 诱导的大鼠腹腔肥大细胞释放 β-葡萄糖苷酸酶和组胺,IC_{50} 值分别为 18.2 μM 和 20.2 μM。化合物 garcinielliptone L 可以抑制脂多糖(LPS)/干扰素-γ(IFN-γ)诱导的小鼠小胶质细胞 N9 活化产生 NO。

（四）对神经系统的作用

乙酰胆碱转移酶(Choline acetyltransferase,ChAT)在合成神经递质乙酰胆碱的过程中起重要作用,它的缺失会引起阿尔兹海默症。神经生长因子(NGF)不仅能诱导 ChAT 活性,也能促进胆碱能神经元的存活,但由于其分子量较大,难以通过血脑屏障,所以很难被开发成阿尔兹海默症的治疗药物。NGF 的这一缺点,迫使研究人员开始寻找与 NGF 作用相同的小分子活性神经营养物质。Fukuyama 等发现从菲岛福木心材中分离得到的化合物 garsubellin A 能够提高快速老化痴呆鼠 SAMP10 体内隔膜神经元中 ChAT 的活性。从心材中分离得到的 garciniaxanthone 能增强胎鼠大脑半球神经细胞中 ChAT 的活性。因此,应对这两个化合物进行深入研究,挖掘其在治疗阿尔兹海默症方面的潜力。

（五）抗氧化作用

Minami 等采用抗脂质过氧化、DPPH 自由基清除和超氧阴离子(O_2^-)清除实验发现，从菲岛福木木材中提取得到的化合物 garciniaxanthone F、garciniaxanthone G、garciniaxanthone H、garciniaxanthone C、1,2,5 - trihydroxyxanthone 和 1,2 - dihydroxy - 5,6 - dimethoxyxanthone 都有不同程度的抗氧化活性（表 4 - 2 - 7）。

表 4 - 2 - 7　菲岛福木心材所含化合物的抗氧化活性

化 合 物	浓 度	抑制率（%）		
		DPPH 自由基[a]	O_2^{-} [b]	过氧化脂质（LPO）[c]
garciniaxanthone F	10 μM	18.5	44.4	95.5
garciniaxanthone G	10 μM	27.4	11.0	98.0
garciniaxanthone H	15 μM	17.3	74.1	100.0
garciniaxanthone C	10 μg/ml	45.5	27.9	—
1,2,5 - trihydroxyxanthone	10 μg/ml	94.2	67.3	—
1,2 - dihydroxy - 5,6 - dimethoxyxanthone	10 μg/ml	57.6	29.1	—

注：[a] DPPH 自由基清除率%；[b] 超氧阴离子清除率%；[c] 抗脂质过氧化反应%。

（六）酪氨酸酶抑制作用

食物的褐变过程包含两个主要部分：酶和非酶氧化，它会导致食物营养的流失。非酶氧化可以被抗氧化剂阻断，而酶氧化则可以被酪氨酸酶抑制剂阻断。Masuda 等在 96 孔板中用 L - DOPA 和 L - 酪氨酸作为底物进行快速筛选，结果发现菲岛福木叶的甲醇提取物能够抑制酪氨酸酶的活性。进一步采用活性导向分离发现，化合物 fukugetin 和 GB - 2a 为主要活性成分，且前者对酪氨酸酶的抑制活性强于后者，其 IC_{50} 值分别为 2.5 μM 和 9.1 μM。

（七）杀锥虫作用

Abe 等从菲岛福木茎皮中分离得到化合物 garciniaxanthone B、garciniaxanthone A、subelliptenone H、subelliptenone B、4 - hydroxybrasilixanthone B、isogarciniaxanthone E、subelliptenone A、garciniaxanthone E、1,4,5 - trihydroxy - 2 -(1,1 - dimethyl - 2 - propenyl) xanthone（12b - hydroxydes - D - garcigerin A）和 fukugetin，并发现有些化合物具有杀锥虫作用（见表 4 - 2 - 8）。其中，garciniaxanthone B 的活性最强。

表4-2-8　菲岛福木茎皮所含化合物的杀锥虫活性和细胞毒性作用

化　合　物	Epi.$(\mu M)^a$	Try.$(\mu M)^b$	HeLa$(\mu M)^c$
garciniaxanthone B	66	8	50
garciniaxanthone A	158	16	17
subelliptenone H	190	114	＞253
subelliptenone B	51	25	43
4 - hydroxybrasilixanthone B	196	147	17
isogarciniaxanthone E	172	54	16
subelliptenone A	162	54	77
garciniaxanthone E	＞430	47	10
1,4,5 - trihydroxy - 2 - (1,1 - dimethyl - 2 - propenyl）xanthone（12b - hydroxydes - D - garcigerin A）	128	48	14
fukugetin	＞500	＞500	—
gentian violet^d	24	2	2
ketoconazole^d	94	377	＞188

注：^{a} 抑制前鞭体的MC_{100}值；^{b} 抑制锥鞭体的MC_{100}值；^{c} 抑制 HeLa 细胞株的GI_{50}值；^{d} 阳性对照药。

三、木竹子 *Garcinia multiflora* Champ. ex Benth.

（一）抗肿瘤作用

经过基因工程改造后的 HeLa - C3 细胞是利用荧光共振能量转移（Fluorescence resonance energy transfer，FRET)技术检测 Caspase - 3 活化的生物检测器，因此，该细胞可用于检测细胞凋亡。笔者以凋亡诱导活性为导向，对木竹子枝的丙酮粗提物进行分离，得到 5 个新化合物 garcimultiflorone D、18 - hydroxygarcimultiflorone D、garcimultiflorone E、garcimultiflorone F 和 isogarcimultiflorone F，以及 5 个已知化合物 guttiferone E、guttiferone F、aristophenone A、isoxanthochymol 和 morelloflavone。利用这些化合物处理 HeLa - C3 细胞，发现除化合物 morelloflavone 和 18 - hydroxygarcimultiflorone D 以外，其他 8 个化合物对 HeLa - C3 细胞均具有一定的凋亡诱导活性。同时，通过检测 5 个新化合物对 HeLa 细胞的 IC_{50} 值，发现化合物 garcimultiflorone D、garcimultiflorone E、garcimultiflorone F 和 isogarcimultiflorone F 对 HeLa 细胞的生长均具有一定的抑制作用，IC_{50} 值均低于 20 μM（见表4-2-9）。

表 4-2-9　木竹子枝中的化合物对 HeLa 细胞的增殖抑制作用

化 合 物	IC_{50} 值(μM)
garcimultiflorone D	17.5
18 - hydroxygarcimultiflorone D	23.0
garcimultiflorone E	14.3
garcimultiflorone F	14.9
isogarcimultiflorone F	12.4

Fan 等从木竹子中提取分离得到两个 PPAPs 类化合物(±)- garcimulin A 和 garcimulin B,并发现它们可抑制肿瘤细胞 HL - 60、SMMC - 7721、A549、MCF - 7 和 SW480 的生长,其 IC_{50} 值在 3.42 μM 到 13.23 μM 之间(见表 4-2-10)。另有研究发现,化合物 garcimulin B 对 HeLa 细胞的溶酶体酸化具有较强的抑制作用,进而影响自噬过程。这是首个被报道可影响溶酶体酸化的 PPAPs 类化合物。

表 4-2-10　garcimulin A 和 B 对多种肿瘤细胞的增殖抑制作用

化 合 物	IC_{50} 值(μM)				
	HL - 60	SMMC - 7721	A549	MCF - 7	SW480
(+)- garcimulin A	3.42	4.19	4.51	4.18	7.22
(-)- garcimulin A	>20	>20	>20	>20	>20
garcimulin B	12.85	7.57	7.10	12.24	13.23

（二）抗病毒作用

HIV - 1 逆转录酶是 HIV - 1 复制所必需的酶,而正常的细胞复制不需要它参与,因此,HIV - 1 逆转录酶是抗艾滋病药物设计的一个理想靶点。

Lin 等从木竹子心材中分离得到的双黄酮类化合物 GB - 1a、GB - 2a 和 morelloflavone,具有一定的抗 HIV 病毒活性。这些化合物可抑制 HIV - 1 逆转录酶活性,IC_{50} 值分别为 236.0 μM、170.0 μM 和 116.0 μM。其中,GB - 1a 和 morelloflavone 在人类外周血单核细胞中对 HIV - 1 的 EC_{50} 值分别为 38.0 μM 和 6.9 μM,选择性指数分别为 12 和 2.3。

（三）抗炎作用

Fan 等用内毒素(LPS)诱导 RAW264.7 巨噬细胞,采用 ELISA 法测定培养上清液中 NO 炎症因子的分泌量,发现化合物 garcimulin B 可有效抑制 LPS 诱导的 RAW264.7 巨噬细胞炎性介质 NO 分泌。

N-甲酰-L-甲硫氨酰-L-亮氨酰-L-苯丙氨酸/细胞松弛素 B(fMLP/CB)可刺激人体嗜中性粒细胞释放活性氧 ROS[超氧阴离子(O_2^-)和 H_2O_2]和颗粒蛋白酶(如胰肽酶 E 和组织蛋白酶 G),进而导致炎症发生。Ting 等发现,从木竹子果实中分离得到的 7 个新 PPAPs 类化合物 garcimultiflorone A、garcimultiflorone B、garcimultiflorone C、garcimultiflorone D、garcimultiflorone G、13,14 - didehydoxyisogarcinol 和 13 - hydroxygarcimultiflorone B,能够抑制人体嗜中性粒细胞中由 fMLP/CB 诱导的 O_2^- 生成和胰肽酶 E 释放(IC_{50}值见表 4-2-11)。

表 4-2-11　木竹子果实所含化合物对 O_2^- 生成和胰肽酶 E 释放的抑制作用

化　合　物	IC_{50}值(μM)[b]	
	O_2^-	胰肽酶 E
garcimultiflorone A	0.58	4.65
garcimultiflorone B	0.11	0.14
garcimultiflorone C	7.21	12.10
garcimultiflorone D	11.87	9.90
garcimultiflorone G	6.97	11.70
13,14 - didehydoxyisogarcinol	0.88	1.16
13 - hydroxygarcimultiflorone B	0.40	0.86
二苯甲基碘盐[a]	1.70	—
苯甲基磺酰氟[a]	—	203.5

注:[a] 二苯甲基碘盐和苯甲基磺酰氟分别是 O_2^- 生成和胰肽酶 E 释放的抑制剂;[b] 抑制率为 50%时所需的浓度。

通过对比化合物结构可以看出,化合物 garcimultiflorone B 和 13 - hydroxygarcimultiflorone B,在 C-3 和 4 位都具有一个 2,2 -二甲基-3,4 -二氢吡喃基团,对 fMLP/CB 诱导的 O_2^- 生成和胰肽酶 E 释放的抑制作用强于其他化合物;化合物 garcimultiflorone B 在 C-2 位具有一个苯甲酰基,化合物 13 - hydroxygarcimultiflorone B 在 C-2 位具有一个 3 -羟基苯甲酰基,而前者活性更强;在所有化合物中,garcimultiflorone B 的活性最强,对 fMLP/CB 诱导的 O_2^- 生成和胰肽酶 E 释放的 IC_{50} 值相对较低,分别为 0.11 μM 和 0.14 μM。结构式如图 4-2-1 所示。

(四)抗氧化作用

自由基对细胞的生存有重要作用,与肿瘤、炎症和心血管等疾病的发生有密切关系。Chiang 等从木竹子茎中分离多个化合物,包括 2 个新𠮿酮类化合物 garcinianone A 和 garcinianone B、2 个新苯甲酮类化合物 4,6,4′- trihydroxy - 2,3′- dimethoxy - 3 - prenylbenzophenone 和 4,6,3′,4′- tetrahydroxy - 2 - methoxybenzophenone 以及已知化合

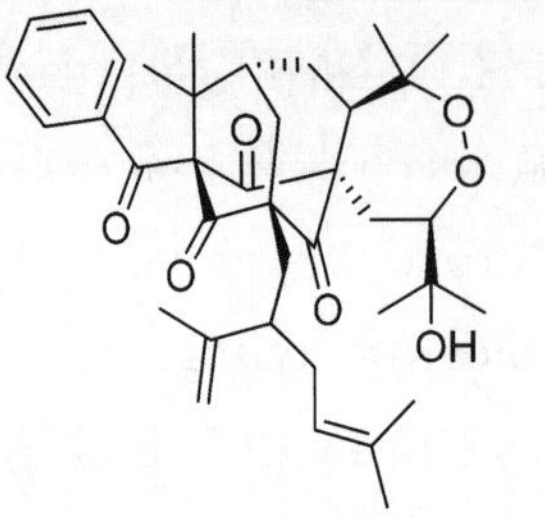

garcimultiflorone G

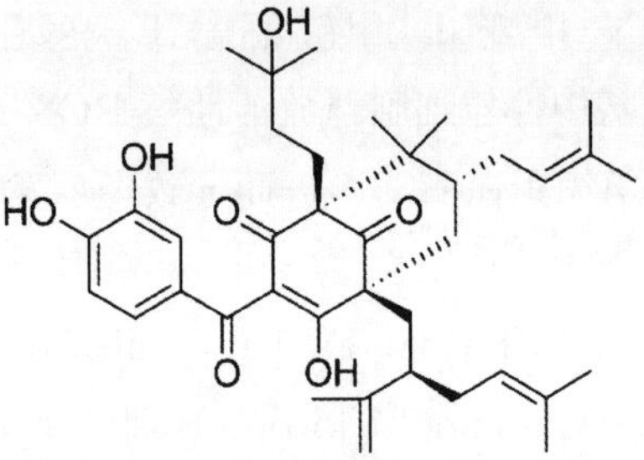

garcimultiflorone D

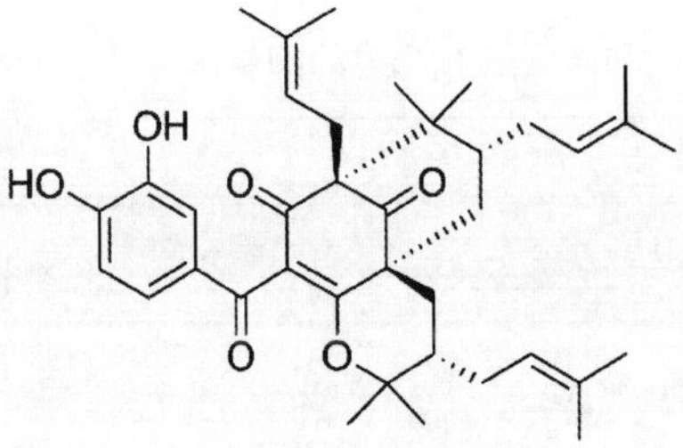

13,14-didehydoxyisogarcinol

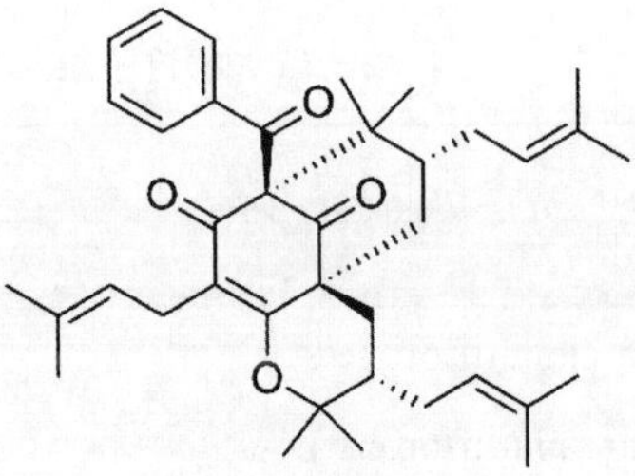

garcimultiflorone A

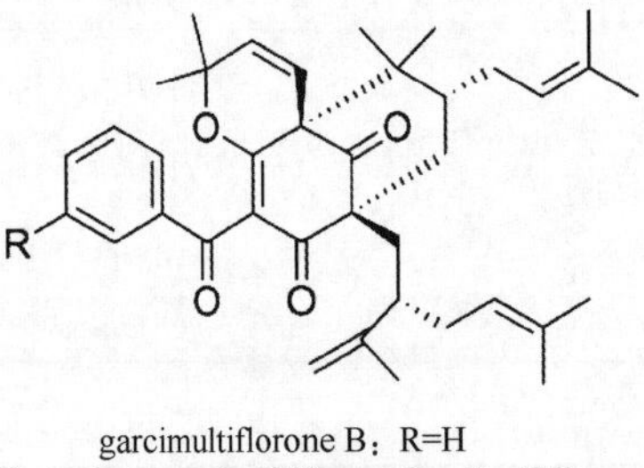

garcimultiflorone B：R=H
13-hydroxygarcimultiflorone B：R = OH

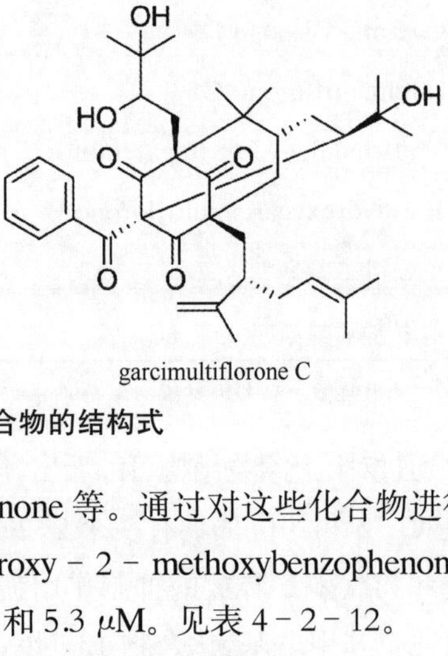

garcimultiflorone C

图 4 - 2 - 1　木竹子果实中所含化合物的结构式

物桑橙素（maclurin）和 2,4,6,3′- tetrahydroxybenzophenone 等。通过对这些化合物进行清除 DPPH 自由基活性测试，发现 4,6,3′,4′- tetrahydroxy - 2 - methoxybenzophenone 和 maclurin 具有一定的抗氧化活性，IC_{50} 值分别为 7.8 μM 和 5.3 μM。见表 4 - 2 - 12。

表 4 - 2 - 12　木竹子茎中化合物对 DPPH 自由基的清除活性

化　合　物	IC_{50} 值（μM）
garcinianone A	107.4
garcinianone B	144.8
4,6,3′,4′- tetrahydroxy - 2 - methoxybenzophenone	7.8
桑橙素	5.3
2,4,6,3′- tetrahydroxybenzophenone	66.3
儿茶酸（catechin）[a]	2.5

注：[a] 阳性对照药。

综上所述,研究人员已经从木竹子中分离得到多种化合物。这些化合物具有多种生物活性,主要包括:通过诱导凋亡或调节自噬而发挥抗肿瘤作用;通过抗 HIV‐1 逆转录酶而发挥抗病毒作用;通过抑制活性氧 O_2^- 和胰肽酶 E 的释放而发挥抗炎活性;具有抗氧化活性。然而,目前大部分研究只限于对化合物的活性报道,具体作用机制有待进一步探究。

四、云南藤黄 *Garcinia yunnanensis* H. H. Hu

(一) 抗肿瘤作用

笔者将超高效液相色谱/光电二极管阵列/质谱联用技术(UPLC/PDA/MS)与 HeLa‐C3 细胞筛选平台相结合,对云南藤黄多个部位(枝条、叶子和果实)的提取物及其所含化合物采取以凋亡活性为导向的分离纯化,并对所得化合物进行结构鉴定和活性分析。结果发现,云南藤黄果实丙酮提取物的凋亡诱导活性相对较好。进一步对果皮和种子提取物进行分析,发现果皮的丙酮提取物活性最佳。最终,笔者从该部位分离得到 5 个活性化合物 garciyunnanin A、garciyunnanin B、OC、GUTK 和 diethylhexyl phthalate,它们可诱导 HeLa‐C3 细胞发生凋亡。其中,OC 和 GUTK 是抗肿瘤活性较好的两个化合物(结构式如图 4‐2‐2 所示),笔者对这两个化合物的抗肿瘤作用机制进行了深入研究。

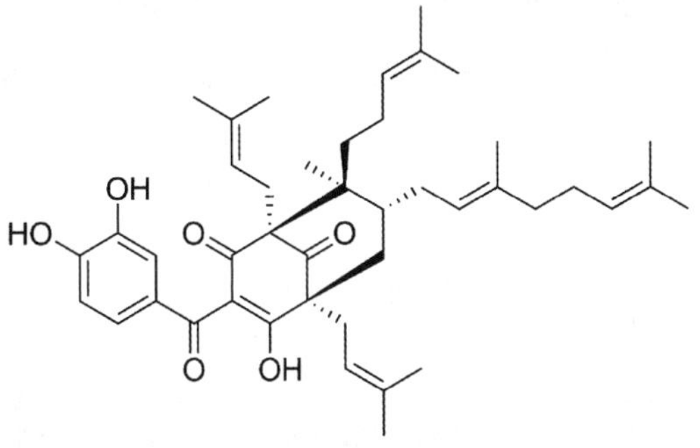

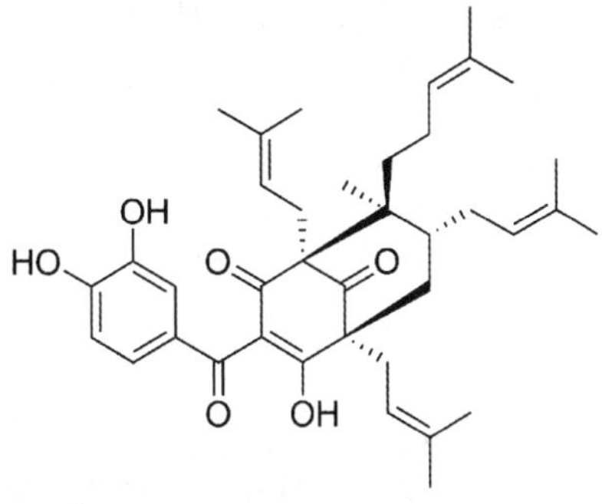

oblongifolin C   guttiferone K

图 4‐2‐2 OC 和 GUTK 结构式

1. OC 诱导肿瘤凋亡 通过 Caspase‐3 活性检测和蛋白免疫印迹分析实验发现,用 OC(15 μM)处理 HeLa 细胞 6 h,即可激活 Caspase‐3;OC 处理细胞 12~24 h,可以诱导 Caspase‐3 激活和 PARP 剪切。Hoechst 染色实验显示,OC 处理细胞 6 h 后,出现 DNA 缩合及片段化现象,12 h 后更为明显。当同时使用 OC 和泛‐Caspase 抑制剂 zVAD‐fmk 处理细胞后,OC 诱导的 DNA 缩合和片段化以及细胞膜皱缩现象被削弱,细胞死亡率亦显著下降。这证明 OC 是通过激活 Caspase‐3 通路而诱导 HeLa 细胞凋亡。

Bax 介导的线粒体信号通路对细胞凋亡具有重要影响。正常状态下,Bax 蛋白存在于细胞质中,而细胞色素 C 通常分布于线粒体中。免疫荧光染色结果显示,OC(15 μM)处理细胞 12 h 和 24 h 后,大部分 Bax 蛋白从细胞质聚集到线粒体中,而部分细胞色素 C 从线粒体释放到了细胞质中。这与紫外线照射导致的 HeLa 细胞凋亡现象相似。使用线粒体红色荧光探针(MitoTracker Red)将细胞染色,观察线粒体形态和膜电位变化。对照组细胞染色后,线粒体呈纤维状;OC 处理细胞后,线粒体出现分裂和肿胀现象。使用线粒体绿色荧光探针(MitoTracker Green)对细胞染色,发现 OC 给药后,被荧光染料着色的细胞数逐渐减少,24 h 后着色率由原本的 98.34% 降至 48.49%。流式细胞术检测到 OC 处理细胞后的线粒体膜电位降低,表明 OC 破坏了线粒体结构的完整性。为了探究 OC 造成的线粒体损伤与细胞凋亡之间的关系,我们对线粒体中抗凋亡通路蛋白 Bcl-xl(YFP 标记)进行外源性高表达。结果发现,该蛋白的高表达导致 OC 诱导的细胞凋亡率从 91% 显著下降到 10%,这表明 OC 是通过诱导线粒体损伤而导致细胞凋亡的。因此,OC 通过诱导 HeLa 细胞中 Bax 蛋白易位、细胞色素 C 释放和线粒体损伤,进而导致了细胞凋亡。

此外,笔者也对 OC 在不同细胞株中的 IC_{50} 值进行了检测,结果表明 OC 对宫颈癌细胞 HeLa(6.58 μM)、白血病细胞 HL-60(9.01 μM)、肝癌细胞 HepG2(9.14 μM)和乳腺癌细胞 MDA-MB-435(10.99 μM)均有一定抑制作用,表明 OC 具有广谱的抗肿瘤作用。同时,笔者检测了 OC 对肿瘤耐药细胞株乳腺癌细胞 MCF-7-HER2(HER2 高表达,耐依托泊苷和长春花碱)和结肠癌细胞 HCT-15(MDR-1/P-糖蛋白高表达,耐长春花碱)的抑制作用,并以三种常用抗癌药物(依托泊苷、紫杉醇和长春花碱)作为阳性对照(见表 4-2-13)。结果显示,HER2 和 MDR-1/P-糖蛋白高表达的细胞对常用抗癌药物具有耐药性,而对 OC 未产生明显耐药,提示 OC 可能可以用于治疗 HER2 和 P-糖蛋白高表达的耐药性肿瘤。

表 4-2-13 OC、依托泊苷、紫杉醇、长春花碱对四种肿瘤细胞株的 IC_{50} 值

化 合 物	IC_{50} 值			IC_{50} 值		
	MCF-7	MCF-7-HER2 [a]	t-检验 [b]	HCT 116	HCT-15 [c]	t-检验 [d]
OC(μM)	7.7	9.7	—	7.3	9.8	—
依托泊苷(μM)	0.8	1.7	$p < 0.05$	8.3	4.3	—
紫杉醇(nM)	3.8	4.8		7.9	123.9	$p < 0.05$
长春花碱(nM)	0.6	1.0	$p < 0.01$	5.1	17.8	$p < 0.05$

注: [a] 与 MCF-7 相比,MCF-7-HER2 是 HER2 高表达的乳腺癌细胞株; [b] 在 MCF-7 和 MCF-7-HER2 细胞中,化合物 IC_{50} 值之间的 t-检验; [c] 与 HCT 116 相比,HCT-15 是 P-糖蛋白高表达的结肠癌细胞株; [d] 在 HCT 116 和 HCT-15 细胞中,化合物 IC_{50} 值之间的 t-检验。"—"表示 $p > 0.05$,无显著性差异。

另外,笔者采用裸鼠皮下瘤模型验证了 OC 在动物体内的抗肿瘤作用。对裸鼠皮下接种乳腺癌细胞 MDA-MB-435(5×10^6 个),并给予腹腔注射 OC(60 mg/kg)或阳性对

照药依托泊苷（20 mg/kg），给药三周（每周 3 次）。通过测量瘤体积，发现 OC 和依托泊苷可显著抑制肿瘤生长。H&E 染色结果显示，与空白对照组相比，OC 给药组的肿瘤质地明显较疏松且有空泡形成，与依托泊苷组的肿瘤组织相似。在 OC 和依托泊苷给药组的肿瘤组织中，Caspase-3 活性显著高于对照组，说明 OC 在体内可以通过诱导凋亡而抑制移植瘤的生长。此外，依托泊苷给药组出现小鼠体重显著下降、活动能力减弱的现象，而 OC 给药组小鼠并未被观察到出现此类副作用，提示 OC 的毒性可能低于依托泊苷。

综上所述，OC 是一种潜在的凋亡诱导剂。同时，OC 对 HER2 和 P-糖蛋白高表达的耐药性肿瘤细胞亦有诱导凋亡的效果。与临床常用药依托泊苷相比，OC 对裸鼠体内移植乳腺癌细胞也有一定的抑制作用且毒性较低。

在临床上，如何治疗凋亡耐受性肿瘤已成为一个重要问题。大部分化疗药物无法诱导缺乏促凋亡蛋白 Bax 和 Bak 的肿瘤细胞发生凋亡。然而，我们发现 OC 能够杀死 Bax/Bak 缺失的鼠胚胎成纤维细胞和结肠癌细胞 HCT116。OC 不仅可以诱导 DNA 双链断裂和 DNA 损伤反应，还能够抑制 DNA 损伤的修复。此外，OC 还可通过上调转录因子 CHOP 和激活 JNK 激酶，进而诱导内质网应激。经 OC 处理的细胞可发生非 Bax/Bak 依赖性的、Caspase 介导的凋亡。该研究为将 OC 用于凋亡缺失性肿瘤的治疗奠定理论基础。

2. OC 调节肿瘤自噬　在饥饿及低氧等条件下，自噬可为癌细胞提供能量，使其在恶劣环境中得以存活。因此，抑制自噬将可能成为癌症的一种新疗法。为探寻可调节自噬的天然化合物，笔者利用可稳定表达 GFP-LC3 的 HeLa 细胞从藤黄属植物中筛选活性成分。其中，GFP-LC3 是自噬体的荧光标记物，能够在 HeLa 细胞中稳定表达，从而实现在激光共聚焦显微镜下观察自噬体的积累。通过筛选从藤黄属植物中分离到的化合物，发现两个 PPAPs 类化合物 OC 和 GUTK 有较好的活性，它们能促进 GFP-LC3 形成点状分布，使其比例达到 60% 左右，而对照组的这一比例仅有 10%～20%。

笔者在多种人类癌细胞中检测了 OC 对自噬的调节作用，包括人肝癌细胞（HepG2）、人结肠癌细胞株（HCT116）、人乳腺癌细胞株（MCF-7）以及小鼠胚胎成纤维细胞（MEF）。结果显示，在不同种类的癌细胞中，OC 都不同程度诱导了 GFP-LC3 点状分布的增多，证明其具有调节自噬的作用。

在自噬发生过程中，以胞质形式存在的 LC3-Ⅰ型（18 kD）经过蛋白水解和酯化并与 PE 共价结合，形成存在于自噬体膜上的 LC3-Ⅱ型（16 kD）。因此，LC3-Ⅱ型与 LC3-Ⅰ型的比例越高，表明形成自噬体的数量越多。利用蛋白免疫印迹分析实验对 OC 诱导 LC3-Ⅰ型转化为 LC3-Ⅱ型进行研究，发现在 OC 处理的 HeLa 细胞和 MEF 细胞中，LC3-Ⅱ型的积累呈剂量依赖和时间依赖性增加。同样，OC 在 MDA-MB-231、MCF-7、HCT116、HepG2 和 CNE 细胞中也能诱导 LC3-Ⅱ型的积累。

自噬体是在细胞自噬过程中所形成的一个中间体，无论是诱导还是抑制自噬的发生，其数量都会增加。为区分 OC 是诱导还是抑制了自噬，笔者对 p62 蛋白的水平进行了检测。p62 是 LC3 泛素化的底物，其表达水平能够反映自噬状态。蛋白免疫印迹分析实验表明，OC 处理细胞后，p62 表达增加，表示 OC 抑制了自噬体降解，即抑制了自噬通量。

自噬体和溶酶体融合形成自噬溶酶体的过程，发生于细胞自噬的后期阶段。抑制自噬溶酶体形成将会抑制蛋白降解，从而使自噬的整个过程受到阻碍。为了验证 OC 是否影响自噬体和溶酶体融合，笔者检测了 GFP－LC3 和溶酶体红色荧光探针（LysoTracker Red）的共定位情况。结果发现，OC 处理细胞后，GFP－LC3 和 LysoTracker 不能发生共定位，表明 OC 阻碍了自噬体和溶酶体的融合过程。

笔者利用 DQ－BSA 染料测定了溶酶体的酶活性。以饥饿状态（EBSS 处理 2 h）下的细胞作为阳性对照。在饥饿状态下，DQ－BSA 呈现红色荧光，与 GFP－LC3 呈共定位，表明饥饿诱导溶酶体活性增加。而经过 OC 处理的细胞经 DQ－BSA 染色后，几乎观察不到红色荧光。通过对红色信号强度进行定量统计发现，相比对照组，OC 可以减少基础水平的蛋白酶水解活性。

溶酶体中的组织蛋白酶（cathepsin）对于回收细胞内容物并维持细胞内环境稳定和分化具有重要作用。笔者利用 RT－PCR 方法检测组织蛋白酶家族中两个主要蛋白 cathepsin B 和 cathepsin D 的 mRNA 水平，发现 OC 显著降低了 cathepsin B 的 mRNA 水平，而 cathepsin D 的 mRNA 水平无明显改变。存在于膜上的组织蛋白酶前体是以无活性形式存在的，其前体经进一步裂解，形成有活性的蛋白并进入溶酶体中。进一步研究发现，OC 能够大幅下调 HeLa 细胞和 CNE 细胞中的 cathepsin B 和 cathepsin D 蛋白水平，包括前体和成熟形式。最后，利用荧光底物测定法来检测 cathepsin B 和 cathepsin D 酶的活性，发现 OC 组的 cathepsin B 和 cathepsin D 酶活性呈时间依赖性降低。这些结果表明，OC 通过下调组织蛋白酶的活性而抑制了溶酶体活性。

为研究 OC 的自噬抑制作用在饥饿情况下对癌细胞存活的影响，笔者利用流式细胞术检测了 sub－G1 峰的变化。经 OC（1 μM 或者 5 μM）处理 24 h 后，在营养充足环境下的 HeLa 和 CNE 细胞中，几乎检测不到细胞死亡；而在饥饿条件下的细胞中，1 μM OC 处理使 sub－G1 峰增加到 20%；5 μM OC 处理后，检测到 75% 的细胞死亡。自噬抑制剂羟基氯喹（Hydroxychloroquine，HCQ）在高浓度 100 nM 时，sub－G1 峰仅 20% 左右。

随后，采用蛋白免疫印迹法对 OC 诱导细胞死亡的通路进行研究。结果发现，经 OC 处理后，在营养充足和营养缺乏的情况下，Caspase－3 和 PARP 剪切以及 p62 和 LC3－Ⅱ型累积都呈剂量依赖性增加，这表明 OC 可能通过调节自噬而促进癌细胞凋亡。此外，在饥饿条件下，低浓度 OC（0.5 μM）也能够激活 Caspase－3 和 PARP 剪切。因此，饥饿条件可增强 OC 促进癌细胞凋亡的能力。

除了巨自噬，分子伴侣介导的自噬（Chaperone-mediated autophagy，CMA）和小自噬（Microautophagy）过程也会有溶酶体降解蛋白的阶段。利用 DQ－BSA 和酶底物活性试剂盒检测了 MEF 和 ATG7－/－ MEF 细胞的溶酶体活性，发现 OC 以相同程度抑制了两种细胞溶酶体的活性。因此，OC 可能对 CMA 或小自噬也有影响。

动物实验也表明,通过对裸鼠进行 HeLa 细胞接种后,发现 OC 可使肿瘤体积减小,并且 OC 联合卡路里限制的抗肿瘤作用明显优于单独使用 OC 或单独的卡路里限制。通过免疫组化染色发现,空白对照组和依托泊苷组小鼠肿瘤中 LC3B 弥散分布于整个细胞质中,无点状染色;而 OC 组肿瘤组织中能够明显检测到 LC3B 的积累,表明 OC 可以诱导自噬体在体内的堆积。此外,OC 在体内也可以激活 Caspase3 介导的凋亡;同时也发现 OC 组的 p62 显著增加,cathepsin 显著减少。这些结果表明,OC 介导的肿瘤生长抑制作用与自噬抑制、溶酶体功能丧失和凋亡有一定关联。

在该研究中,笔者首先利用 HeLa GFP－LC3 细胞系,从天然产物中筛选到可以调节自噬通量的化合物 OC。随后,通过实验证明 OC 可导致自噬体大量积累,并抑制 p62 蛋白的降解;通过检测 GFP－LC3B 和 LysoTracker Red 的共定位,证实 OC 阻止了自噬体和溶酶体的融合;进一步探究发现,OC 是通过影响溶酶体蛋白酶水解活性和组织蛋白酶家族蛋白的活性而抑制溶酶体活性;并且,饥饿条件可增加 OC 促进癌细胞凋亡的敏感性。OC 可能作为自噬通量抑制剂,成为潜在的抗癌药物先导化合物。

3. OC 抑制肿瘤转移 肿瘤转移是恶性肿瘤的主要特征,是引起癌症患者死亡的首要因素。我们利用细胞划痕实验筛选平台,对藤黄属植物化合物库开展抗肿瘤药物的筛选,发现化合物 OC 可在一定程度上抑制人食管癌细胞 Eca109、KYSE150 以及人肝癌细胞 HepG2 的转移。

为进一步探究 OC 抑制细胞转移的机制,我们运用蛋白质组技术检测 OC 处理 24 h 前后细胞蛋白质组的变化。二维电泳结合质谱分析显示,OC 调节了 40 个蛋白质的表达量,其中包括了角蛋白 18(keratin 18)等与转移紧密相关的蛋白。随后,利用蛋白免疫印迹分析实验和 PCR 实验,发现 OC 可剂量和时间依赖性上调 keratin 18 在 mRNA 水平和蛋白质水平上的表达;利用 siRNA 使 keratin 18 沉默表达后,发现下调 keratin 18 可以促进食管癌细胞的转移、侵袭和浸润,并且能够削弱 OC 的抗肿瘤转移作用。这表明,OC 是通过上调肿瘤细胞中 keratin 18 的表达而抑制肿瘤转移。

此外,我们还探究了 OC 对细胞骨架的影响。tubulin 和 actin 家族蛋白是细胞骨架的重要组成部分,在细胞转移中起着重要作用。蛋白免疫印迹分析实验发现,OC(10 μM)能时间和剂量依赖性上调 Eca109 细胞中 α－tubulin 和 β－tubulin 的表达,而 β－actin 的表达并没有发生改变,说明 keratin 18 可能是调控 tubulin 的上游信号。而且,keratin 18 沉默表达后,OC 诱导的 tubulin 聚集程度降低,因此,keratin 18 是 OC 调节 tubulin 过程中的关键蛋白。同时,我们还发现 OC 可以抑制 Akt/mTOR 和 MEK/ERK 磷酸化,而 keratin 18 沉默表达并未改变磷酸化 Akt 和 ERK 的表达水平,这说明 keratin 18 也许是 Akt 和 ERK 通路的下游。

在动物实验中,将食管癌细胞 KYSE150 尾静脉注射进入裸鼠体内,2 天后开始隔天腹腔注射 30 mg/kg OC。35 天后通过 HE 染色和 IHC 染色来检测肺转移。HE 染色表明,OC 处理后肺部肿瘤结节较小且体重无明显降低,表明 OC 能够抑制食管癌在肺部的浸润和转移。IHC 染色结果表明 OC 能上调 keratin 18，下调 Akt 和 ERK，这与细胞实验结果相符。

上述实验结果表明，OC 可能通过上调 keratin 18、增强微管蛋白聚合，进而抑制肿瘤细胞转移。我们首次发现了在食管癌细胞中 keratin 18 的减少可以促进肿瘤转移；同时，揭示了 OC 能抑制肿瘤细胞转移，其可能的作用靶点之一为 keratin 18。

4. OC 的结构修饰及其对抗肿瘤活性的影响　在胃癌、神经胶质瘤、肺癌、肾癌和卵巢癌中均可检测到 c - Met 蛋白的突变和持续活化，因此，寻找高效的 c - Met 抑制剂是目前抗肿瘤药物研究的热点之一。我们在体外对 OC 进行多种上游蛋白激酶靶点（EGFR、CKIT、c - Met、RET 和 MEK）抑制活性的评价研究，发现 OC 对 c - Met 蛋白激酶具有较好的抑制活性，但是其抑制活性低于现有阳性药 Crizotinib。为了寻找对 c - Met 激酶的抑制活性更高的先导化合物并进一步探讨构效关系，笔者以 c - Met 为靶蛋白对 OC 进行了结构修饰研究。

通过对 OC 的酚羟基、苯环、烯醇位及羰基进行修饰，得到了 12 个衍生物（见图 4 - 2 - 3）。采用 caliper mobility shift 方法对衍生物进行 c - Met 激酶体外抑制实验检测，并对人多种癌细胞（HepG2、MIA PaCa - 2、HCC827、HeLa、A549、AGS 和 HT - 29）进行细胞毒性实验检测；根据 c - Met 体外激酶抑制活性，对抑制效果较好的化合物采用免疫印迹技术进行验证，检测 OC 和衍生物对 c - Met 激酶相关蛋白水平的影响；根据免疫印迹结果，将磷酸化 c - Met 抑制效果较好的化合物，以不同时间和浓度梯度处理非小细胞肺癌细胞 HCC827，检测磷酸化 c - Met 变化；采用细胞迁移侵袭实验评价衍生物抑制 HCC827 细胞迁移的能力。

实验结果表明，化合物 2 和 3 分别为酚羟基单取代及双取代的乙酰基产物，对 c - Met 激酶的抑制作用和细胞毒性明显降低。化合物 4~8 为酚羟基单取代乙酸基或乙酸甲酯产物，化合物水溶性明显改善，对 c - Met 激酶抑制效果较好，但失去细胞毒性。化合物 9 为酚羟基单取代产物，水溶性增强，但激酶抑制活性和细胞毒活性均略有降低。化合物 10 和 11 为 OC 苯环氧化后与 C - 1 或 C - 3 环合产物，两者均能保持对 c - Met 激酶的抑制活性，且水溶性提高，其中，化合物 10 对人肝癌细胞 HepG2、人胰腺癌细胞 MIA PaCa - 2 和非小细胞肺癌细胞 HCC827 表现出较好的细胞毒性，活性约为 OC 的 2 倍，并与阳性药 Crizotinib 活性相当。化合物 12 和 13 分别为 OC 的 C - 10 位羰基还原和氧化产物，当把 C - 10 位羰基还原为亚甲基时，c - Met 激酶和细胞毒活性均失去，当把 C - 10 位羰基氧化为酯基时，c - Met 激酶和细胞毒活性均有降低；免疫印迹实验表明，OC、化合物 10 和 11 三个化合物对 c - Met 激酶和磷酸化 c - Met 抑制效果最好，以 10 μM 处理 48 h 后抑制作用明显，处理 72 h 后抑制作用尤为突出；不同时间和浓度梯度的化合物 10 和 11 处理 HCC827 细胞，可以明显抑制 HCC827 细胞的生长，并且这种抑制效果呈现剂量依赖现象，随着药物浓度增加，对磷酸化 c - Met 抑制效果增加；在 24 h，2.5 μM 浓度下，OC、化合物 10 和 11 都有抑制 HCC827 细胞迁移的作用，而阳性药 Crizotinib 在

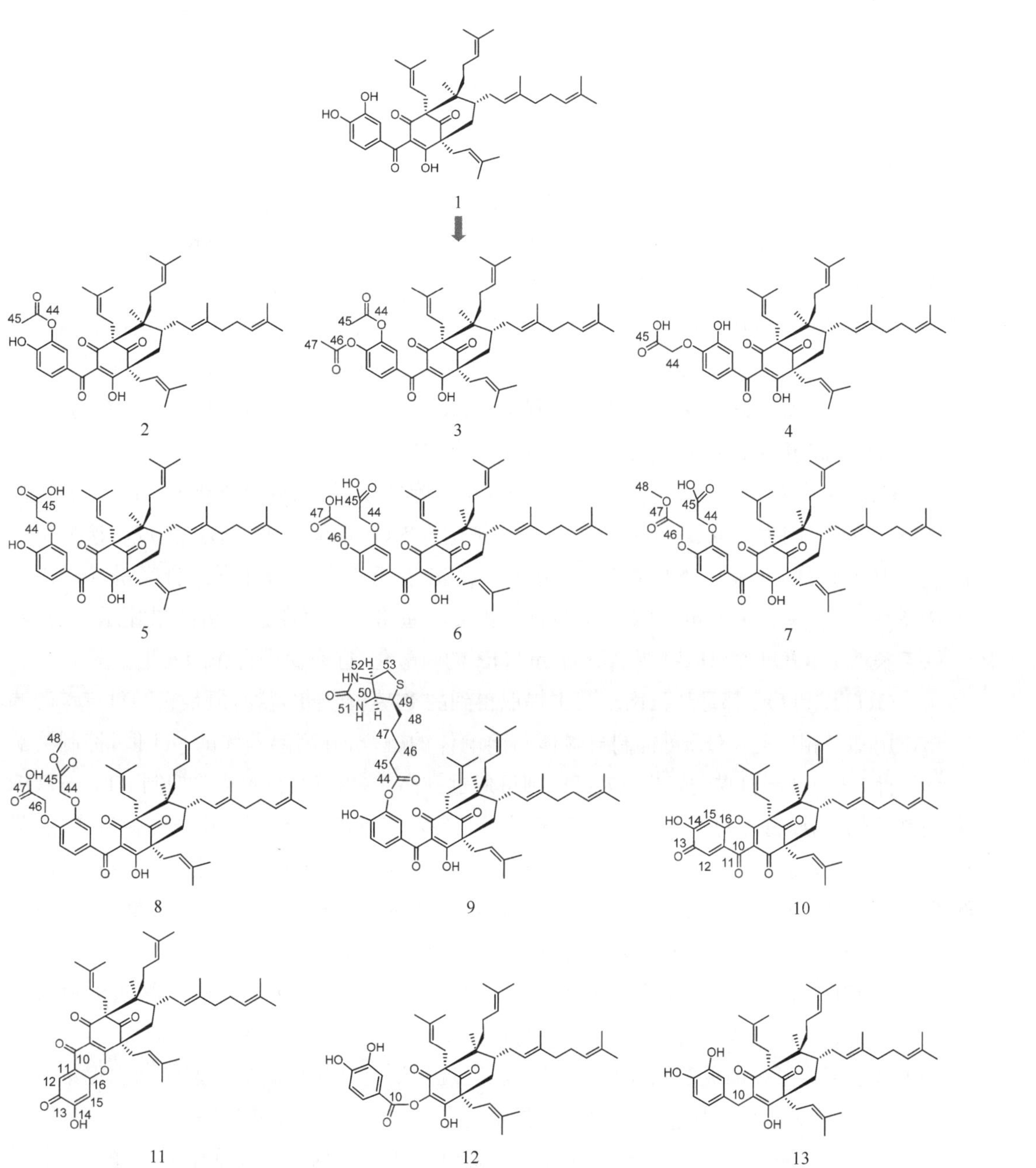

图 4 - 2 - 3 OC 衍生物的结构

5 μM 浓度下没有抑制迁移作用。

综上所述,通过结构修饰研究,我们发现了 2 个对 c - Met 抑制活性较好的衍生物——化合物 10 和 11,同时,化合物 10 能明显抑制 HCC827 细胞迁移;对 OC 的构效关系进行初步讨论得出,OC 的 C - 13、C - 14 酚羟基位点为活性必须基团,可以利用此位点改善 OC 水溶性;C - 10 位羰基为活性关键位点,可能为氢键受体关键位点,羰基为最优结构,烷烃结构和成酯均会降低活性;C - 3 位羰基和 C - 1 烯醇为活性非必须基团,可能与化合物位阻有关，该位点并非为暴露位点。

5. GUTK调节肿瘤自噬　由于前期研究已经发现化合物GUTK具有调节肿瘤细胞自噬的作用。因此，笔者继续探究了GUTK通过调控自噬信号在营养缺失条件下诱导肿瘤细胞死亡的机制。

在营养缺乏条件下，GUTK可使HeLa细胞形状变圆，显著提高被PI染色的死细胞比例；同时GUTK能够浓度依赖性抑制HeLa细胞生长，同时激活PARP。因此，GUTK在营养缺乏情况下能够抑制HeLa细胞生长，诱导HeLa细胞死亡。

在HeLa细胞中，GUTK可使GFP-LC3荧光斑点增加，同时浓度和时间依赖性增加LC3-Ⅱ的累积、降低p62蛋白表达，表明GUTK可能促进了自噬的发生；进一步研究发现，使用自噬抑制剂HCQ可以抑制GUTK诱导的自噬，进而抑制GUTK诱导的Caspase家族蛋白激活，证明GUTK是自噬诱导剂。

GUTK在营养缺乏情况下作用于HeLa细胞2 h后，能够显著促进HeLa细胞内ROS的增加，当加入ROS抑制剂NAC后，细胞内ROS明显减少。通过免疫印迹分析实验发现，GUTK可增加JNK磷酸化，说明GUTK在营养缺乏条件下的自噬诱导作用与ROS/JNK相关。Akt/mTOR也是与自噬相关的通路。免疫印迹分析结果显示，在营养缺乏条件下，GUTK可以抑制Akt和mTOR的磷酸化，进而促进自噬的发生。

GUTK和OC都是从云南藤黄中提取得到的PPAPs类化合物，但是它们对自噬的调节作用却是相反的。OC可抑制自噬体与溶酶体的融合，升高溶酶体的pH值，抑制溶酶体活性，从而抑制自噬的发生；GUTK则可通过升高ROS、激活JNK并抑制Akt/mTOR通路，进而诱导自噬的发生。此外，营养缺乏条件对GUTK诱导细胞死亡的促进作用，只能被HCQ抑制，而z-VAD-fmk和NAC只能起到不完全抑制作用。这些数据证明，GUTK在营养缺乏时可以激活多条通路促进细胞死亡，其中，自噬起着很重要的作用。然而，GUTK如何激活自噬以及自噬在细胞死亡中的作用还尚不清楚。

6. GUTK抑制静止期肿瘤细胞重新激活　前列腺癌已成为发病率最高的男性癌症，严重威胁着男性健康。研究表明，静止期肿瘤细胞的再次增殖是导致癌症病程进展、放化疗失败及癌症复发的重要原因之一。所以，发现和研究针对抑制静止期前列腺癌细胞激活的药物，将为延缓前列腺癌的病情发展和预防复发提供新的治疗策略。

笔者通过研究发现化合物GUTK具有抑制静止期前列腺癌细胞激活的作用。通过去除血清培养（LNCaP）和接触抑制生长（PC-3）的方法在体外建立前列腺癌细胞静止期模型，通过重新加入血清培养或降低细胞生长密度的方法可诱导静止期细胞重新进入细胞周期。经过研究发现，GUTK能够剂量和时间依赖性抑制细胞DNA的再次合成，GUTK短时间处理过的静止期细胞的克隆形成能力和裸鼠皮下成瘤能力均显著降低，并且具有一定的长效性；PI染色流式细胞术及Hoechst和Pyronin Y双染实验数据表明，GUTK可以推迟静止期LNCaP和PC-3细胞重新进入细胞周期的时间；蛋白免疫印迹分析结果表明，GUTK分别在LNCaP和PC-3细胞重新进入细胞周期6 h和1 h后，就可以明显下调 c - Myc 的蛋白水平而不影响其 mRNA 水平；进一步的实验表明，GUTK 是通过加速 c - Myc 在泛素-蛋白酶体途径的降解速度来下调 c - Myc 蛋白水平的；通过在静止期前列腺癌细胞中转染 c - Myc 质粒使 c - Myc 蛋白高表达，可以削弱 GUTK 抑制静止期细胞重新激活的能力；FBXW7 蛋白是能够特异性识别 c - Myc 的 E3 连接酶，而 GUTK 可以通过增加 FBXW7 的稳定性来上调其蛋白水平，从而加速 c - Myc 蛋白的降解，最终抑制静止期前列腺癌细胞的激活。在裸鼠皮下接种静止期 PC - 3 细胞，从接种前一天开始每天腹腔注射 GUTK(10 mg/kg)，发现治疗组的肿瘤大小及肿瘤重量明显低于对照组，表明 GUTK 在小鼠体内也具有抑制静止期 PC - 3 细胞重新激活和增殖的作用。HE 染色后发现 GUTK 可使肿瘤的致密度降低，IHC 实验表明 GUTK 可使肿瘤组织中 FBXW7 蛋白水平增加，c - Myc 蛋白表达水平降低，这与体外作用机制相符合。该研究表明 GUTK 具有开发成抑制前列腺癌病情发展及预防转移和复发的潜在药物。

7. **GUTK 抑制肿瘤细胞转移** 肝细胞癌(HCC)是一种侵袭性恶性肿瘤，晚期 HCC 的 5 年生存率低于 10%。肌动蛋白结合蛋白 Profilin 1 的水平在晚期 HCC 中通常会降低，并且与生存率呈正相关。体外研究结果显示，GUTK 能够浓度和时间依赖性抑制人肝癌细胞 HepG2 的迁移和侵袭。肝癌肺转移体内实验证实，GUTK 给药 28 天后，能够浓度依赖性地抑制肝癌在肺部的浸润和转移，其浓度于 10 mg/kg 时，活性与 5 -氟尿嘧啶相当。蛋白组学分析结果显示，经过 GUTK 干预的 HepG2 细胞有 31 个蛋白发生了改变，包括 18 个蛋白表达上调和 13 个蛋白表达下调，其中，Profilin 1 蛋白上调 7.4 倍。采用 Profilin 1 siRNA 敲低细胞中 Profilin 1 的表达后，GUTK 抑制肝癌细胞迁移和侵袭的能力明显减弱。GUTK 随着 Profilin 1 表达增加而抑制 F - actin 的表达，同时，GUTK 能够抑制 Rac 1/cdc42 - Profilin 1 - ARP2/3 信号通路，从而抑制细胞骨架蛋白 actin 的聚合。该研究提示，GUTK 是一类具有抗肝癌转移作用的活性化合物。

8. **OC 与 GUTK 的联合用药研究** OC 和 GUTK 这两个化合物在结构上只相差一个异戊二烯基，但两者的作用机制却有所不同。因此，研究 OC 与 GUTK 联合用药的抗肿瘤作用及其机制，对于合理开发云南藤黄有重要意义。实验研究发现，化合物 OC 和 GUTK 合用，能够剂量依赖性抑制结肠癌细胞 HCT 116 的生长，并且能明显抑制克隆形成。与 OC 和 GUTK 分别单用相比，两者合用对 HCT 116 细胞的细胞毒性作用更强。OC 和 GUTK 合用时，可更显著地激活 Caspase - 3 和 PARP；增加 LC3 -Ⅱ蛋白水平，降低 p62 蛋白表达并增加 p - JNK 蛋白表达。同时，OC 和 GUTK 合用能促进细胞内 ROS 生成。与完全培养基条件相比，OC 和 GUTK 合用在营养缺乏条件下对细胞的作用更强。因此，OC 和 GUTK 合用具有联合促进结肠癌细胞凋亡的作用，同时，自噬在 OC 和 GUTK 合用介导的细胞死亡过程中也具有重要作用。

(二)抗炎作用

笔者以肥大细胞活化后的代表性产物 LTC$_4$、PGD$_2$ 和 β - Hex 等为指标，对多种藤黄属化合物进行了抗过敏性炎症的活性筛选,发现云南藤黄中的化合物 OC 对 LTC_4、PGD_2 和 $\beta-Hex$ 释放的抑制率分别达到 99.97%、80.25% 和 48.24%,具有潜在的抗过敏性炎症活性。通过机制研究发现,OC 可以抑制上游 Fyn、Lyn 和 Syk 激酶活性,进而抑制 $NF-\kappa B$ 和 MAPK 通路,降低细胞内 Ca^{2+} 浓度,降低 $\beta-Hex$ 水平,从而抑制肥大细胞脱颗粒反应和炎性介质的释放。同时,我们采用被动全身性过敏反应小鼠模型进行实验,发现小鼠灌胃 OC 后,可以降低血清中组胺、PGD_2 和 LTC_4 的水平,具有一定的抗过敏活性。但是,该化合物对炎性因子释放和人源性肥大细胞的作用尚不知晓,有待进一步研究确认。

综上所述,从云南藤黄果皮提取物中分离得到的两个 PPAPs 类化合物 OC 和 GUTK,是该植物中主要的抗肿瘤成分。OC 可诱导肿瘤细胞凋亡,抑制肿瘤细胞的自噬和转移,还具有一定的抗炎活性;GUTK 可诱导肿瘤发生凋亡和自噬,进而促进细胞死亡,并且能够抑制静止期前列腺癌细胞激活。笔者正在对 OC 和 GUTK 的抗肿瘤活性进行研究,深入挖掘其在治疗肿瘤疾病方面的潜力,以期探明其靶向分子机制,并通过结构改造或药物联用等方法提高其生物活性,为开发植物来源的抗肿瘤药物打下基础。

五、大果藤黄 *Garcinia pedunculata* Roxb.

(一) 抗肿瘤作用

Vo 等利用磺酰罗丹明 B 蛋白染色法发现,从大果藤黄果皮中提取得到的化合物 pedunxanthone D 可以抑制肿瘤细胞 HeLa 和 NCI-H460 的生长,其 IC_{50} 值分别为 24.9 μg/ml 和 26.1 μg/ml。

(二) 抗菌作用

印度阿萨姆地区的人们将大果藤黄种植于自家田园,并把该植物的酸果及晒干的果干用于烹饪和治疗痢疾。前期文献表明,从藤黄属植物提取得到的粗提物或化合物具有一定的抗菌作用,但几乎没有文献报道大果藤黄果皮提取物的抗菌活性。基于此,Negi 等探究了大果藤黄果皮提取物的抗菌活性,结果发现该植物的己烷及三氯甲烷提取物对蜡样芽孢杆菌 *Bacillus cereus*、凝结芽孢杆菌 *Bacillus coagulans*、枯草芽孢杆菌 *Bacillus subtilis*、金黄葡萄球菌 *Staphylococcus aureus* 及大肠杆菌 *Escherichia coli* 均有一定的抑制活性(见表 4-2-14)。其中,氯仿提取物对蜡样芽孢杆菌和凝结芽孢杆菌的抑制率高于己烷提取物,而己烷提取物在枯草芽孢杆菌、金黄色葡萄球菌和大肠杆菌上的活性强于氯仿提取物。进一步采用琼脂稀释法发现,两种提取物的 MIC 值在 300 μg/ml 至 1 250 μg/ml 之间,对革兰阳性菌的抑制作用强于革兰阴性菌。该文章数据初步证明大果藤黄果皮提取物具有作为食物防腐剂的潜在价值,但若需进一步将其开发成防腐剂或抑菌剂,在药理方面,还需进行动物实验以检测提取物的活性、毒性和安全剂量;在化学方面,还需对提取物进行提取分离以寻找主要的活性化合物,并深入阐明化学结构与抗菌活性间的关系。

表 4-2-14　大果藤黄提取物对各菌群的最小抑制浓度(μg/ml)

	己烷提取物	氯仿提取物
蜡样芽孢杆菌	400	300
凝结芽孢杆菌	500	400
枯草芽孢杆菌	400	500
金黄葡萄球菌	600	600
大肠杆菌	800	1 250

金黄色葡萄球菌是常见的寄宿菌群,约有三分之一的健康人群体内有金黄色葡萄球菌。Chowdhury 等采用计算机模拟分子对接的方法筛选从大果藤黄中分离得到的化合物对金黄色葡萄球菌的抑制活性,结果发现从化合物 1,3,6,7-去甲基雏叶龙胆酮(1,3,6,7-tetrahydroxyxanthone)和 garcinone D 与 HlgA 蛋白有很强的亲和力,可以通过与其直接结合而起到抑制金黄色葡萄球菌溶血毒素形成的作用,从而抑制金黄色葡萄球菌感染。

黄曲霉素是黄曲霉、寄生曲霉和曲霉真菌等产毒菌株的二次代谢产物,对动物和人类具有致突变、致癌、致畸、肝毒和免疫抑制等毒性作用,在国际食品贸易中得到关注。尽管有许多合成的抑菌剂产生,但它们的安全性有待考证。此时,植物提取物、调味料及其成分为寻找安全有效的食品抑菌剂提供了另一途径。实验发现,在利用花生粉建立的食物系统模型中,大果藤黄果皮的氯仿和己烷提取物能够有效抑制黄曲霉的增殖,其 MIC 值分别为 3 000 ppm 和 4 000 ppm。进一步实验证明,其在低浓度时对黄曲霉毒素产生的抑制作用高于对真菌增殖的抑制作用。以上实验可以初步判断大果藤黄果皮提取物能够作为食品级抑菌剂,但仍需对其有效成分进行分离分析,通过阐明其有效成分的结构与活性的相关性,从而更深入了解其抑制黄曲霉素的机制。

(三) 抗氧化作用

植物果实也是寻找天然抗氧化物的来源之一,已有许多文献报道了植物果实中总酚的含量、营养价值和抗氧化能力,但是对大果藤黄果实的研究甚少。Islam 等对大果藤黄果实提取物(乙醇∶丙酮=7∶3)的抗氧化作用进行了探究,他们采用了 ABTS 和 DPPH 自由基清除实验证明大果藤黄果确实有抗氧化作用,且其抗氧化能力与总多酚的含量相关。此外,大果藤黄果实的甲醇提取物也能够较好地清除 DPPH 自由基、氧自由基和一氧化氮,其活性浓度分别为 50.23 μg/ml、66.06 μg/ml 和 63.02 μg/ml。

Sharma 等采用 β-胡萝卜素亚油酸模型和清除超氧自由基的体外实验发现，大果藤黄树皮的丙酮提取物有较强的抗氧化作用，其在 25 ppm 时的效能可达 86.47%。Jayaprakasha G K 等发现大果藤黄果皮的己烷和氯仿提取物也有抗氧化作用，在 DPPH 实验中，其自由基清除率分别为 45% 和 65%。在 100 ppm 时，其能够抑制磷钼络合物的形成并减少铁氰化钾的含量。

（四）抗突变作用

Jayaprakasha 等采用埃姆斯实验法，利用鼠伤寒沙门菌的组氨酸营养缺陷型菌株发生回复突变的性能来检测被检物质是否具有致突变性。实验证明，大果藤黄果皮的己烷及三氯甲烷提取物可以抑制由叠氮化钠诱导的突变。采用每培养皿 1 250 μg 或更高浓度时，可以有效抑制鼠伤寒杆菌菌株（TA100 及 TA1535）发生突变，己烷提取物的活性优于氯仿提取物。

（五）抗血小板凝集

大果藤黄树皮的乙酸乙酯提取物可以抑制由二磷酸腺苷诱导的血小板聚集，其 IC_{50} 值为 0.16 $\mu g/ml$。

综上所述，大果藤黄果皮和树皮提取物及其化合物在抗肿瘤、抗菌、抗氧化、抗突变和抗血小板凝集等方面均具有一定活性。然而，上述研究尚未对该植物在某一方面的药理作用进行深入研究，其药用价值有待进一步挖掘。

六、版纳藤黄 *Garcinia xipshuanbannaensis* Y. H. Li

笔者对版纳藤黄枝皮的丙酮提取物进行分离，得到了 8 个新的和 7 个已知的𠮾酮类化合物，结构式如图 4-2-4 所示。采用 MTT 法对这些化合物的细胞毒性进行评估，以 GI_{50}、TGI 和 LC_{50} 值这三个参数为指标，对受检化合物的活性进行比较（见表 4-2-15）。结果显示，bannaxanthone D、garcinone E 和 γ-mangostin 在抑制肿瘤细胞生长、促进肿瘤细胞死亡方面的作用最强，其 TGI 和 LC_{50} 值均低于临床上使用的抗癌药物喜树碱和依托泊苷。这三种活性化合物均含有疏水性不饱和异戊烯基基团。相比之下，具有羟基化异戊烯基基团的化合物 bannaxanthone A、bannaxanthone B、bannaxanthone C、bannaxanthone E、bannaxanthone F、bannaxanthone G、bannaxanthone H、allanxanthone C、isojacareubin 和 garcinone C，抗肿瘤活性较弱。因此，不饱和疏水性异戊烯基的存在可能对这些化合物的抗肿瘤活性至关重要。另外，笔者在之前的研究中也发现，不饱和异戊烯基取代基的数量可显著影响𠮾酮类化合物的细胞毒性，即异戊烯基基团越多，细胞毒性越强。

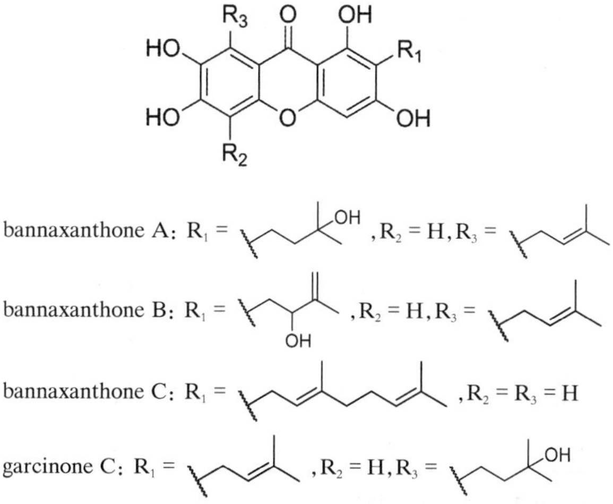

bannaxanthone A：$R_1 =$ ⎿OH ，$R_2 = H$，$R_3 =$

bannaxanthone B：$R_1 =$ ⎿OH ，$R_2 = H$，$R_3 =$

bannaxanthone C：$R_1 =$ ，$R_2 = R_3 = H$

garcinone C：$R_1 =$ ，$R_2 = H$，$R_3 =$ ⎿OH

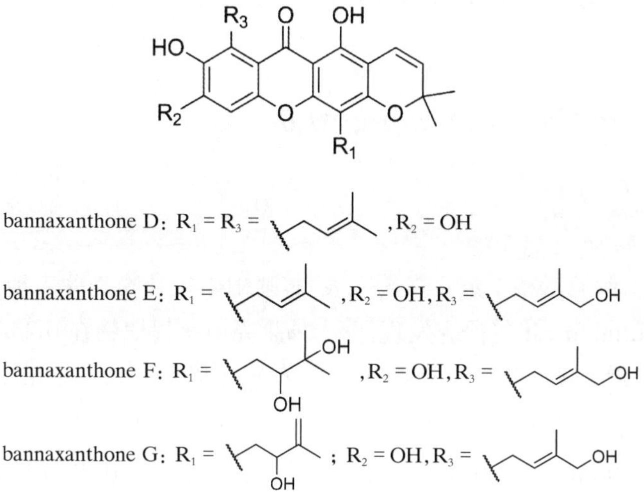

bannaxanthone D：$R_1 = R_3 =$ ，$R_2 = OH$

bannaxanthone E：$R_1 =$ ，$R_2 = OH$，$R_3 =$ ⎿OH

bannaxanthone F：$R_1 =$ ⎿OH ，$R_2 = OH$，$R_3 =$ ⎿OH

bannaxanthone G：$R_1 =$ ⎿OH ；$R_2 = OH$，$R_3 =$ ⎿OH

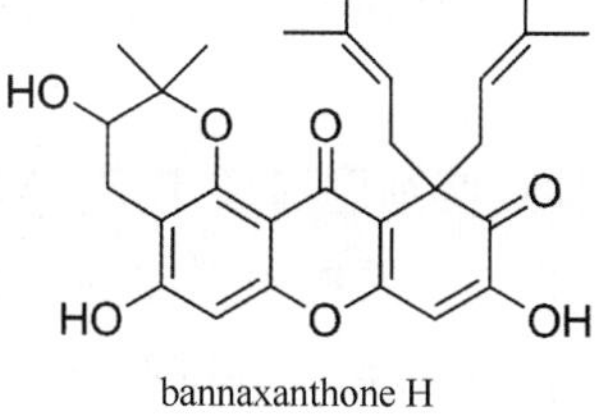

bannaxanthone H

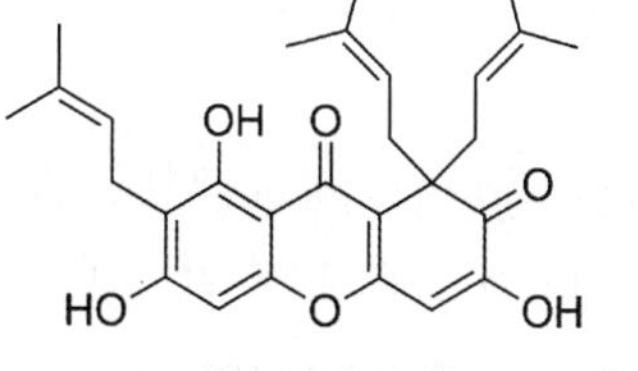

allanxanthone C

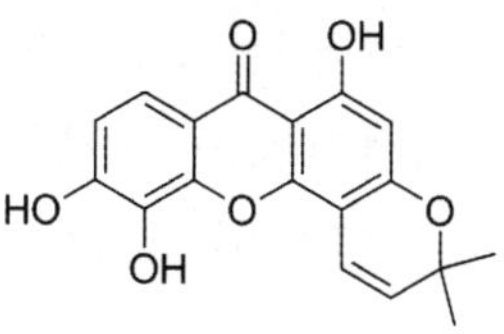

isojacareubin

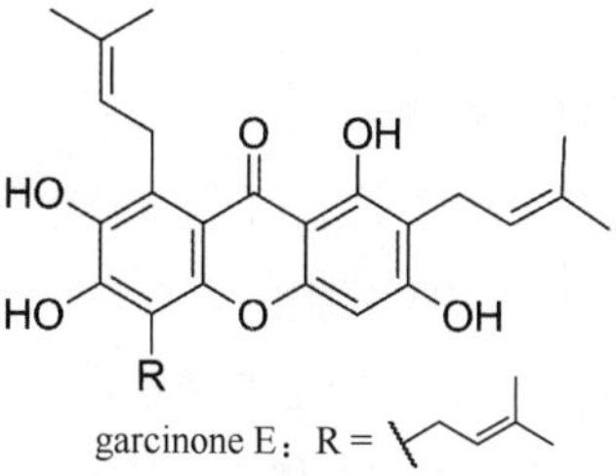

garcinone E：$R =$
γ−mangostin：$R = H$

图 4−2−4　版纳藤黄枝皮中活性化合物结构式

表 4 - 2 - 15　版纳藤黄枝皮中活性化合物的 GI_{50}、TGI 和 LC_{50} 值

化合物[a]	$GI_{50}(\mu M)$	$TGI(\mu M)$	$LC_{50}(\mu M)$
bannaxanthone B	12.1	>100	>100
bannaxanthone D	20.8	24.7	26.2
garcinone E	8.2	19.3	25.6
garcinone C	29.7	47.2	59.4
γ - mangostin	10.8	18.4	27.0
喜树碱(camptothecin)	4.8	41.1	>200
依托泊苷(Etoposide)	17.0	91.3	>200

注：[a] 化合物 bannaxanthone A、bannaxanthone C、bannaxanthone E、bannaxanthone F、bannaxanthone G、bannaxanthone H、allanxanthone C 和 isojacareubin 无活性，GI_{50} 值均大于 30 μM。

七、莽吉柿 *Garcinia mangostana* L.

（一）抗肿瘤作用

1. **抑制肿瘤细胞增殖**　近年来研究表明，呫酮类化合物是莽吉柿抗肿瘤作用的主要物质基础。Moongkarndi 等研究发现，莽吉柿果壳甲醇提取物在 6.25～50 μg/ml 时对人乳腺癌细胞 SKBR3 增殖具有显著抑制作用，ED_{50} 值约为 9.25 μg/ml。Suksamrarn 等对从未成熟的莽吉柿果实中分离得到的 19 种莽吉柿呫酮类化合物进行了系统筛选和比较研究，结果显示 mangostenone C 对口腔表皮样癌细胞 KB、乳腺癌细胞 BC - 1 和小细胞肺癌细胞 NCI - H187 三种人肿瘤细胞均具有抑制作用，IC_{50} 值分别为 2.80 μg/ml、3.53 μg/ml 和 3.72 μg/ml，而 α - mangostin 对 BC - 1 细胞抑制作用最强，IC_{50} 值为 0.92 μg/ml。

α - Mangostin 可以通过抑制细胞拓扑异构酶活性，使细胞滞留于 G_2/M 期，从而抑制结肠癌 HCT116 细胞增殖，IC_{50} 值为 18.5 μM。从莽吉柿果皮中提取的 panaxanthone（含 75%～85% α - mangostin 和 5%～15% γ - mangostin）具有抑制肿瘤生长和转移的作用。

2. **诱导肿瘤细胞凋亡**　莽吉柿中提取的呫酮类化合物不仅能够抑制人结直肠腺癌细胞株 COLO 205 生长，还能通过激活 Caspase 级链反应诱导凋亡，也可剂量依赖地抑制皮下注射 COLO 205 细胞的小鼠肿瘤细胞生长，显示其具有开发为抗肿瘤药物的潜质。

γ - Mangostin 对恶性神经胶质瘤细胞 U87 MG 和 GBM 8401 具有诱导凋亡作用，其 IC_{50} 值分别为 74.14 μM 和 64.67 μM。

Watanapokasin 等发现，α - mangostin 对三种人类结直肠癌细胞 COLO 205、MIP -

101 和 SW 62 的最低抑制增殖浓度分别为 9.74 μg/ml、11.35 μg/ml 和 19.6 μg/ml，进一步机制研究显示，α-mangostin 与 COLO 205 细胞株共孵育使其胞膜皱缩，染色质固缩，DNA 片段化，激活 Caspase-3、Caspase-7 和 Caspase-9 蛋白。

Aisha 等研究了莽吉柿果皮乙醇提取物对于结直肠癌细胞株 HCT 116 增殖及凋亡的影响，α-mangostin 为该提取物的主要成分（71.2%），总咕酮类化合物含量达 95%，研究结果显示，提取物能够剂量依赖性抑制 HCT116 细胞的生长，IC_{50} 值为 9.2 μg/ml。凋亡检测显示，其通过线粒体途径诱导凋亡，激活 Caspases-7，使 DNA 片段化、染色质固缩和线粒体膜电位缺失；同时细胞迁移和克隆形成能力下降。

Wang 等研究了从莽吉柿果皮中提取的三种咕酮类化合物 α-mangostin、γ-mangostin 和 8-deoxygartanin 对于黑色素瘤细胞 SK-MEL-28 的影响，其中，γ-mangostin 和 8-deoxygartanine 在 5 μg/ml 时可提高 G_1 期细胞比例（90% 和 92%，对照组为 78%），而且它们均有诱导凋亡作用。

Krajarng 等研究发现，对于放化疗不敏感的软骨肉瘤，α-mangostin 抑制软骨肉瘤细胞 SW1353 的增殖并诱导凋亡，激活 Caspase-3、Caspase-8 和 Caspase-9 蛋白，并下调 Bcl-2，上调 Bax 信号通路。

Matsumoto 等发现，α-mangostin、β-mangostin 和 γ-mangostin 等 6 种咕酮类化合物具有抑制白血病细胞 HL-60 增殖的作用，其中，α-mangostin 在 10 μM 时可诱导 HL-60 细胞凋亡，完全抑制其增殖。Sato 等的研究结果显示，α-mangostin 可通过激活 Caspase-3，抑制 Ca^{2+}-ATP 酶，诱导大鼠嗜铬细胞瘤细胞 PC12 的凋亡。此外，研究还发现 α-mangostin 对酸性神经鞘磷脂酶（ASMase）具有抑制作用，这与其诱导肿瘤细胞凋亡的现象密切相关。

在乳腺癌 MDA-MB-231 细胞株上，α-mangostin 的 IC_{50} 值为 20μM，其主要通过调节 PI3K/Akt 信号通路来诱导线粒体介导的细胞凋亡，同时还能诱导 G_1 期细胞阻滞，上调 p21[cip1] 蛋白表达，下调 Cyclins 和 CDKs 等细胞周期相关蛋白表达。

3. 抑制肿瘤转移　Hung 等研究了 α-mangostin 抑制人前列腺癌细胞株 PC-3 转移的作用和机制，细胞基质黏附和伤口愈合检测等结果显示，α-mangostin 具有抑制细胞黏附、转移和入侵的作用。酶谱法检测结果显示，α-mangostin 可剂量依赖性下调 MMP-2、MMP-9 和尿激酶-纤维蛋白酶原激活物（urokinase-type plasminogen activator，u-PA）的表达。同时，α-mangostin 可抑制 JNK1/2、NF-κB、c-Fos 和 c-Jun 的磷酸化。因此，α-mangostin 通过抑制 JNK1/2 信号通路和 NF-κB 活性，下调 MMP-2、MMP-9 和 u-PA 表达，从而抑制 PC-3 前列腺癌细胞转移。

Shibata 等通过对 BALB/c 小鼠接种转移性 BJMC3879luc2 细胞建立乳腺癌移植瘤小鼠模型，采用小型渗透泵给药 α-mangostin，剂量为每天 10 mg/kg 和每天 20 mg/kg。结果显示，高剂量组（每天 20 mg/kg）生存率明显高于对照组和低剂量组（每天 10 mg/kg），并且肿瘤体积和淋巴结多重转移受到抑制，肿瘤组织中激活的 Caspase-3 和 Caspase-9 蛋白表达升高,表明 α - mangostin 诱导了凋亡。体外机制研究显示,α - mangostin 可诱导线粒体介导的凋亡,使肿瘤细胞发生 G_1/S 阻滞,其作用可能与下调 Akt 信号通路有关。

(二)抗病毒作用

莽吉柿果实提取物具有抗新城鸡瘟病毒(newcastle disease virus,NDV)的作用,实验组(莽吉柿果实提取物)斗鸡体内的 NDV 抗体水平显著高于对照组(盐溶液),实验组和对照组斗鸡的死亡率分别为 0 和 22.22%

莽吉柿果皮乙醇提取物具有抗丙型肝炎病毒(hepatitis C virus,HCV)活性,其能够阻断 HCV 利用 HCV1b Bart79I 亚基因组和 2a J6/JFH-1 传染性复制子系统进行基因组复制。

(三)抗菌作用

Garcinone C 为莽吉柿果皮中分离得到的𠮤酮类化合物,该化合物对病原性及非病原性钩端螺旋体病的 MIC 值分别为 100 $\mu g/ml$ 和 200 $\mu g/ml$。α - mangostin 对 MRSA 的 MIC 值和 MBC 值分别为 1.95 $\mu g/ml$ 和 3.91 $\mu g/ml$,对白念珠菌的 MIC 和 MFC 值分别为 1 000 $\mu g/ml$ 和 2 000 $\mu g/ml$。另外,Koh 等研究发现 α - mangostin 对包含 2 种 MRSA 隔离种的革兰阳性病原体的 MIC 值范围为 0.78～1.56 $\mu g/ml$,其主要作用机制为破坏细胞质膜的完整性,从而导致细胞内成分的流失。α - mangostin 还具有抗口腔链球菌属的作用,12 μM 的 α - mangostin 对变形链球菌群 *Mutans streptococci* 细胞悬浮液的糖酵解具有抑制作用,其主要作用机制为抑制细胞糖酵解、苹果乳酸发酵以及抑制 NADH 氧化酶。体外实验表明,α - mangostin 还具有抑制枯草芽孢杆菌和金黄色葡萄球菌的作用,MIC 值分别为 3.9 μM 和 7.8 μM。

此外,莽吉柿果皮、叶和树皮提取物对其他一些菌属也有抗菌作用,如变异链球菌 *S. mutans*、牙龈红棕色单胞菌 *P. gingivalis* DMST2136、酿脓链球菌 *S. pyogenes*、痤疮丙酸杆菌 *P. Acnes* 和表皮葡萄球菌 *S. Epidermidis* 等。

(四)抗炎镇痛与免疫调节作用

多项研究发现,莽吉柿的树皮、树叶、果皮和种皮提取物都具有抗炎镇痛活性。Cui 等发现,莽吉柿果壳乙醇粗提物在小鼠热板法和醋酸扭体法实验中均显示镇痛抗炎作用(灌胃 0.5 g/kg、1 g/kg 和 3 g/kg),并可抑制二甲苯诱导的炎症介质释放,从中提取的活性化合物 α - mangostin 和 γ - mangostin 在热板法和福尔马林实验中显示镇痛作用(灌胃 25 mg/kg 和 50 mg/kg)。这些表明莽吉柿乙醇粗提物、α - mangostin 和 γ - mangostin 具有潜在外周和中枢镇痛作用。

在对莽吉柿提取物或活性成分的抗炎机制研究中,关于其影响诱导型一氧化氮合酶(inducible nitric oxide synthase,iNOS)、环氧合酶-2(cyclooxygenase-2,COX-2)和前

列腺素 E_2（prostaglandin E_2，PGE_2）的报道较多，最早有学者 Nakatani 报道在 C6 大鼠神经胶质瘤细胞模型中，采用 A23187（一种 Ca^{2+} 离子载体）刺激可促释放 PGE_2，γ-mangostin 对其具有抑制作用，IC_{50} 约 5 μM，并呈剂量效应关系。此外，γ-mangostin 对 COX-1 和 COX-2 酶活性具有抑制作用，IC_{50} 分别为 0.8 μM 和 2 μM。如果采用 LPS 刺激 C6 大鼠神经胶质瘤细胞，则发现 γ-mangostin 浓度依赖性地抑制抑制型 κB 激酶（inhibitor κB kinase，IKK）活性（IC_{50} 约为 10 μM），同时减少 $I\kappa B$ 降解及磷酸化，从而抑制 LPS 诱导的 NF-κB 及 COX-2 表达，进而减少 PGE_2 释放。同时，在体内试验中 γ-mangostin 可抑制角叉菜胶所致大鼠足肿胀，综合体内外实验结果认为 γ-mangostin 可作为抗炎药物开发先导化合物。

Chen 等在 RAW264.7 巨噬细胞模型体外试验研究中发现，α-mangostin 和 γ-mangostin 能够抑制 LPS 诱导 NO 和 PGE_2 的生成，IC_{50} 值分别为 12.4 μM 和 10.1 μM，但 α-mangostin 和 γ-mangostin 对 iNOS 酶活力并无直接的抑制作用。体内试验显示，α-mangostin 和 γ-mangostin 对角叉菜胶所致小鼠足肿胀具有抑制作用。同样是利用 RAW264.7 细胞模型进行的 α-mangostin 和 γ-mangostin 抗炎活性机制研究，Supinya 等的研究结果显示，莽吉柿果壳的乙醇提取物、α-mangostin 和 γ-mangostin，均对 LPS 诱导 RAW264.7 巨噬细胞释放 NO，PGE_2，TNF-α 和白细胞介素-4（interleukin-4，IL-4）具有抑制作用。其中，乙醇提取物抑制 NO 和 PGE_2 释放的 IC_{50} 值分别为 1.0 $\mu g/ml$ 和 6.0 $\mu g/ml$。α-mangostin 和 γ-mangostin 抑制 NO 释放的 IC_{50} 值分别为 3.1 μM 和 6.0 μM，抑制 PGE_2 释放的 IC_{50} 值则为 13.9 μM 和 13.5 μM。此外，乙醇提取物和 α-mangostin 可剂量依赖性的抑制 iNOS 和 COX-2 的表达，γ-mangostin 仅对 iNOS 表达具有抑制作用。

Cho 等研究发现，在 LPS 诱导的 RAW264.7 巨噬细胞模型上，mangostenone F 剂量依赖性地抑制 NO、iNOS 和前炎症因子 TNF-α、IL-6 和 IL-1β 等的产生。进一步机制研究发现，mangostenone F 是通过抑制 NF-κB 的激活和丝裂原激活的蛋白激酶（mitogen activated protein kinase，MAPK）信号通路，抑制 NO 的产生和 iNOS 的表达，从而起到抗炎效应。

从上述研究结果可以看出，莽吉柿果壳的乙醇提取物或其活性化合物 α-mangostin 和 γ-mangostin 具有可靠的体内抗炎镇痛活性，其体外机制研究显示或与 iNOS、COX-2 炎症通路有关，而越来越多的研究显示，针对炎症细胞的 iNOS、COX-2 通路，正成为有效的化疗药物作用靶点之一。这或许也是传统用于抗炎镇痛作用的莽吉柿在现代研究中显示具有抗肿瘤作用的内在机制之一。当然，肿瘤作用通路复杂，信号网络庞大，具体的作用机制还有待更深入的研究来揭晓。

随着对莽吉柿提取物或从中分离的化合物抗炎效应的研究，有学者发现部分化合物具有免疫抑制效应，Cen 等首次报道了从莽吉柿中提取的 isogarcinol 是一种新型免疫抑制剂，对小鼠灌胃 isogarcinol 可剂量依赖性削弱延迟超敏反应，并提高异种皮肤移植存活率。小鼠口服急性毒性实验优于环孢素 A，可开发为一种高效低毒的免疫抑制剂，用于移植排异反应及需要长期给药的自身免疫病。Fu 等研究发现其对于胶原诱发的大鼠关节炎模型和二甲苯诱发小鼠耳肿胀模型都具有较好的改善病理效果，体外机制研究显示其不但可以通过抑制 NF-κB 表达，从而抑制 iNOS 和 COX-2 mRNA 表达及 NO 产生，而且可以下调活化 T 细胞核因子（nuclear factor of activated T cells, NFAT）及 IL-2表达。

莽吉柿果壳提取物能够抑制 NC/Tnd 小鼠的过敏性皮炎，灌服果壳提取物（250 mg/kg/d）六周后，小鼠的抓挠行为、血浆总 IgE 水平、表皮增生等情况均得到抑制或下降，主要作用机制为抑制胸腺基质淋巴细胞生成素和干扰素-γ mRNA 表达。

Kasemwattanaroj 等在研究 α-mangostin 对于免疫调节的影响时发现，通过与外周血单个核细胞共孵育的方式，α-mangostin 可以在不影响人体免疫细胞的情况下抑制 IL-2 的释放，进一步证实其对于自身适应性免疫具有抑制作用。

虽然很多报道显示 α-mangostin 具有抗炎及抗菌作用，但 Gutierrez 等的研究提出了不同的观点，对于葡聚糖硫酸钠（dextran sulfate sodium, DSS）诱发大鼠溃疡性结肠炎，服用 α-mangostin 有加重症状的危险，并诱发大鼠肠道生态失调。

Jang 等研究了 α-mangostin 和 γ-mangostin 对于卵清蛋白诱导的过敏性哮喘动物模型的影响，分别以每天 10 mg/kg 和每天 30 mg/kg 剂量灌胃给药 3 天，发现其能减轻过敏性哮喘的主要病理表现，包括气道炎症细胞招募，气道高敏反应，升高 Th2 细胞因子，而且能降低 PI3K 活性、Akt 磷酸化以及 NF-κB 在核蛋白中的含量，显示其减轻哮喘作用与抑制 NF-κB 炎症通路有关，可望开发为过敏性哮喘的治疗药物。

除了大多数研究显示莽吉柿中的𠮩酮类化合物如 mangostin 具有抗炎活性外，也有研究者郑新川等对莽吉柿果壳中抗 LPS 活性成分进行了系统研究，从中分离的儿茶素、表儿茶素、原花青素 B2 和原花青素三聚体在体外实验中对 LPS 具有结合与中和作用，是莽吉柿中新的抗 LPS 活性物质，同时也可以抑制 LPS 诱导 RAW264.7 细胞释放 TNF-α，其作用弱于 α-mangostin 和 γ-mangostin（有效剂量为 mangostin 的十倍）。

Tomohiro 等的研究也发现 α-mangostin，β-mangostin 和 γ-mangostin，均能抑制免疫球蛋白 E（immunoglobulin E, IgE）诱导 RBL-2H3 细胞释放炎症介质组胺，认为其机制在于抑制了细胞内 Syk 和 PLCγs 信号分子相关的信号转导通路。

（五）抗氧化作用

Martinez 等认为𠮩酮类抗氧化作用与单电子转移作用有关，为俘获自由基，𠮩酮可以贡献或者接受电子，离子化潜力与电子亲和力之间的关系将可以预测单电子转移过程中的热动力学可行性。根据这个理论，去质子的𠮩酮类比中性𠮩酮类更易于俘获自由基。莽吉柿中的多酚类物质具有抗氧化作用，Xiong 等研究发现，优化提取条件下莽吉柿多酚清除 1,1-二苯基-2-三硝基苯肼、羟自由基和超氧化物阴离子自由基的 IC_{50} 值分别为

4.67 μg/ml、41.4 μg/ml 和 27.0 μg/ml。

Martinez 等针对 α - mangostin 的捕获自由基作用机制进行理论探索,根据氢原子转移理论(HAT)及其热力学和动力学,α - mangostin 和其阴离子(去质子)型均可俘获自由基,且阴离子型更易再激活,其俘获 OH 自由基能力与胡萝卜烯类相似,强于蒜素,远优于松果体素和 N-乙酰半胱氨酸,比 2-丙烯次磺酸弱 15 倍。

Zarena 等研究发现莽吉柿果皮的碱性水解部分较酸性水解部分或者不水解部分具有更强的抗氧化及俘获自由基作用,可能与高含量多酚类成分有关。Berenic 等研究发现 α - mangostin 可以通过调节谷胱甘肽过氧化物酶活力影响谷胱甘肽产量,从而产生抗氧化作用,对于硫酸亚铁造成的脑突触小体过氧化损伤产生保护作用。Naczk 等研究了莽吉柿不同部位提取的酚类成分与蛋白结合和抗氧化特性,运用牛血清蛋白染色标记和荧光序列两种方法,发现莽吉柿果壳及果皮中提取的酚类具有较强蛋白沉降特性,而从可食用的果肉部分提取的酚类则与牛血清蛋白具有更强的亲和力。

（六）神经保护作用

在阿尔茨海默病病理进展中,β-淀粉样蛋白(β-amyloid peptide,Aβ)通过产生 ROS 而诱导神经细胞毒和凋亡,造成机体损害。在培养的 SK-N-SH 细胞中,莽吉柿提取物可通过抑制 ROS 和提高 caspase 酶活性,发挥抗氧化作用,对抗 Aβ 诱导的细胞毒性。

此外,α - mangostin 还能够减弱 β-淀粉样蛋白寡聚物诱导的神经毒性,减弱 Aβ-(1-40)和 Aβ-(1-42)寡聚物所致的大鼠大脑皮质神经元毒性,其主要作用机制为抑制 β-淀粉样蛋白聚集,对 AD 疾病有潜在治疗作用;莽吉柿果实乙醇提取物也具有保护神经细胞的药理活性,200 μg/ml 能显著改善由 H_2O_2 诱导的细胞毒性,抑制 H_2O_2 和多氯联苯-52(polychlorinated biphenyl,PCB)对 SK-N-SH 细胞的毒性,抑制乙酰胆碱酯酶(acetylcholinesterase,AchE)活性。体内实验表明,使用莽吉柿果皮提取物(5 mg/ml)灌胃 8 个月,可减轻 C57BL/6J 小鼠的认知功能障碍,并伴有抗炎作用。进一步研究显示,对 AD 转基因小鼠,给予莽吉柿果皮提取物 5 到 13 个月,显示其具有神经保护,抗炎和抗氧化作用,并能减轻海马部位 Aβ 沉积和磷酸化 tau S202 水平,从而改善由此带来的空间记忆退化。

（七）降脂作用

化合物 α - mangostin、β - mangostin、γ - mangostin、9 - hydroxycalabaxanthone、garcinone E、1,3,7 - trihydroxyxanthone、2,4,6,7 - tetrahydroxyxanthone、3,4,5,3′ - tetrahydroxybenzo-phenone、2,4,6,3′,5′ - pentahydroxybenzophenone、neosmitilbin、epicatechin 和 egonol 是从莽吉柿果壳中分离得到的化合物,这些化合物可以抑制脂肪酸合成酶,IC_{50} 值为 1.24~91.07 μM。

γ - mangostin 具有抑制脂肪形成和脂肪连接蛋白的作用,主要作用机制是抑制

Nrf2，下调脂肪细胞的 *PPARg* 基因表达。

（八）防晒作用

研究发现，α‑mangostin 具有防晒作用，在 50 μg/ml 和 100 μg/ml 浓度时的 SPF 值分别为 21.76 和 37.18。

（九）杀虫作用

研究发现，α‑mangostin 具有抗原虫作用，对镰状疟原虫 *Plasmodium falciparum* 和布氏锥虫 *Trypanosoma brucei* 的 IC_{50} 值分别为 2.7 μg/ml 和 0.5 μg/ml，对曼氏血吸虫 *Schistosoma mansoni*、卡普罗尼棘口吸虫 *Echinostoma caproni* 和肝片吸虫 *Fasciola hepatica* 的 IC_{50} 值范围为 2.9～15.6 μg/ml。NMRI 小鼠灌服 α‑mangostin 400 mg/kg 和 800 mg/kg 时，体内蠕虫减少率（抗曼氏血吸虫和卡普罗尼棘口吸虫）分别为 0～38% 和 11%～54%。另有体内实验表明，α‑mangostin 具有杀马铃薯甲虫幼虫和成虫的作用，在给药 7 天、14 天和 23 天时的 LC_{50} 值分别为 63.66 μM、8.37 μM 和 4.09 μM。

体内实验显示，莽吉柿果皮乙醇提取物具有抗疟原虫的药理活性，IC_{50} 值为 12 μg/ml，IC_{90} 值为 30 μg/ml。

综上可见，莽吉柿在传统应用中具有清热泻火和消炎等功效，现代药理研究表明其提取物或主要化学成分具有抗肿瘤、抗菌、抗病毒、抗炎镇痛、免疫调节、抗氧化、降脂和对抗皮肤炎症等多种作用，这为扩大莽吉柿的应用范围提供了依据。

八、大苞藤黄 *Garcinia bracteata* C. Y. Wu ex Y. H. Li

Thoison 等对越南产大苞藤黄进行研究，发现大苞藤黄叶的乙酸乙酯提取物可以抑制人口腔上皮癌细胞 KB 的增殖，IC_{50} 值为 4 μg/ml。随后，采用硅胶色谱柱对该提取物进行分离，得到 6 个主要活性成分，均为𠮿酮类化合物：bractatin、isobractatin、1‑O‑methylbractatin、1‑O‑methylisobractatin、1‑O‑methyl‑8‑methoxy‑8,8a‑dihydrobractatin 和 1‑O‑methylneobractatin，IC_{50} 值分别为 0.4 μg/ml、1.5 μg/ml、0.3 μg/ml、0.8 μg/ml、1.5 μg/ml 和 0.2 μg/ml。经过继续研究，Thoison 等又从大苞藤黄叶中分离得到对 KB 细胞抑制活性相对较好的两种𠮿酮类化合物，即 neoisobractatin A 和 neoisobractatin B，IC_{50} 值分别为 0.14 μg/ml 和 0.16 μg/ml。Thoison 等的研究为后续研究人员从大苞藤黄中分离抗肿瘤化合物奠定了基础。

Niu 等对中国产大苞藤黄茎皮乙醇提取物的化学组成进行了系统研究，试图寻找天然来源的抗癌药物。研究人员从大苞藤黄茎皮乙醇提取物中分离得到 31 种𠮿酮类化合物，并进行了抗肿瘤活性筛选（结果见表 4‑2‑16）。其中，化合物 1,4,5,6‑tetrahydroxy‑7,8‑di(3‑methylbut‑2‑enyl)xanthone、globuxanthone 和 garciniaxanthone E 对人白血病细胞 HL‑60 的增殖抑制作用较好,其 GI_{50} 值分别为 2.8 μM、3.4 μM 和 3.1 μM。

表 4‑2‑16 大苞藤黄中 31 种化合物对 HL‑60 细胞的增殖抑制作用

化 合 物	GI_{50}值[a](μM)
	HL‑60 细胞
1,4,5,6 ‑ tetrahydroxyxanthone	24.8
bracteaxanthone Ⅲ	21.0
bracteaxanthone Ⅳ	18.0
bracteaxanthone V	22.2
bracteaxanthone Ⅵ	21.0
1,4,6 ‑ trihydroxy ‑ 5 ‑ methoxy ‑ 7 ‑ prenylxanthone	9.9
1,4,5,6 ‑ tetrahydroxy ‑ 7,8 ‑ di(3 ‑ methylbut ‑ 2 ‑ enyl)xanthone	2.8
1,4,5,6 ‑ tetrahydroxy ‑ 7 ‑ prenylxanthone	10.1
1,4,5 ‑ trihydroxyxanthone	28.0
1,4 ‑ dihydroxy ‑ 5,6 ‑ dimethoxyxanthone	—[b]
globuxanthone	3.4
garciniaxanthone H	21.9
symphoxanthone	9.1
1 ‑ O ‑ methylsymphoxanthone	4.8
morusignin I	37.7
garcinexanthone B	37.7
6 ‑ deoxyjacareubin	18.5
1,3,5,6 ‑ tetrahydroxyxanthone	16.2
1,3,6,7 ‑ tetrahydroxyxanthone	18.0
1,5 ‑ dihydroxy ‑ 3 ‑ methoxyxanthone	17.7
1,5 ‑ dihydroxy ‑ 3,8 ‑ dimethoxyxanthone	—[b]
1,7 ‑ dihydroxyxanthone	21.9
1,2,5 ‑ trihydroxyxanthone	23.1
2,6 ‑ dihydroxy ‑ 1,5 ‑ dimethoxyxanthone	—[b]
2,5 ‑ dihydroxy ‑ 1 ‑ methoxyxanthone	47.9
1,2,5 ‑ trihydroxy ‑ 6 ‑ methoxyxanthone	16.7
12b ‑ hydroxy ‑ des ‑ D ‑ garcigerrin A	5.4
3 ‑ hydroxy ‑ 1,5 ‑ dimethoxyxanthone	—[b]

续 表

化 合 物	GI_{50}值[a]（μM）
	HL－60 细胞
garciniaxanthone E	3.1
6－deoxyisojacareubin	27.3
garciduol A	—[b]
5－Fu[c]	3.8

注：[a] GI_{50}值是指 50%细胞生长抑制浓度；[b] 不溶于 DMSO；[c] 阳性对照药。

随后，通过对这些化合物的结构进行分析发现，叫酮骨架上具有异戊烯基的化合物 1,4,5,6－tetrahydroxy－7－prenylxanthone 和 12b－hydroxy－des－D－garcigerrin A，比不含异戊烯基的叫酮 1,4,5,6－tetrahydroxyxanthone 和 1,4,5－trihydroxyxanthone 具有更强的抗肿瘤活性；叫酮骨架上的异戊烯基基团较多的化合物 1,4,5,6－tetrahydroxy－7,8－di（3－methylbut－2－enyl）xanthone，抗肿瘤活性高于化合物 1,4,5,6－tetrahydroxy－7－prenylxanthone；通过对比化合物 garciniaxanthone E 和 1,4,5,6－tetrahydroxy－7,8－di（3－methylbut－2－enyl）xanthone 的结构和活性可以发现，异戊烯基侧链上的异戊烯基基团对化合物的抗肿瘤活性无明显影响；若将异戊烯基基团进行羟基化或环化成为呋喃环或吡喃环，则化合物的抗肿瘤活性降低，如化合物 bracteaxanthone Ⅳ、bracteaxanthone Ⅴ、morusignin I、garcinexanthone B、6－deoxyjacareubin 和 6－deoxyisojacareubin。因此，异戊烯基基团对化合物的抗肿瘤活性强弱具有重要影响。结构式如图 4－2－5 所示。

Shen 等发现大苞藤黄乙醇提取物具有一定抗肿瘤活性，并对从中分离得到的 9 个化合物进行了抗肿瘤活性筛选（结果见表 4－2－17）。其中，化合物 isobractatin 对人非小细胞肺癌细胞 A549、人乳腺癌细胞 MCF－7、人前列腺癌细胞 PC－3 的增殖抑制作用最强，其处理细胞 36 h 后的 IC_{50}值分别为 4.15 μM、3.32 μM 和 2.90 μM。其中，isobractatin 抑制 PC－3 细胞增殖的作用机制为：isobractatin 可使 PC－3 的 P21 蛋白表达增加，Cyclin D1 和 Cyclin E 蛋白表达减少，导致细胞发生 G_0/G_1 期阻滞，阻断细胞进入 S 期。同时，isobractatin 可激活促凋亡蛋白 Bax，抑制抗凋亡蛋白 Bcl－2，进而激活 Caspase－9 和 Caspase－3，导致细胞发生凋亡。因此，isobractatin 是通过诱导细胞周期阻滞和细胞凋亡，而发挥抗肿瘤作用的。

笔者收集了多种中国藤黄属植物的不同部位（叶、枝、种子、果皮、树皮、根皮和果实），分别经过 95%醇提和水提获得粗提物，并使用多种肿瘤细胞株进行活性筛选，选择最有效的组分进行基于 GFP－LC3 高通量筛选的生物导向性分离。结果发现，大苞藤黄叶的乙醇提取物中具有两种含异戊烯基的笼状叫酮类化合物，即 neobractatin 和 isobractatin，对人非小细胞肺癌细胞 A549 和人宫颈癌细胞 HeLa 的抑制作用较强，IC_{50}值约为 2 μM。

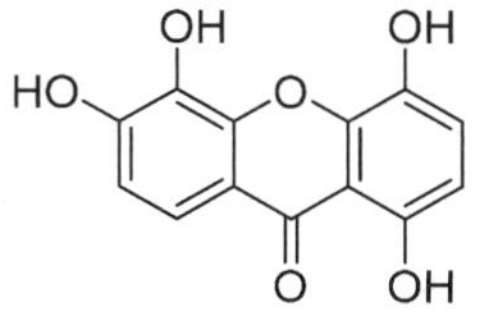

1,4,5,6 - tetrahydroxyxanthone

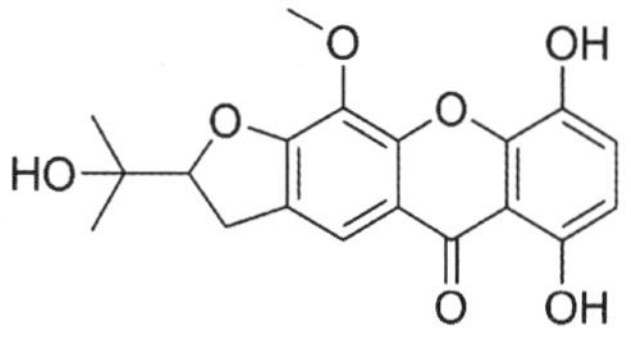

bracteaxanthone Ⅳ

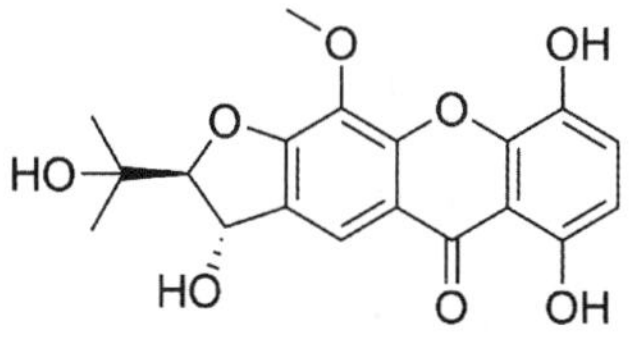

bracteaxanthone V

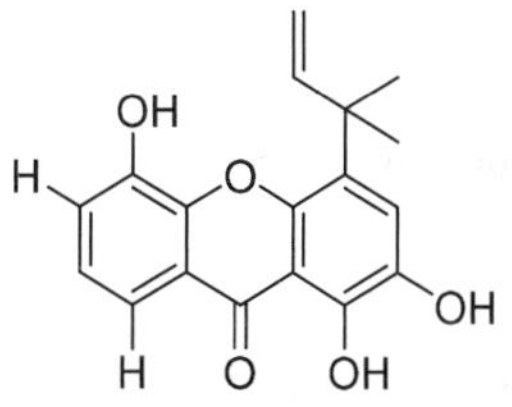

globuxanthone

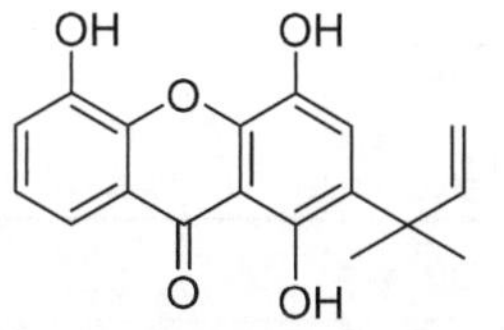

12b - hydroxy - des - *D* - garcigerrin A

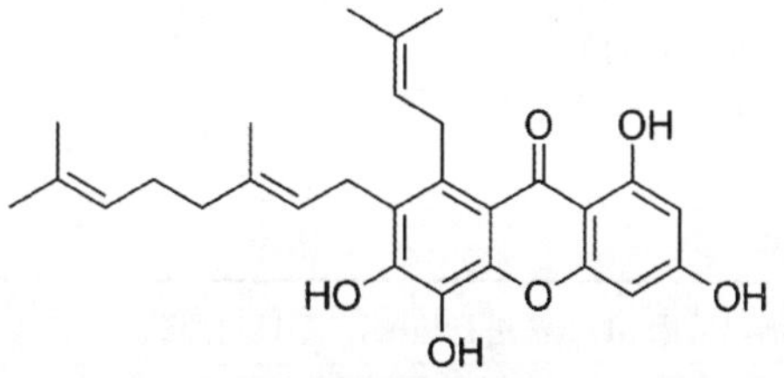

garciniaxanthone E

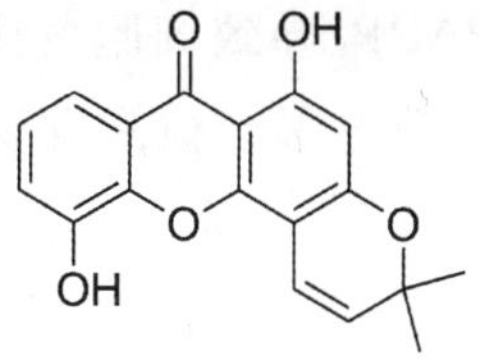

6 - deoxyisojacareubin

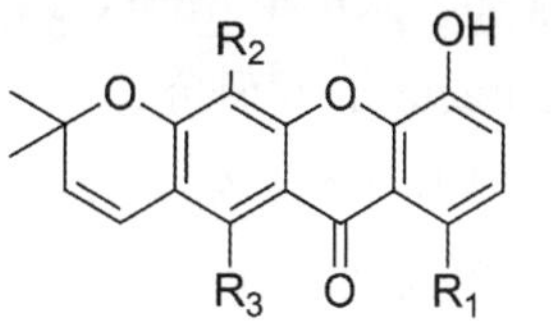

morusignin Ⅰ：$R_1 = R_3 = OH, R_2 = $

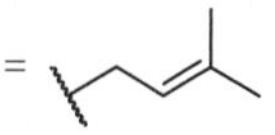

garcinexanthone B：$R_1 = OH, R_2 = OMe, R_3 = H$
6 - deoxyjacareubin：$R_1 = R_2 = H, R_3 = OH$

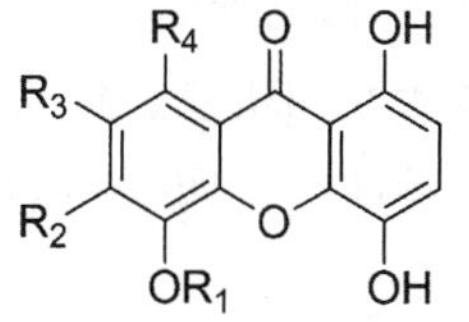

1,4,5,6 - tetrahydroxy - 7,8 - di(3 - methylbut - 2 - enyl)xanthone：$R_1 = H, R_2 = OH, R_3 = R_4 = $

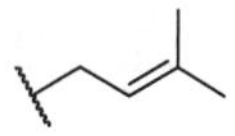

1,4,5,6 - tetrahydroxy - 7 - prenylxanthone：$R_1 = R_4 = H, R_2 = OH, R_3 = $

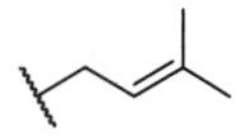

1,4,5 - trihydroxyxanthone：$R_1 = R_2 = R_3 = R_4 = H$

图 4 - 2 - 5　大苞藤黄中部分化合物结构式

表 4 - 2 - 17　9 种化合物对人肿瘤细胞株的增殖抑制作用

名　　称	IC_{50} 值 $(\mu M)^{a}$		
	A549	MCF - 7	PC - 3
isobractatin	4.15	3.32	2.90
5 - O - methylxanthone V_1	54.3	40.18	52.35
xanthone V_1	71.8	72.63	33.53
1,3,5 - trihydroxyxanthone	>100	>100	>100
1,4 - dihydroxyxanthone	>100	>100	>100
morelloflavone	>100	>100	>100
taraxerol	>100	>100	14.78
3β - O - acetyl ursolic acid	>100	>100	>100
stigmasterol	23.18	12.27	17.75
Doxorubicin[b]	5.27	1.31	4.60

注：[a] 细胞存活率采用 MTT 法进行检测；[b] 阳性对照药。

随后,通过流式细胞分析和蛋白质印迹法检测,发现 neobractatin 和 isobractatin 可以引起 A549 细胞 sub - G_1 期增加,激活 Caspase - 3 和 PARP,导致细胞发生凋亡。这与 Shen 等对 isobractatin 的研究结果相符。同时,高通量筛选平台检测发现 neobractatin 和 isobractatin 均可引起 A549 和 HeLa 细胞中 GFP - LC3 荧光斑点的形成,蛋白免疫印迹分析发现这两种化合物可增加 LC3B - I 向 LC3B - II 的转变,引起 p62 累积,从而抑制自噬通量。因此,neobractatin 和 isobractatin 具有引起细胞凋亡和抑制自噬的作用。

综上所述,大苞藤黄中含有多种具有抗肿瘤活性的化合物,大部分是来自乙醇提取物中的𠮾酮类化合物。研究人员已对部分活性化合物的构效关系和抗肿瘤机制进行了初步研究,证明异戊烯基基团对𠮾酮类化合物抗肿瘤活性具有重要影响,并揭示了化合物通过影响细胞凋亡和自噬而发挥抗肿瘤活性的机制。但是,目前对大苞藤黄提取物及化合物抗肿瘤活性的机制研究还不够透彻,值得引起更多关注。

九、金丝李 *Garcinia paucinervis* Chun et How

笔者以生物活性为导向,对金丝李叶中的抗肿瘤活性成分进行筛选和分离,得到 4 个新化合物 paucinervin A~D 和 15 个已知化合物。利用人宫颈癌细胞株 HeLa - C3 筛选平台对这 19 个化合物进行活性筛选,发现化合物 paucinervin B、guttiferone E、guttiferone I、

（＋）- guttiferone K、cambogin、garcicowin C、formoxanthone A 和 jacareubin 能够诱导细胞发生凋亡。其中,化合物（＋）- guttiferone K、cambogin、garcicowin C 和 jacareubin 的凋亡诱导能力较强。随后,笔者使用 MTT 法检测了 4 个新化合物对 HeLa 细胞增殖的影响（见表 4 - 2 - 18）。结果表明,化合物 paucinervin B 的 IC_{50} 值低于 10 μM,对细胞生长的抑制作用强于其他 3 个新化合物。然而,化合物 paucinervin A 和 B 的主要结构很相似,但 paucinervin A 对 HeLa 细胞既无凋亡诱导活性,也无细胞毒性作用。因此,C-8a 和 C-9a 间的酯基可能对化合物的凋亡诱导活性有一定影响。

表 4 - 2 - 18　paucinervin A～D 对 HeLa 细胞的细胞毒性作用

化 合 物	IC_{50} 值(μM)	化 合 物	IC_{50} 值(μM)
paucinervin A	95.6	paucinervin C	52.5
paucinervin B	9.5	paucinervin D	29.5

Li 等从金丝李叶中分离得到 3 个新的𠮿酮类化合物 paucinervin H - J 和 11 个已知的𠮿酮类化合物,结构式如图 4 - 2 - 6 所示,并采用 MTT 法检测了这 14 个化合物对 HL - 60 细胞的增殖抑制作用。结果如表 4 - 2 - 19 所示,所有化合物的 GI_{50} 值在 1.30～49.52 μM 之间。其中,化合物 paucinervin I、3,4,6,8 - tetrahydroxy - 2 - prenylxanthone、1,3,5 - trihydroxy - 2 - prenylxanthone 和 1,3,7,8 - tetrahydroxy - 2 - prenylxanthone 的 GI_{50} 值分别为 1.30 μM、4.97 μM、6.06 μM 和 9.08 μM,活性比其他化合物更强,而它们结构中都具有一个异戊烯基。这与该研究组之前对大苞藤黄中化合物的研究结果相符,即异戊烯基越多,化合物的抗肿瘤活性越强。相比之下,化合物 7,9,12 - trihydroxy - 2,2 - dimethyl - $2H$,$6H$ - pyrano[3,2 - b]xanthen - 6 - one、atroviridin、jacareubin、1,7,8 - trihydroxy - 3 - methoxyxanthone、osajaxanthone 和 pyranojacareubin,无异戊烯基基团,细胞毒性较弱。其中,化合物 1,7,8 - trihydroxy - 3 - methoxyxanthone 的 GI_{50} 值为 49.52 μM,活性最弱。值得注意的是,化合物 paucinervin I 在 C - 3、C - 4 位有吡喃环取代,其活性比在 C - 2、C - 3 位有吡喃环取代的化合物 5,9,10 - trihydroxy - 2,2 - dimethyl - 8 -(3 - methyl - 2 - butenyl)- $2H$,$6H$ - pyrano[3,2 - b]xanthen - 6 - one 更强,证明此类𠮿酮类化合物的活性会随吡喃环取代位置的不同而改变。而且,化合物 paucinervin I 的 GI_{50} 值为 1.30 μM,细胞毒性强于阳性对照药 5 - 氟尿嘧啶（GI_{50} 值为 2.37 μM）。

综上所述,已有多项研究从金丝李叶中分离出大量化合物,大部分为𠮿酮类化合物。通过 MTT 检测得知,多种化合物可在一定程度上抑制肿瘤细胞(HeLa 和 HL - 60)增殖,其构效关系也得到了初步阐述。然而,目前对金丝李的药理作用研究依然很少,部分活性较好的化合物值得进一步研究,为开发抗肿瘤先导化合物提供科学依据。

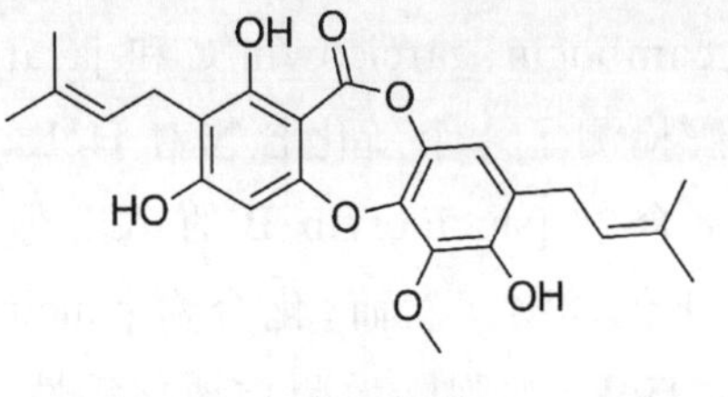

paucinervin A

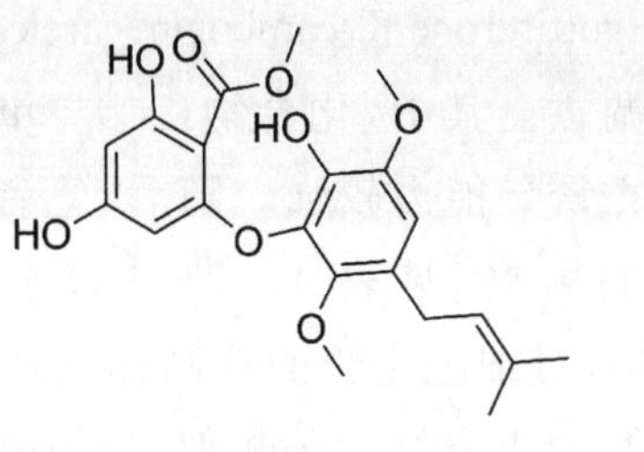

paucinervin B

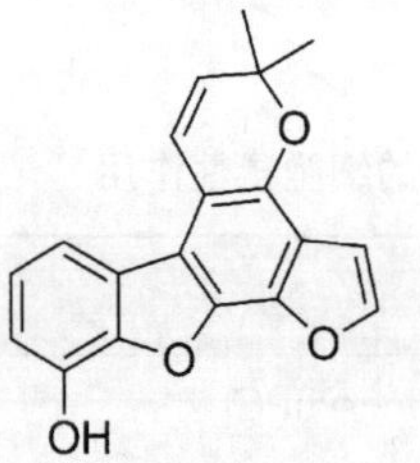

paucinervin C

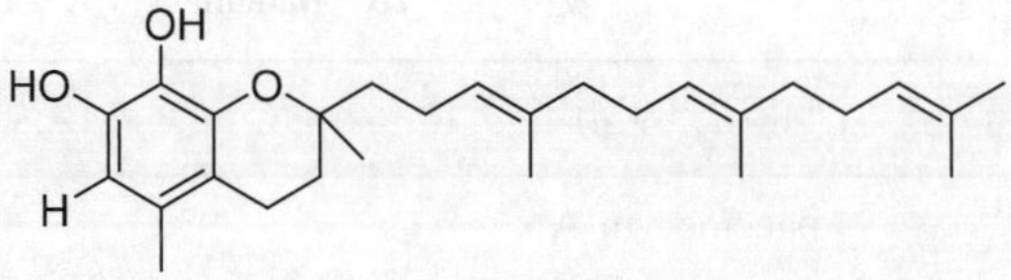

paucinervin D

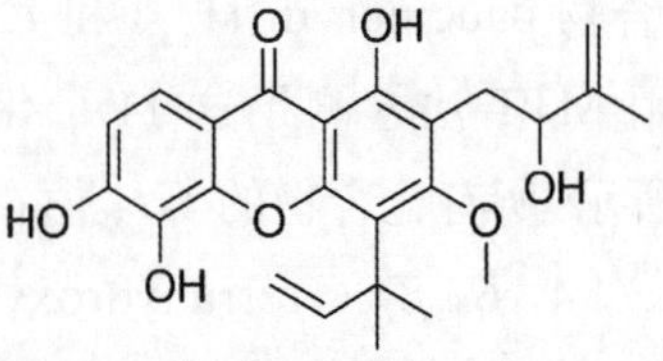

paucinervin H

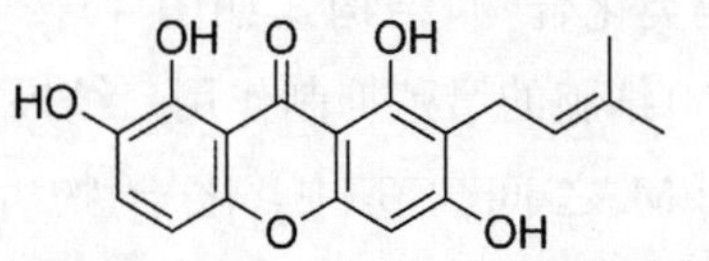

1,3,7,8 - tetrahydroxy - 2 - prenylxanthone

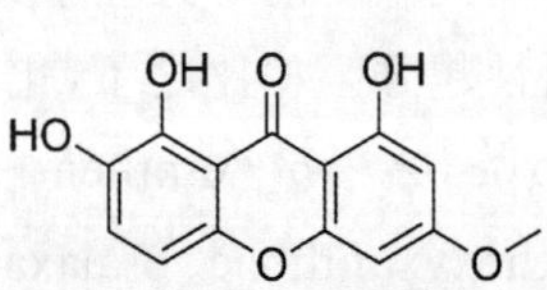

1,7,8 - trihydroxy - 3 - methoxyxanthone

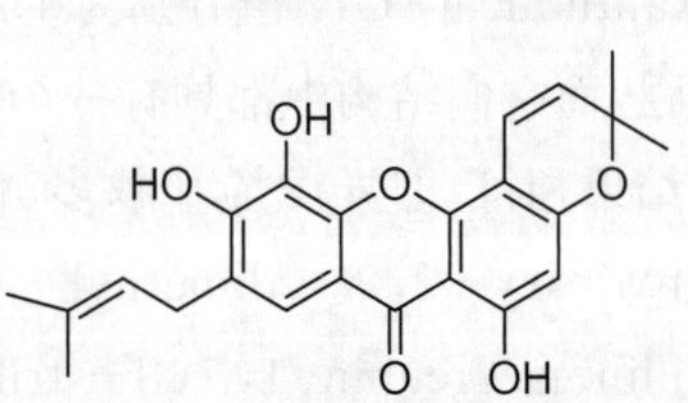

paucinervin I

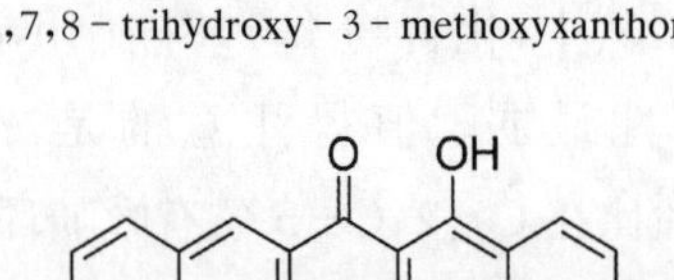

pyranojacareubin

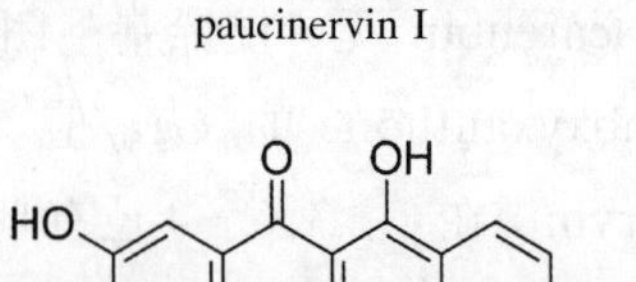

atroviridin

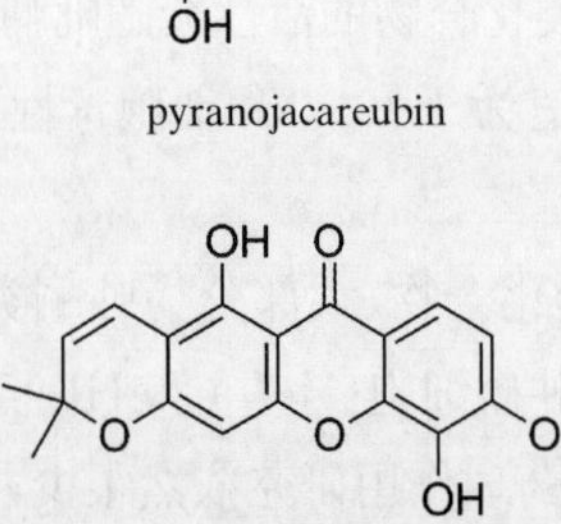

jacareubin

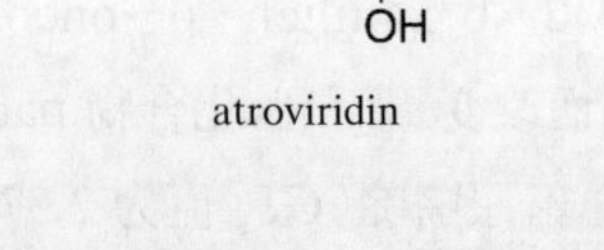

osajaxanthone

264

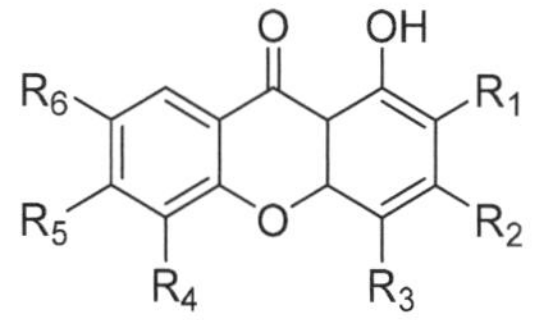

paucinervin J：$R_1 =$ [structure], $R_2 = R_6 = OH$, $R_3 = OMe$, $R_4 = R_5 = H$

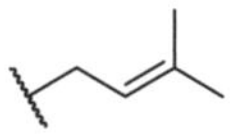

1,3,7 - trihydroxy - 4 - prenylxanthone：$R_1 = R_4 = R_5 = H$, $R_2 = R_6 = OH$, $R_3 =$ [structure]

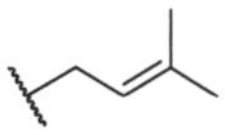

3,4,6,8 - tetrahydroxy - 2 - prenylxanthone：$R_1 = R_3 = H$, $R_2 = R_4 = R_5 = OH$, $R_6 =$ [structure]

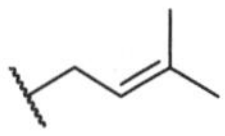

1,3,5 - trihydroxy - 2 - prenylxanthone：$R_1 =$ [structure], $R_2 = R_4 = OH$, $R_3 = R_5 = R_6 = H$

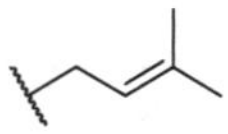

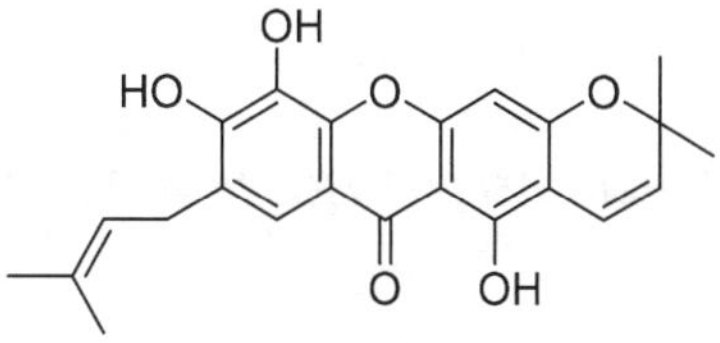

5,9,10 - trihydroxy - 2,2 - dimethyl - 8 - (3 - methyl - 2 - butenyl) - 2H,6H - pyrano[3,2 - b]xanthen - 6 - one

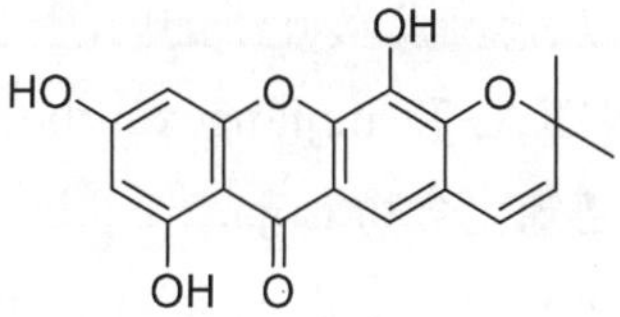

7,9,12 - trihydroxy - 2,2 - dimethyl - 2H,6H - pyrano[3,2 - b]xanthen - 6 - one

图 4 - 2 - 6 金丝李部分化合物结构式

表 4 - 2 - 19 金丝李叶中化合物对 HL - 60 细胞的增殖抑制作用

化 合 物	GI_{50} 值(μM)[a]
paucinervin H	15.86
paucinervin I	1.30
paucinervin J	30.81
1,3,7 - trihydroxy - 4 - prenylxanthone	17.42
3,4,6,8 - tetrahydroxy - 2 - prenylxanthone	4.97
1,3,5 - trihydroxy - 2 - prenylxanthone	6.06
1,3,7,8 - tetrahydroxy - 2 - prenylxanthone	9.08
1,7,8 - trihydroxy - 3 - methoxyxanthone	49.52
atroviridin	42.21
jacareubin	32.68

化　合　物	GI_{50}值$(\mu M)^a$
5,9,10 - trihydroxy - 2,2 - dimethyl - 8 - (3 - methyl - 2 - butenyl) - 2H,6H - pyrano[3,2 - b]xanthen - 6 - one	36.27
7,9,12 - trihydroxy - 2,2 - dimethyl - 2H,6H - pyrano[3,2 - b]xanthen - 6 - one	29.81
osajaxanthone	30.45
pyranojacareubin	34.08
5 - 氟尿嘧啶[b]	2.37

注：[a] GI_{50}值是指化合物抑制 50%细胞增殖时所需的浓度；[b] 阳性对照药。

十、怒江藤黄 *Garcinia nujiangensis* C. Y. Wu et Y. H. Li

（一）抗肿瘤作用

笔者以抗肿瘤活性为导向，从怒江藤黄叶子的丙酮提取物中分离得到 2 种新叫酮类化合物 nujiangexanthone A（NJXA）和 nujiangexanthone B、3 种新 PPAPs 类化合物 nujiangefolin A - C 以及 10 种已知化合物 isojacareubin、kaempferol、7 - *epi* - garcinol、xanthone V_{2a}、cycloxanthochymol、7 - *epi* - isogarcinol、(-) - cycloxanthochymol、garcinialiptone B、isogarcinol 和(-) - garcinialiptone A。随后，以 MTT 法检测这些化合物对多种肿瘤细胞株的细胞毒性作用，发现化合物 isojacareubin 的活性较为显著，其对 AGs、MCF7、MDA - MB - 231 和 U87 细胞的 IC_{50} 值分别为 2.5 μM、3.8 μM、5.9 μM 和9.5 μM，并且对永生化 MIHA 正常肝细胞无毒性。

在上述研究基础上，Tang 等继续对怒江藤黄所含化合物进行探究，最终从怒江藤黄枝条的丙酮提取物中分离得到 4 个新的叫酮类化合物 nujiangexanthone C～F 和 10 个已知化合物，结构式如图 4 - 2 - 7 所示。以 MTT 法检测这 14 个化合物对 3 种肿瘤细胞 HeLa、HepG2 和 AGs 的细胞毒性作用（结果见表 4 - 2 - 20）。结果发现，化合物 nujiangexanthone C、nujiangexanthone F、jacareubin、xanthone V_1 和 cudratricusxanthone E 具有广谱抗肿瘤作用，其对 3 种肿瘤细胞的 IC_{50} 值均低于 10 μM；化合物 nujiangexanthone D、nujiangexanthone E 和 nujiangexanthone A 对 HepG2 细胞具有选择性，IC_{50} 值分别为 9.6 μM、9.8 μM 和 10.6 μM；化合物 nujiangefolin A、nujiangefolin B 和 xanthone V_{1a} 对 3 种细胞的抑制作用都较弱，IC_{50} 值在 17.9～32.1 μM 范围内；化合物 nujiangexanthone B、guttiferone F 和 6 - deoxyjacareubin 无细胞毒性。通过对比化合物的结构发现，异戊烯基连接在叫酮骨架上形成吡喃或呋喃环的化合物活性更强；C - 8 位上的异戊烯基被取代后，活性降低；叫酮比 PPAPs 的活性要强。

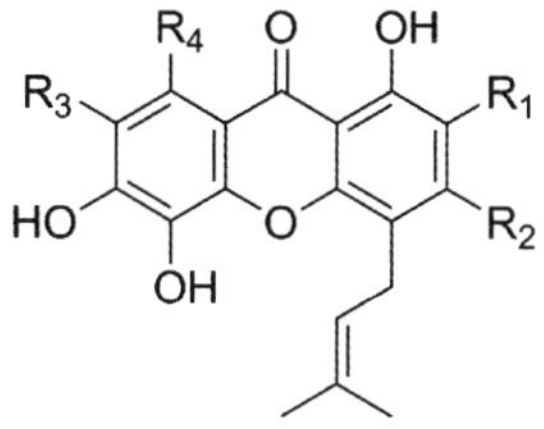

nujiangexanthone C: R_1 = OH, R_2 = OMe, R_3 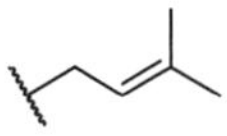 = ⟨⟩, R_4 = H

nujiangexanthone D: R_1 = OH, R_2 = OMe, R_3 = H, R_4 = ⟨⟩

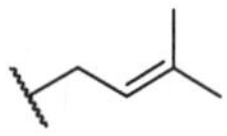

nujiangexanthone E: R_1 = OH, R_2 = OMe, R_3 = H, R_4 = ⟨⟩

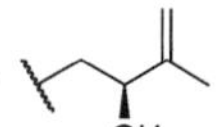

nujiangexanthone B: R_1 = R_2 = OMe, R_3 = R_4 = ⟨⟩

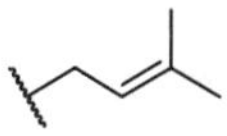

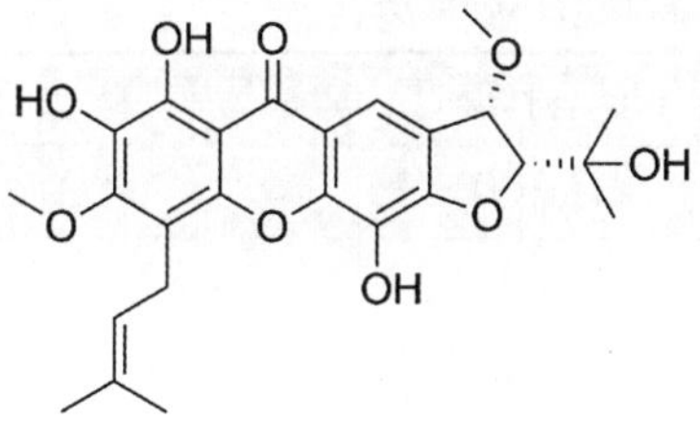

nujiangexanthone F

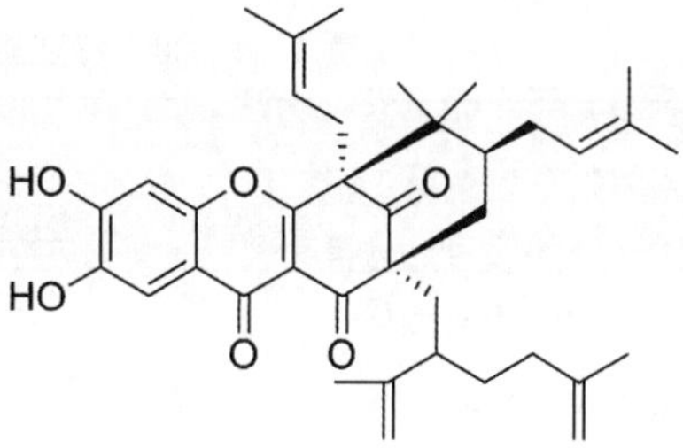

nujiangefolin A

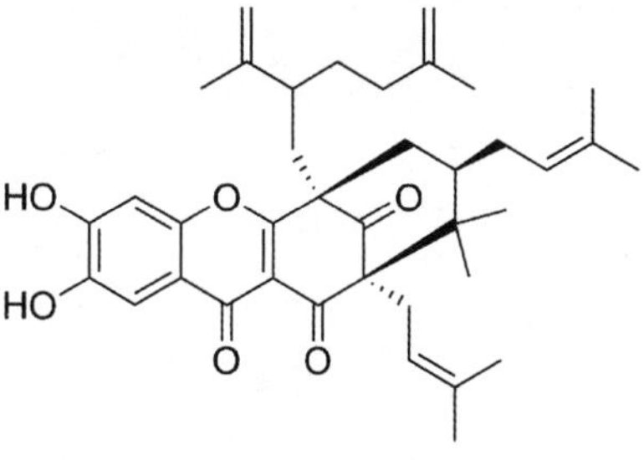

nujiangefolin B

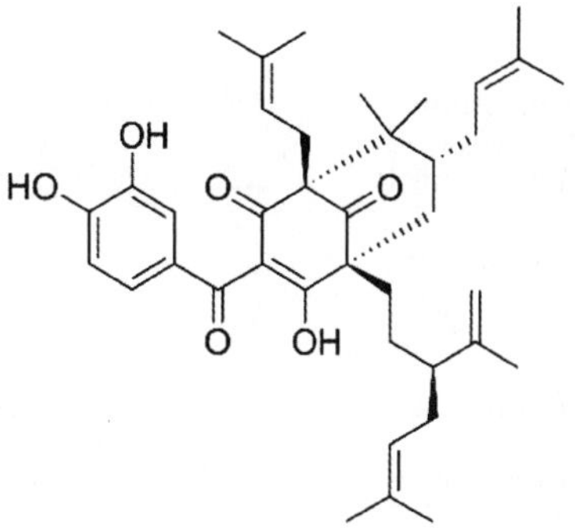

guttiferone F

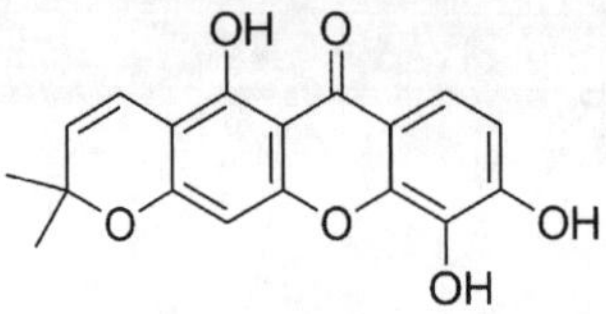

jacareubin

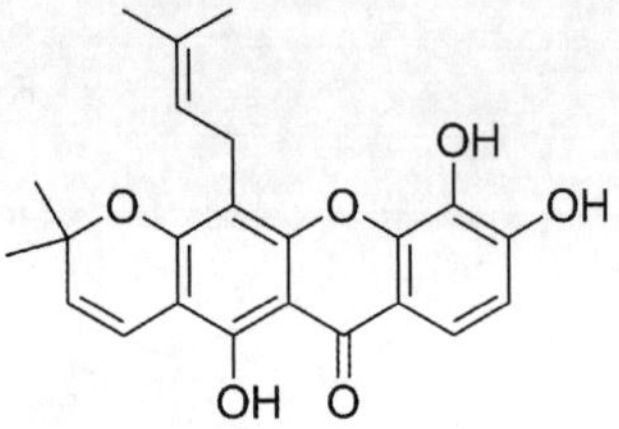

xanthone V₁

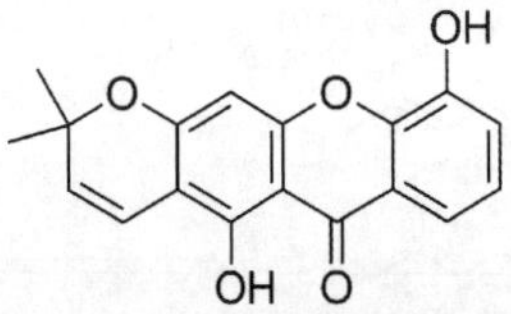

6‑deoxyjacareubin

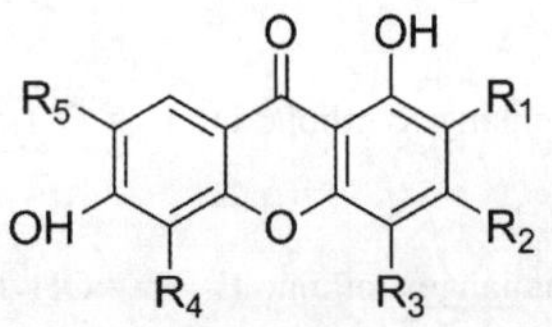

xanthone V_{1a}：$R_1 = R_3 =$ 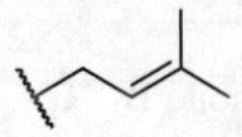 ，$R_2 = R_4 = OH$，$R_5 = H$

cudratricusxanthone E：$R_1 = R_3 =$ 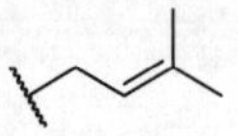 ，$R_2 = R_5 = OH$，$R_4 = H$

图 4‑2‑7 怒江藤黄所含部分化合物结构式

表 4‑2‑20 怒江藤黄枝条所含化合物的抗肿瘤活性

化 合 物	IC_{50} 值(μM)		
	HeLa	HepG2	AGs
nujiangexanthone C	5.6	8.1	7.3
nujiangexanthone D	19.4	9.6	22.8
nujiangexanthone E	15.2	9.8	34.5
nujiangexanthone F	8.3	8.4	7.3
nujiangexanthone A	>50	10.6	>50
nujiangexanthone B	>50	22.3	34.1
nujiangefolin A	32.1	25.6	18.5
nujiangefolin B	19.3	18.6	19.1
guttiferone F	35.7	33.7	>50
jacareubin	7.8	5.2	6.4
xanthone V_{1a}	26.9	17.3	27.6
xanthone V_1	5.8	7.2	4.9
6‑deoxyjacareubin	32.1	25.6	>50
cudratricusxanthone E	7.8	9.2	7.9
依托泊苷[a]	3.8	5.2	9.9

注：[a] 阳性对照药。

另外,笔者发现 NJXA 能够浓度和时间依赖性降低宫颈癌细胞 HeLa 和 SiHa 的活性,并通过下调细胞周期相关蛋白 Cyclin B1、Cyclin E1 和细胞周期蛋白依赖性激酶 CDK2、CDK4 和 CDK6 来诱导 G_0/G_1 期细胞周期阻滞。蛋白质组学结果显示,经 NJXA 干预过的 HeLa 细胞有 31 个蛋白发生了改变,包括 18 个蛋白表达水平升高和 13 个蛋白表达水平降低;其中,hnRNPK 蛋白表达水平变化最为显著,下降了 5.5 倍。已有文献报道称,hnRNPK 蛋白在多种肿瘤中具有高表达水平,与细胞周期密切相关。NJXA 可通过泛素化蛋白酶体途径降低 hnRNPK 蛋白的表达,进一步通过下调 c‐Myc‐Cyclins/Cdks‐Rb‐E2F1 通路,诱导细胞周期阻滞而发挥抗肿瘤作用。此外,在裸鼠移植瘤模型中,NJXA 能显著抑制肿瘤生长并且无明显的器官毒性。因此,NJXA 能够治疗 hnRNPK 蛋白高表达的宫颈癌。

同时,NJXA 能够引起 Bcl‐2 家族蛋白水平变化、细胞色素 C 释放、Caspase‐3 激活和染色体碎裂,诱导 Caspase 介导的细胞凋亡。此外,NJXA 还可以激活活性氧(ROS)而诱导 JNK 信号通路活化,从而导致细胞凋亡。

(二)抗炎活性

笔者通过对藤黄属植物化合物进行筛选,发现怒江藤黄所含化合物 NJXA 能够显著抑制 IgE/Ag 诱导的肥大细胞活化。进一步研究发现,NJXA 通过特异性抑制肥大细胞的 Src 激酶活性和 Syk 蛋白的磷酸化,进而抑制其下游信号通路,包括 MAPK 信号通路和 NF‐κB 信号通路,最终抑制肥大细胞的活化反应,包括抑制肥大细胞产生炎症因子 TNF‐α 和 IL‐6、脱颗粒反应、炎性介质前列腺素 D_2 和白三烯 C_4 的释放以及降低细胞内钙离子浓度。同时,在卵清蛋白诱导的小鼠过敏性哮喘反应模型中,NJXA 能够降低 IL‐4、IL‐5、IL‐13 和 IgE 的水平。免疫组化研究显示,NJXA 显著抑制了卵清蛋白诱导的肺组织中细胞浸润和黏液生成。此外,在动物体内,NJXA 也可以抑制组织中 Syk 蛋白的磷酸化。

该研究首次发现并报道了 NJXA 抑制肥大细胞活化以及肥大细胞介导的过敏性哮喘反应,初步阐明了 NJXA 抑制过敏性炎症的作用机制。该研究成果的发表,为从药用植物中发现新型抗炎症药物先导化合物提供了科学依据。

十一、云树 *Garcinia cowa* Roxb.

(一)抗肿瘤作用

笔者从云树叶的丙酮提取物中分离得到化合物 cowaxanthone G、1,5,6‐trihydroxy‐2‐prenyl‐6′,6′‐dimethyl‐2*H*‐pyrano(2′,3′∶3,4)xanthone、garcimultiflorone E、symphonone H、jacareubin 和 xanthone V_1,它们能够抑制人肿瘤细胞 HeLa、PANC‐1

和 A549 的生长,IC_{50} 值均低于 10 μM。进一步研究发现,这些化合物可引起细胞周期阻滞。其中,1,5,6 - trihydroxy - 2 - prenyl - 6′,6′ - dimethyl - 2H - pyrano(2′,3′:3,4) xanthone 能够剂量依赖性诱导 HeLa 细胞发生 S 期阻滞;cowaxanthone G 和 jacareubin 可诱导 HeLa 细胞发生 G_2/M 期阻滞;xanthone V_1 可诱导 HeLa 细胞发生 G_1 期阻滞。另外,1,5,6 - trihydroxy - 2 - prenyl - 6′,6′ - dimethyl - 2H - pyrano(2′,3′:3,4) xanthone、jacareubin 和 xanthone V_1 可通过激活 PARP 剪切而引起 HeLa 细胞凋亡;xanthone V_1 可下调 p62 蛋白的表达,促进 LC3 - I 转化为 LC3 - II,诱导 HeLa 细胞发生自噬。

笔者从云树茎枝中分离得到含多异戊烯基的苯甲酮衍生物 GUTK,能够选择性抑制人结肠癌细胞 HCT116、HT - 29 和鼠源结肠癌细胞 Colon - 26 的生长,而对正常人结肠上皮细胞 CCD 841 CoN 的生长无明显影响。进一步研究发现,GUTK 能够时间和浓度依赖性抑制 Colon - 26 和 HT - 29 细胞的生长,当浓度升高至 10 μM 时,可以增加细胞质中乳酸脱氢酶的释放。研究人员通过观察不同浓度 GUTK 处理 HT - 29 细胞 24 h 对细胞周期的影响,发现 GUTK 呈浓度依赖性减少 S 期和 G_2/M 期的细胞,增加 G_0/G_1 期的细胞数量,引起 G_0/G_1 细胞阻滞。通过蛋白免疫印迹法检测发现,GUTK 可下调 HT - 29 细胞中 Cyclin D1、Cyclin D3、CDK 4 和 CDK 6 蛋白表达并具有明显的时间和浓度依赖性;同时,选择性上调 p21[Waf1/Cip1] 和 p27[Kip1] 蛋白水平,激活 JNK 信号通路,而对正常人结肠上皮细胞 CCD 841 CoN 相关蛋白表达无影响。随后,研究人员采用 BALB/c 小鼠皮下接种 Colon - 26 细胞,并给予腹腔注射 GUTK(5.0 mg/kg 和 10.0 mg/kg)、5 -氟尿嘧啶(25.0 mg/kg)及 GUTK(10.0 mg/kg)联合 5 -氟尿嘧啶(25.0 mg/kg),隔天给药,持续 14 天。结果发现,GUTK(10.0 mg/kg)单独使用或与 5 -氟尿嘧啶联用时,可显著减小肿瘤体积。此外,GUTK 对小鼠体重无明显影响,组织切片显示小鼠脑、肝脏和结肠等部位没有发生组织形态改变,表明 GUTK 没有明显的体内毒性。对肿瘤组织进行免疫组化染色分析后发现,5 -氟尿嘧啶和 GUTK 联合或单独使用,均可促进凋亡标志物 Caspase - 3 激活,并且联用的效果更明显。推测,GUTK 单独使用或与 5 -氟尿嘧啶联用时,通过诱导细胞凋亡和抑制细胞增殖而发挥抗肿瘤作用。

Kaennakam 等从云树根中分离得到的化合物 1 - isomagostin hydrate 和 jacareubin,能够抑制 KB 细胞生长,其 IC_{50} 值分别为 7.97 μM 和 9.10 μM;另一个化合物 norcowanin 对 HeLa 细胞的 IC_{50} 值为 9.34 μM。

Shen 等从云树中分离得到多种化合物,包括 2 个黄烷酮类化合物 S -(-)- 5,7,3′,5′ - tetrahydroxyflavanone 和(+)- 3,5,7,3′,5′ - pentahydroxyflavanone,以及 6 个呫酮类化合物 1,3,5 - trihydroxy - 6′,6′ - dimethyl - 2H - pyrano(2′,3′:6,7)xanthone、dulxanthone A、1,5,6 - trihydroxy - 3,7 - dimethoxyxanthone、1,7 - dihydroxyxanthone、1,3,5 - trihydroxy - 6 - methoxyxanthone 和 norathyriol,并发现它们对 HepG2、MCF - 7 和 SF - 268 细胞均有一定的细胞毒性。其中,dulxanthone A 的作用最强。

正常细胞与肿瘤细胞存在着某些基因表达上的差异,而 *p53* 基因的改变与大多数肿瘤发生相关。Tian 等发现 dulxanthone A 可在 HepG2 细胞中上调 p53 蛋白,从而影响细胞周期相关蛋白的表达,如 Cyclin A、Cyclin B、Cyclin E、Cdc2、p21 和 p27;dulxanthone A 通过调节野生型 p53 而调控一些凋亡相关蛋白,如上调 Bcl-2 家族蛋白 PUMA,使 Bax/Bcl-2 比例升高,进而导致细胞色素 C 从线粒体释放到细胞质中;同时,该化合物还能使 Apaf-1 表达增加,激活 Caspase-9 和 Caspase-3,从而诱导 HepG2 细胞周期阻滞和凋亡。

(二)抗菌作用

临床抗生素类药物的广泛使用,导致大量耐药菌株的产生,如 MRSA。此外,大量致病菌及其毒素对人体的危害性大,致死率高。云树的抗菌作用主要体现在对细菌、毒素等的抑制作用。

Sriyatep 等从云树的果实和花中分离得到的化合物 garcinianone A、garcinianone B 和 rubraxanthone 对枯草芽孢杆菌 *Bacillus subtilis* 有一定的抗菌活性,MIC 值均在 2 μg/ml 左右,而它们对蜡样芽孢杆菌 *Bacillus cereus* 的 MIC 值在 4 μg/ml 左右。

Auranwiwat 等从云树未成熟果实中分离得到多种可抑制抗革兰阳性和阴性菌生长的化合物。其中,化合物 α-mangostin 对枯草芽孢杆菌、表皮葡萄球菌 *S. epidermidis* 和蜡状芽孢杆菌具有潜在的抑制活性,MIC 值在 0.25～0.5 μg/ml 之间;garcicowanone A 和 β-mangostin 对蜡状芽孢杆菌的抑制活性相对较强,MIC 值均为 0.25 μg/ml。

从云树花中分离得到的 1 个 PPAPs 类化合物 cowanone 和 7 个呫酮类化合物 β-mangostin、α-mangostin、cowanin、fuscaxanthone A、9-hydroxycalabaxanthone、garcinianone A 和 cowanol 均具有抗金黄色葡萄球菌(SA)和 MRSA 活性。其中,cowanone 的抑菌活性相对较强,对正常和耐甲氧西林菌株的 MIC 值分别为 2.0 μg/ml 和 0.5 μg/ml,而阳性药万古霉素的 MIC 值为 0.5 μg/ml。

黄曲霉毒素(Aflatoxin)主要是由黄曲霉 *Aspergillus flavus* 和寄生曲霉 *Aspergillus parasiticus* 产生的次生代谢产物,常存在于坚果、小麦和大豆等食物中,在霉菌毒素中毒性最大,易导致癌症、畸形、突变以及肝损伤。研究人员采用花生琼脂培养基培养黄曲霉菌以模拟食物系统,在模拟培养基中加入不同浓度的云树树皮氯仿和正己烷提取物。一定时间后,将黄曲霉菌孢子体接种到新的培养瓶中培养数日,观察黄曲霉菌的生长和黄曲霉毒素 B1(Aflatoxin B1)的变化。结果显示,云树树皮氯仿和正己烷提取物能够抑制黄曲霉菌的生长和黄曲霉毒素 B1 的生成。

(三)抗氧化作用

Sharma 等对云树根不同溶剂提取物的抗氧化能力进行研究,发现 50 ppm 正己烷提取物对超氧阴离子自由基 NADH、NBT 和 PMS 的清除率为 32.32%,而丙酮提取物的清除率为 29.90%,甲醇和乙酸乙酯提取物的清除率只有 15.68% 和 10.29%。

（四）抗血小板聚集作用

血栓形成与心血管疾病密切相关,是威胁中老年人身体健康的重要疾病之一。云树对血液系统的作用集中体现在抑制二磷酸腺苷（ADP）诱导的血小板活化聚集和防止血栓形成等方面。

Sharma 等建立 ADP 诱导的体外血栓模型,观察不同溶剂提取物中富血小板血浆和贫血小板血浆的变化,结果发现正己烷提取物可抑制腺苷酸环化酶的活性,降低 cAMP 的水平及钙离子的富集,具有一定的抗血小板聚集作用。

综上所述,云树中含有丰富的多异戊烯基取代的呫酮、PPAPs 以及黄酮类化合物。研究发现,这些成分具有一定的抗肿瘤、抗菌和抗氧化等作用。随着分子生物学实验研究的深入开展,人们对云树及其药理活性的认识也日渐深入。但云树的药理作用机制至今尚不完全明确,研究人员应对其药理作用、作用机制和构效关系等方面进行深入系统的研究。

十二、岭南山竹子 *Garcinia oblongifolia* Champ. ex Benth.

（一）抗肿瘤作用

肝癌是最常见的原发性恶性肿瘤之一。近年来,许多研究人员致力于从植物中探寻治疗肝癌的新型药物。通过对藤黄属植物化合物进行筛选,笔者发现从岭南山竹子中提取分离得到的化合物 1,3,6,7 - tetrahydroxyxanthone（TTA）,对人肝癌细胞（HCC）具有抑制肿瘤生长及诱导凋亡的活性。TTA 能显著抑制 HCC 细胞的生长,而对体外培养的正常肝细胞 MIHA 和 LO2 细胞影响较小。利用比较蛋白质组学对蛋白表达进行分析,发现 HCC 细胞经 TTA 处理后,14 - 3 - 3σ 和 P16 蛋白的表达增加,β - tubulin 和翻译控制肿瘤蛋白（TCTP）的表达下降。此外,TTA 也可通过下调 pRb 和 E2F1 的表达,激活 P16 - pRb 通路,进而抑制肿瘤生长。沉默表达 14 - 3 - 3σ 蛋白可逆转 TTA 对细胞的生长抑制作用和凋亡诱导活性。因此,TTA 抑制肿瘤细胞生长在一定程度上是由于上调了 14 - 3 - 3σ 和 P16 蛋白。

岭南山竹子中的另一个化合物 1,3,5 - trihydroxy - 13,13 - dimethyl - 2H - pyran [7,6 - b] xanthone（TDP）对 HCC 细胞也具有抑制生长和诱导凋亡的作用。笔者利用 MTT 实验检测 TDP 对细胞生长能力的影响,发现 TDP 可时间和浓度依赖性抑制肝癌细胞增殖,并对正常肝细胞 MIHA 无明显作用。随后,我们将二维凝胶电泳技术和 MALDI - TOF/TOFMS 技术联合,分析 TDP 对细胞蛋白质表达的影响。结果发现,TDP 显著下调热休克蛋白 Hsp27 的表达。热休克蛋白是高度保守的蛋白质,对细胞具有很强的保护作用,并且可以作为其他蛋白的分子伴侣。Hsp27 可作为 Caspase 激活的抑制剂来阻止细胞凋亡,它与癌细胞的预后呈负相关,在肝癌、肾癌和前列腺癌等癌症中的表达异常升高,与肝癌的侵袭和转移密切相关。研究发现,TDP 可通过调节 Bcl-2 家族蛋白的表达,同时激活 Caspase,继而下调 Hsp27 蛋白,抑制肝癌细胞的生长。沉默表达 Hsp27 蛋白能够达到与 TDP 给药相同的 HCC 细胞生长抑制作用;Hsp27 过表达能够逆转 TDP 对 HCC 细胞的抑制作用,因此,下调 Hsp27 可能是 TDP 治疗肝癌的作用机制之一。此外,动物实验也证实了 TDP 可抑制肝癌细胞生长。上述结果表明,TDP 可成为抗肿瘤候选药物,尤其是对 Hsp27 高表达的肝癌细胞更有效。

Shi 等对岭南山竹子的化学成分进行研究,发现其粗提物具有抗肿瘤活性。进一步分离得到其主要活性成分 griffipavixanthone(GPX),它是一种双𠮷酮类化合物,能够抑制 H520、H549、H1299 和 A549 等多种 NSCLC 细胞的生长(见表 4-21)。其中,GPX 对 H520 细胞的抑制作用最强。同时,GPX 对多种其他人肿瘤细胞的生长也具有一定抑制作用,包括人乳腺癌细胞(MCF-7 和 MDA-231)、人前列腺癌细胞(DU145、PC-3 和 LNCaP)和人结肠癌细胞(HCT-116、HT-29 和 SW-480)(见表 4-2-21)。在确定了 GPX 具有抗肿瘤活性后,研究人员对 GPX 的作用机制进行了研究。使用 Annexin V/PI 双染实验发现,使用 GPX 处理 H520 细胞后,早期凋亡细胞的数量增加并具有 GPX 剂量依赖性。同时,GPX 可激活 Caspase-3,进而诱导凋亡。此外,GPX 可使 H520 细胞线粒体膜电位下降,并产生大量 ROS。ROS 可激活 MAPK 和 mTOR 通路,进而诱导线粒体依赖的凋亡通路,这可能成为后续研究的关注点。

表 4-2-21 GPX 对多种肿瘤细胞的增殖抑制作用

细 胞 株	IC_{50} 值(μM)	细 胞 株	IC_{50} 值(μM)
H520	3.03	HCT-15	7.93
H549	11.10	PC-3	20.91
H1299	12.12	LNCaP	4.31
A549	29.33	HCT-116	10.52
MCF-7	9.36	HT-29	6.86
MDA-231	3.88	SW-480	5.61

Shan 等从岭南山竹子枝条中分离多种化合物,并检测了它们的抗肿瘤活性。结果发现,化合物 oblongifolixanthone A、1,3,7-trihydroxy-2-(3-methylbut2-en-1-yl)-9H-xanthen-9-one、garciniagifolone A、dulxanthone B、camboginol 和 xanthone V$_{2a}$,对 HeLa、SGC7901 和 HepG2 细胞具有一定增殖抑制作用,其 IC_{50} 值在 9.7 μM 到 80.0 μM 之间(见表 4-2-22)。其中,garciniagifolone A 对 SGC7901 细胞的抑制作用最强,IC_{50} 值为 9.7 μM。

表 4‑2‑22 岭南山竹子枝条所含化合物的抗肿瘤活性

化 合 物	IC_{50}值(μM)		
	HeLa	HepG2	SGC7901
oblongifolixanthone A	24.5	42.8	22.5
garciniagifolone A	25.3	40.0	9.7
dulxanthone B	28.7	52.7	14.0
1,3,7‑trihydroxy‑2‑(3‑methylbut‑2‑en‑1‑yl)‑9H‑xanthen‑9‑one	80.0	55.0	75.8
camboginol	30.4	>100	28.6
xanthone V_{2a}	44.9	28.8	44.9
依托泊苷[a]	18.0	26.7	37.7

注：[a] 阳性对照药。

笔者以生物活性为导向,从岭南山竹子枝条的丙酮提取物中分离得到多种化合物,并利用基因工程改造的 HeLa‑C3 细胞进行筛选。结果发现,化合物 leiaxanthone、oblongixanthone A、oblongixanthone B、oblongixanthone C、parvifolixanthone B、nigrolineaxanthone T、oblongifolin E、oblongifolin A、oblongifolin B、OC、oblongifolin F、oblongifolin G、1,3,5‑trihydroxy‑13,13‑dimethyl‑2H‑pyran(7,6‑b)xanthone、nigrolineaxanthone V、rheediaxanthone A、oblongifolin D 和 guttiferone B 作用 72 h,均可激活 HeLa‑C3 的 Caspase‑3。其中,oblongixanthone C、oblongifolin F、oblongifolin G、oblongifolin B 和 OC 均能诱导 HeLa‑C3 细胞发生凋亡,其中,化合物 OC 的活性最强。

笔者利用 HeLa‑C3 细胞筛选平台,对从岭南山竹子枝条中分离得到的 20 多种化合物进行了凋亡诱导活性检测。结果发现,化合物 oblongifolin F、oblongifolin G、1,3,5‑trihydroxy‑13,13‑dimethyl‑2H‑pyran[7,6‑b]xanthone、nigrolineaxanthone T 和 garcicowin B 可以使 YFP/CFP 比值降到 3 以下;Caspase‑3 活性检测显示,这 5 个化合物均可激活 Caspase‑3 蛋白,进而促进肿瘤细胞凋亡。进一步研究发现,化合物 1,3,5‑trihydroxy‑13,13‑dimethyl‑2H‑pyran[7,6‑b]‑xanthone 可通过引起 G_2/M 细胞周期阻滞而诱导凋亡。此外,这 5 个化合物对 3 种肿瘤细胞株 HeLa、MDA‑MB‑435 和 HepG2 均有增殖抑制作用,IC_{50}值在 3.9~16.5 μM 范围内(见表 4‑2‑23)。

表 4‑2‑23 岭南山竹子枝条所含化合物的抗肿瘤活性

化 合 物	IC_{50}值(μM)		
	HepG2	HeLa	MDA‑MB‑435
oblongifolin F	7.7	4.2	16.5
oblongifolin G	7.7	3.9	16.5

续　表

化　合　物	IC_{50}值(μM)		
	HepG2	HeLa	MDA－MB－435
1,3,5－trihydroxy－13,13－dimethyl－2H－pyran[7,6－b]-xanthone	10.1	4.9	3.9
nigrolineaxanthone T	4.8	4.7	9.0
garcicowin B	6.2	10.8	12.6

　　人类表皮生长因子受体2(HER2)和P-糖蛋白是癌细胞对化疗药物产生耐药性的重要因素。因此,对HER2和P-糖蛋白过表达的肿瘤具有治疗作用的药物,将具有很高的临床价值。我们发现化合物oblongifolin F、oblongifolin G和nigrolineaxanthone T对正常的和耐药的乳腺癌细胞(MCF-7和MCF-7-HER2)和结肠癌细胞(HCT 116和HCT-15)皆有较好的抑制作用,其IC_{50}值在2.4~5.1 μM范围内(见表4-2-24)。

表4－2－24　岭南山竹子枝条所含化合物对HER2和P-糖蛋白正常表达和高表达细胞株的增殖抑制作用

化　合　物	IC_{50}值		t-检验[b]	IC_{50}值		t-检验[d]
	MCF7	MCF－7－HER2[a]		HCT 116	HCT－15[c]	
oblongifolin F	3.0	5.1	—[e]	2.9	4.9	—
oblongifolin G	2.6	2.9	—	2.9	4.0	—
1,3,5－trihydroxy－13,13－dimethyl－2H－pyran[7,6－b]-xanthone	11.7	34.4	—	4.7	5.1	—
nigrolineaxanthone T	3.0	3.8		3.7	2.4	—
garcicowin B	10.8	19.1	—	6.0	9.6	$p<0.05$

注:[a] 与MCF-7相比,MCF-7-HER2是HER2高表达的乳腺癌细胞;[b] 在MCF-7和MCF-7-HER2细胞中,化合物IC_{50}值之间的t-检验;[c] 与HCT 116相比,HCT-15是P-糖蛋白高表达的结肠癌细胞株;[d] 在HCT 116和HCT-15细胞中,化合物IC_{50}值之间的t-检验。[e] "—"表示$p>0.05$,无显著性差异。

　　笔者利用UPLC-PDA-QTOF-MS(超高效液相-阵列二极管检测器-四级杆-飞行时间质谱)技术,从岭南山竹子叶丙酮提取物的乙酸乙酯部位分离得到了9个化合物,包括2个屾酮类新化合物oblongixanthone D和oblongixanthone E、6个PPAPs类新化合物oblongifolin V~Z以及1个已知的PPAPs类化合物oblongifolin L。利用划痕试验和细胞侵袭实验对这9个化合物进行活性检测,发现化合物oblongixanthone D、oblongixanthone E和oblongifolin L可以抑制食管癌细胞TE1的迁移,并且oblongifolin L能够削弱TE1细胞的侵袭能力。进一步研究显示,这三个化合物的抗迁移作用主要是通过下调RAF蛋白水平而实现的。同时,化合物oblongixanthone E和

oblongifolin L 能够抑制磷酸化 MEK 和磷酸化 ERK 的表达。此外,这三个化合物还能够降低 snail 蛋白表达水平,提示它们能够调节上皮细胞间质转化(EMT)通路。

(二)抗病毒作用

肠道病毒 71 型(Enterovirus 71,EV71)是引起手足口病的主要病原体之一,目前尚无批准的特异性疫苗和药物用于 EV71 感染病症的预防和治疗。在我国,中医药在手足口病的临床治疗中起着重要作用,但关于中草药活性成分抗 EV71 研究的报道却并不多。

笔者采用细胞病变(CPE)抑制实验对藤黄属植物化合物进行了抗 EV71 活性成分筛选,发现岭南山竹子叶的丙酮提取物中具有抗 EV71 的活性成分。通过 MTT 实验,在 Vero 细胞中对获得的抗 EV71 活性成分进行了半数毒性浓度(CC_{50}值)和抗 EV71 半数抑制浓度(IC_{50}值)测定,并计算出选择指数(SI),结果见表 4-2-25。化合物 oblongifolin J、oblongifolin M 和 euxanthone 均具有一定抗 EV71 活性,其效果强于广谱抗病毒药物利巴韦林。

表 4-2-25　岭南山竹子叶中化合物的抗 EV71 活性、半数毒性浓度和选择指数

化　合　物	CC_{50}值(μM)	IC_{50}值(μM)	SI[a]
oblongifolin J	47.0	31.1	1.5
oblongifolin M	37.8	16.1	2.4
euxanthone	36.5	12.2	3.0
利巴韦林[b]	>1 000	253.1	>4.0

注:[a] SI 等于 CC_{50} 与 IC_{50} 的比值;[b] 阳性对照药。

进一步研究发现,化合物 oblongifolin M(OM)可剂量依赖性抑制 EV71 引起的 CPE、空斑形成、病毒衣壳蛋白表达量和病毒 RNA 水平。通过时间点实验发现 OM 在 EV71 感染的早期即显示出抑制效果。机制研究显示,OM 能够显著降低 ERP57、RCN-1、RCN-3 和 CALU 蛋白的表达量,同时降低 IRES 活性,从而发挥抗病毒活性。

十三、单花山竹子 *Garcinia oligantha* Merr.

笔者从单花山竹子茎的丙酮提取物中分离得到 5 个呫酮类化合物 oliganthin A~D 和 gaudichaudione H。利用人宫颈癌细胞株 HeLa-C3 作为筛选平台,发现这 5 个化合物在 10 μM 或更低浓度时,均能诱导细胞凋亡;利用蛋白免疫印迹分析实验进行验证发现,oliganthin A、oliganthin B 和 gaudichaudione H 可以通过激活 Caspase-3 和 PARP 而诱导细胞发生凋亡,其他两个化合物的作用机制尚不清楚。进一步利用 MTT 法检测它们对 HeLa 细胞增殖的抑制作用(见表 4-2-26),发现 gaudichaudione H 的 IC_{50}值最低,值得继续深入研究。

表 4 - 2 - 26　单花山竹子茎所含化合物对肿瘤细胞[a]的细胞毒性作用

化　合　物	IC_{50} 值（μM）				
	HeLa	A549	MCF - 7	PC - 3	NB4
oliganthin A	1.58	—[b]	—	—	—
oliganthin B	1.52	—	—	—	—
oliganthin C	4.15	—	—	—	—
oliganthin D	7.82	—	—	—	—
gaudichaudione H	0.90	—	—	—	—
oliganthone A	7.27	—	—	—	—
(5,6 - dimethoxybenzofuran - 2 - yl) (4 -hydroxyphenyl)- methanone	—	6.2	4.8	—	—
methyl - 6 -(2 - acetoxyethyl)- 4,8 - dihydroxy - 9 - oxo - 9H - xanthene - 1 - carboxylate			5.4	3.8	6.2

注：[a] 实验使用的肿瘤细胞包括人宫颈癌细胞 HeLa、人肺癌细胞 A549、人乳腺癌细胞 MCF - 7、人前列腺癌细胞 PC - 3 和人急性幼造粒细胞白血病细胞 NB4；[b]“—”表示尚未检测化合物对该细胞的增殖抑制作用。

2013～2014 年间，有多篇研究报道称从单花山竹子茎中分离得到多种化合物，包括叫酮类化合物 oliganthone A 和 methyl 6 -(2 - acetoxyethyl)- 4,8 - dihydroxy - 9 - oxo - 9H - xanthene - 1 - carboxylate、查尔酮类化合物(5,6 - dimethoxybenzofuran - 2 - yl)(4 -hydroxyphenyl)- methanone。同时，研究人员也检测了这些化合物对多种肿瘤细胞的细胞毒性作用（结果见表 4 - 26）。

笔者对单花山竹子叶的化学成分进行了系统研究，并对得到的单体化合物进行了体外抗肿瘤活性筛选，以期寻找具有潜在抗肿瘤活性的先导化合物。笔者以抗肿瘤活性为导向，利用多种色谱分离技术对单花山竹子叶进行了提取分离，并通过理化常数测定和波谱解析等方法确定了化合物平面结构。最终，从单花山竹子叶的石油醚提取物和乙醇提取物中共分离得到 13 个化合物，包括 10 个新化合物 oliganthin H、oliganthin I、oliganthin L、oliganthin K、oliganthone B、oliganthic acid A、oliganthic acid B、oliganthic acid C、oliganthaxanthone A、oliganthaxanthone B 和 3 个已知化合物 gaudichaudione H、cantleyanone A，I - 5，Ⅱ - 5，I - 7，Ⅱ - 7，I - 3′，I - 4′，Ⅱ - 4′- heptahydroxy［I - 3，Ⅱ-8］flavononylflavone。利用 MTT 法对所得化合物进行抗肿瘤活性评价，发现化合物 oliganthin H、oliganthin I、oliganthone B、gaudichaudione H 和 cantleyanone A 对多种肿瘤细胞的生长都具有一定的抑制作用；其中化合物 oliganthin H 的抗肿瘤活性具有一定的选择性，对肿瘤细胞 PC - 3、A549 和 HT - 29 的细胞毒性较强，而对人肝癌细胞 HepG2 和人正常肝细胞 H1772 的细胞毒性相对较弱。

另外，从单花山竹子叶中分离得到的化合物 oliganthin H、oliganthin I、oliganthone

B、gaudichaudione H 和 cantleyanone A 对四种肿瘤细胞 A549、HepG2、HT-29 和 PC-3 的生长也具有抑制作用,其 IC_{50} 值均在 2.1~8.6 μM 之间。

综上所述,研究人员已从单花山竹子茎中分离得到多种具有抗肿瘤活性的化合物,其中,大多为𠯤酮类化合物。然而,这些研究仅初步确定了上述化合物的体外抗肿瘤活性,而作用机制尚不明确。若想从单花山竹子寻找抗肿瘤药物的先导化合物,还需要进行更深入的研究。

十四、山木瓜 *Garcinia esculenta* Y. H. Li

(一) 抗肿瘤作用

山木瓜枝条的石油醚提取物和 80%(v/v)乙醇提取物的乙酸乙酯部位对 HepG2、MCF-7 和 MDA-MB-231 细胞具有潜在的细胞毒性作用。以抗肿瘤活性为导向,分离得到 21 个化合物,包括 6 个新化合物和 15 个已知化合物。其中,6 个新化合物包括 5 个 PPAPs 类化合物 garciesculentone A~E 和 1 个新的𠯤酮类化合物 garciesculenxanthone A;15 个已知化合物分别为 garciniagifolone A、garcimultiflorone E、guttiferone F、γ-mangostin、garcicowin C、5,8-dihydroxy-2,2-dimethyl-2H,6H-pyrano[3,2-b]-xanthen-6-one、griffipavixanthone、GDPHH-2、1,3,7-trihydroxy-2-(3-methylbut-2-enyl)-xanthone、1,3,6,7-tetrahydroxyxanthone、cambogin、1,3,5,7-tetrahydroxy-8-isoprenylxanthone、hyperxanthone E、toxyloxanthone B 和 3,5,8-trihydroxy-2,2-dimethyl-3,4,4-trihydro-2H,6H-pyrano[3,2-b]-xanthen-6-one。研究人员采用 MTT 法检测了上述所有化合物对人肝癌细胞 HepG2、人乳腺癌细胞 MCF-7 和 MDA-MB-231 和人正常肝细胞 LO2 的细胞毒性作用,以紫杉醇为阳性对照药(结果见表 4-2-27)。

表 4-2-27　山木瓜枝条所含化合物的细胞毒性作用[a]

化 合 物	IC_{50} 值(μM)			
	HepG2	MCF-7	MDA-MB-231	LO2
garciniagifolone A	＞10	＞10	9.1	＞10
garcimultiflorone E	＞10	9.8	＞10	＞10
cambogin	7.3	4.8	5.7	9.3
guttiferone F	＞10	＞10	7.9	9.6
5,8-dihydroxy-2,2-dimethyl-2H, 6H-pyrano[3,2-b]-xanthen-6-one	＞10	＞10	6.1	6.6
γ-mangostin	＞10	＞10	6.6	＞10
紫杉醇[b]	4.6×10^{-3}	1.5×10^{-3}	8.2×10^{-3}	1.1

注:[a] 表中未列出的化合物无活性,即对所有细胞株的 IC_{50} 值大于 10 μM;[b] 阳性对照药。

进一步研究发现,化合物 cambogin 能够浓度依赖性降低乳腺癌细胞 MCF－7 的线粒体膜电位并改变其线粒体骨架,从而抑制 MCF－7 细胞的增殖并促进其凋亡。Cambogin 能够促进细胞内和线粒体内 O_2^- 和 H_2O_2 的产生,同时,通过激活 MCF－7 细胞膜蛋白 NOX1,促进 NOX1 和 p22^{phox} 在细胞膜上结合形成复合物。Cambogin 还能够降低 Trx1 蛋白的表达,促进 Trx1 与 ASK1 的解离,从而促使 ASK1 磷酸化,继而促使下游信号通路 JNK/SAPK 磷酸化。因此,cambogin 主要通过诱导 NOX1 依赖性的 ROS 产生和调控 ASK1/Trx1 解离,进而发挥抗乳腺癌作用。

临床治疗前列腺癌的方法主要为雄激素剥夺疗法,但是这种方法通常都会使患者产生激素抵抗,从而造成肿瘤的复发。开发能有效治疗激素难治性前列腺癌的药物,已经成为当前肿瘤研究的热点之一。笔者从藤黄属植物及其化合物中筛选可有效抑制前列腺癌的化合物,并探究其作用机制。结果发现,从藤黄属植物山木瓜的枝条中分离出的苯甲酮类化合物 guttiferone F,在去除血清的情况下可显著抑制前列腺癌细胞 LNCaP 与 PC－3 的生长,IC_{50} 值分别为 5.17 μM 和 12.64 μM。流式细胞仪分析显示,guttiferone F 能增加处于 Sub－G_1 期的 LNCaP 与 PC－3 细胞,诱导细胞的死亡。此外,活细胞成像结果表明,guttiferone F 能引起线粒体形状的片段化和线粒体膜电位下降。在无血清情况下,guttiferone F 能够激活 LNCaP 与 PC－3 中的凋亡相关蛋白 Caspase 和 PARP,并且凋亡过程能被 Caspase 抑制剂 Z－VAD－fmk 阻断。免疫印迹实验结果表明,guttiferone F 能够降低 LNCaP 细胞雄激素受体的蛋白质水平,并且调控了 ERK1/2 与 JNK 的信号通路。guttiferone F 还能诱发细胞内钙离子的升高。此外,裸鼠荷瘤模型的研究结果表明,腹腔内注射 guttiferone F 能抑制肿瘤的生长。在实验小鼠饮食限制的条件下,guttiferone F 抑制肿瘤生长的效果更强,并且不会产生明显毒性。因此,guttiferone F 可以在无血清的情况下通过线粒体相关通路诱导前列腺癌细胞凋亡和抑制雄激素受体表达。此外,体内研究表明,饮食限制可以增强 guttiferone F 抑制肿瘤生长的作用。

食管癌是世界上第七大致死性癌症。中国是世界上食管癌的主要发生国家之一,且发病率与日俱增。笔者发现从山木瓜中提取的化合物 griffipavixanthone(GPX)具有抑制食管癌转移和增殖的活性。在转移性食管癌细胞中,化合物 GPX 可以抑制 B－RAF 和 C－RAF 蛋白的表达,而对食管癌细胞株 TE1、KYSE150 和 Eca109 以及人正常肝组织细胞 HL7702 未表现出明显的细胞毒性。GPX 能够减慢食管癌细胞 TE1 和 KYSE150 的划痕愈合,使小室迁移和侵袭细胞数目减少,说明 GPX 在体外可以抑制食管癌细胞的爬行、迁移和侵袭。GPX 10 μM 作用 48 h 后,能够显著减少食管癌克隆形成数量;GPX 10 μM、15 μM 和 20 μM 作用 48 h 后,可以诱导细胞发生 G_2/M 周期阻滞,说明 GPX 在体外可以抑制食管癌的增殖并诱导细胞周期阻滞。通过对小鼠尾静脉注射食管癌细胞建立肺转移模型,并腹腔注射 GPX(隔天给药,20 mg/kg)和 5－氟尿嘧啶(隔天给药,20 mg/kg),发现小鼠肺转移肿瘤结节面积和数量显著减少,并且肺重降低;免疫组化检测结果显示,

GPX 给药组的肺结节中磷酸化 ERK 和 Ki‐67 蛋白降低，TUNEL 没有明显变化，说明 GPX 可以显著减少小鼠体内食管癌的肺转移和肿瘤增殖。利用免疫印迹分析检测癌细胞的蛋白表达水平变化，发现 GPX 能够浓度和时间依赖性抑制细胞内 B‐RAF、C‐RAF、p‐MEK、p‐ERK 和 Cyclin B1 的表达；GPX 可以通过抑制 p‐Akt、vimentin 和 snail 蛋白的表达，进而调节 Akt 和上皮间质转化（EMT）。RT‐PCR 结果显示，GPX 能够降低食管癌细胞中 B‐RAF、C‐RAF 和 MMP‐2 的 mRNA 表达，说明 GPX 可以通过下调 B‐RAF 和 C‐RAF 的转录水平而下调其蛋白表达，进而调节 MMP‐2，发挥抑制食管癌侵袭和转移的作用。因此，GPX 主要通过下调 RAS‐RAF‐MAPK、Akt 和 EMT 信号通路，在体内和体外起到抑制食管癌转移和增殖的作用。

（二）抗痛风作用

痛风是嘌呤代谢发生紊乱，血尿酸浓度持续增高，尿酸盐结晶沉积于软组织，并由遗传因素与环境因素共同作用导致的一组代谢性疾病。现代药理学研究表明，痛风患者体内黄嘌呤氧化酶（XOD）的活性增强，故抗痛风体外筛选模型常以抗黄嘌呤氧化酶活性为检测指标。临床亦常用黄嘌呤氧化酶抑制剂（别嘌呤醇）作为痛风治疗药物，但其副作用大，亟须研发安全有效、毒副作用低的抗痛风新药。XOD 会产生大量超氧自由基，与多种疾病（心肌梗死、高血压、动脉粥样硬化及癌症）的发生和发展有关。因此，黄嘌呤氧化酶抑制剂的研究，不仅有利于痛风的治疗，也对其他疾病的防治大有裨益。

笔者已发现并报道了大量藤黄属植物的𠮩酮类和 PPAPs 类活性成分。在前期的藤黄属植物抗黄嘌呤氧化酶活性筛选中，发现山木瓜枝 80% 乙醇部位的乙酸乙酯提取物，具有较强的体外抗黄嘌呤氧化酶活性。山木瓜为我国特有植物品种，尚未见其他学者有关于山木瓜抗黄嘌呤氧化酶活性的相关文献报道。笔者以体外抗黄嘌呤氧化酶活性为导向，从其有效部位中分离得到多个化合物，并发现化合物 1,3,6,7‐tetrahydroxyxanthone 和 griffipavixanthone 是主要的活性成分，它们的体外抗黄嘌呤氧化酶活性呈现剂量依赖效应，IC_{50} 值分别是 1.2 μM 和 6.3 μM。其中，1,3,6,7‐tetrahydroxyxanthone 的活性比阳性对照药别嘌醇（IC_{50} 值为 5.3 μM）更强；化合物 griffipavixanthone 是我们首次发现具有体外抗黄嘌呤氧化酶活性的双𠮩酮类化合物。

（三）抗炎作用

笔者以巨噬细胞激活后的 NO 累积量为指标，对藤黄属植物来源的多种化合物进行抗炎活性筛选，结果发现化合物 1,3,5,7‐tetrahydroxy‐8‐isoprenylxanthone（TIE）具有潜在的抗炎活性。进一步的机制研究显示，在使用 LPS/IFN γ 刺激的 RAW264.7 细胞中，TIE 能够阻断 ERK 和 p38‐MAPK 信号通路，进而降低 iNOS 和 COX‐2 的表达水平，并最终抑制 NO 和 PGE_2 的生成；同时，TIE 也抑制了炎症因子 IL‐6、IL‐12 和

TNF-α 的释放。此外,TIE 能够阻断 NF-κB 活化以及 NF-κB 对 miR155 表达的调控。这些结果提示 TIE 有望成为炎症疾病治疗药物的先导化合物。

基于以上研究内容,笔者首次报道了山木瓜的抗肿瘤和抗痛风等活性,为今后对山木瓜的开发利用提供了科学依据。

十五、长裂藤黄 *Garcinia lancilimba* C. Y. Wu ex Y. H. Li

笔者从长裂藤黄茎皮中分离得到两个新的呫酮类化合物 1,5,6-trihydroxy-6′,6′-dimethyl-2H-pyrano(2′,3′:3,4)-2-(3-methylbut-2-enyl)xanthone 和 1,6,7-trihydroxy-6′,6′-dimethyl-2H-pyrano(2′,3′:3,2)-4-(3-methylbut-2-enyl) xanthone,并检测了它们对人乳腺癌细胞 MDA-MB-435S 的细胞毒性作用,IC_{50} 值分别为 5.88 μg/ml 和 6.05 μg/ml,阳性药多柔比星(Adriamycin)的 IC_{50} 值为 0.24 μg/ml。

笔者从长裂藤黄茎皮提取物中分离得到 13 种呫酮类化合物,并检测了这些化合物对人宫颈癌细胞 HeLa-C3 中 Caspase-3 活性的影响。结果发现,使用化合物 7,9,12-trihydroxy-2,2-dimethyl-2H,6H-pyrano[3,2-b]xanthen-6-one 处理细胞后,可显著激活 Caspase-3。该化合物处理 24 h 后的 HeLa 细胞形状变圆且边缘光滑,随后发生凋亡性死亡,这些形态学改变与紫杉醇处理后的细胞相似。研究已证实,紫杉醇可防止微管蛋白解聚,使细胞不能发生有丝分裂,进而诱导细胞凋亡。因此,化合物 7,9,12-trihydroxy-2,2-dimethyl-2H,6H-pyrano[3,2-b]xanthen-6-one 也有可能是通过干扰微管形成,进而诱导细胞发生凋亡性死亡。

此外,化合物 1,5,6-trihydroxy-3-methoxy-4-(3-methylbut-2-enyl) xanthone、isojacareubin 和 1,7-dihydroxyxanthone 虽然无诱导凋亡的作用,但在 10 μM 时对细胞增殖有抑制作用,其作用 60 h 的增殖抑制率分别为 81%、89% 和 81%。

目前,对长裂藤黄的药理研究只有上述两篇文献报道。总体来说,目前所得化合物的抗肿瘤活性并不是十分显著。

十六、兰屿福木 *Garcinia linii* C. E. Chang

(一) 抗肿瘤作用

Chen 等从兰屿福木干燥根的甲醇提取物中分离得到多种呫酮和联苯类化合物,结构式如图 4-2-8 所示。并采用 MTT 法检测了这些化合物对小鼠淋巴白血病细胞 P-388 和人结肠癌细胞 HT-29 的增殖抑制作用(见表 4-2-28)。结果发现,联苯类化合物 garcibiphenyl A 和 garcibiphenyl B 的细胞毒性普遍弱于呫酮类化合物 linixanthone A、linixanthone B、linixanthone C、globulixanthone D、1,6-dihydroxy-5-methoxyxanthone、1,

7-dihydroxyxanthone 和 rheediachromenoxanthone。此外,化合物 1,6-dihydroxy-5,7-dimethoxyxanthone、1,6-dihydroxy-5-methoxyxanthone 和 globulixanthone D 结构相似,而 7 位无取代的化合物 1,6-dihydroxy-5-methoxyxanthone 或 7 位有异戊烯基取代的化合物 globulixanthone D 比 7 位为甲氧基取代的化合物 1,6-dihydroxy-5,7-dimethoxyxanthone 具有更强的细胞毒性作用;对于 7 位有异戊烯基取代的化合物, 6 位有羟基取代的化合物 globulixanthone D 比 6 位为甲氧基的化合物 linixanthone C 具有更强的细胞毒性作用。呫酮类化合物中,1,6-dihydroxy-5-methoxyxanthone 和 globulixanthone D 的活性最强,ED_{50} 值均小于 1 μg/ml。

表 4-2-28　兰屿福木干燥根中所含化合物对 P-388 和 HT-29 细胞的细胞毒性作用

化 合 物	ED_{50}值(μg/ml)	
	P-388	HT-29
linixanthone A	4.88	5.34
linixanthone B	1.43	3.14
linixanthone C	1.44	1.54
garcibiphenyl A	10.2	13.50
garcibiphenyl B	6.63	12.70
garcibenzopyran	3.98	6.90
10-O-methylmacluraxanthone	3.49	5.25
rheediachromenoxanthone	1.67	4.68
globulixanthone D	0.42	0.98
1,6-dihydroxy-5,7-dimethoxyxanthone	3.25	5.48
1,5-dihydroxyxanthone	4.71	5.01
1,5-dihydroxy-3-methoxyxanthone	2.76	7.51
1,6-dihydroxy-3,5-dimethoxyxanthone	4.74	7.28
1,6-dihydroxy-3,5,7-trimethoxyxanthone	5.11	6.25
1,6-dihydroxy-5-methoxyxanthone	0.27	0.84
1,6-dihydroxy-7-methoxyxanthone	3.02	5.32
1,7-dihydroxyxanthone	1.21	3.94
5-hydroxy-1-methoxyxanthone	7.28	4.74
aucuparin	3.21	5.39
Mithramycin*	0.06	0.08

注:* 阳性对照药。

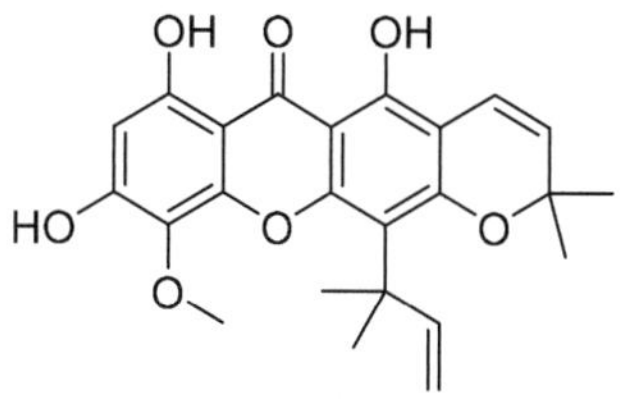

linixanthone A

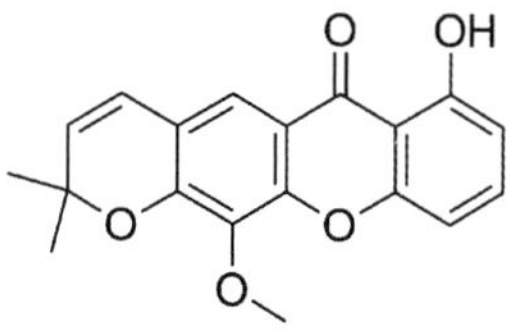

linixanthone B

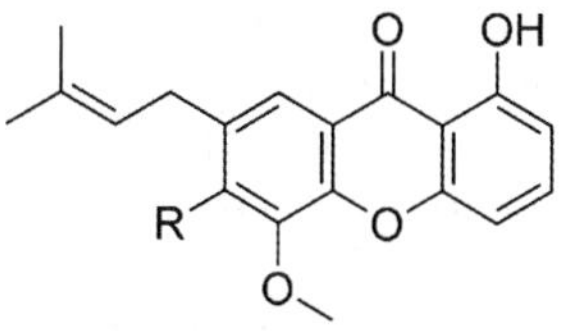

linixanthone C：R = OMe
globulixanthone D：R = OH

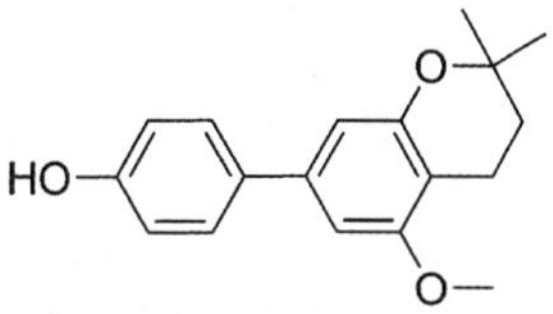

garcibenzopyran

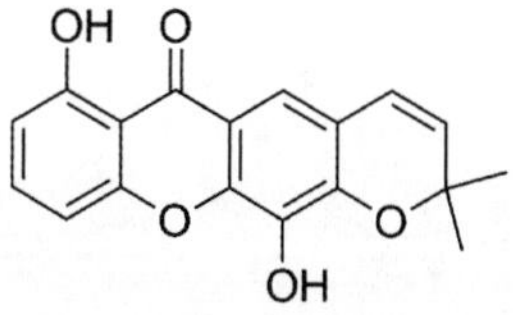

rheediachromenoxanthone

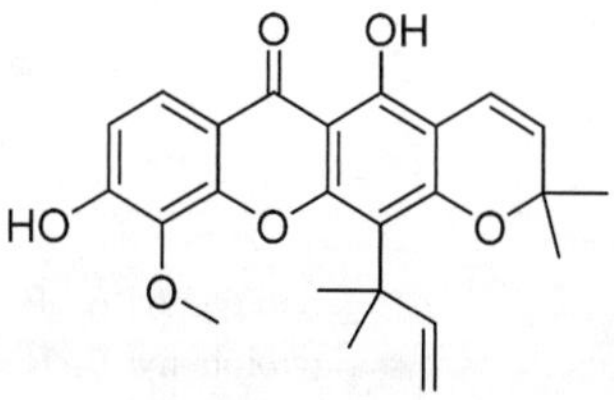

10 - O - methylmacluraxanthone

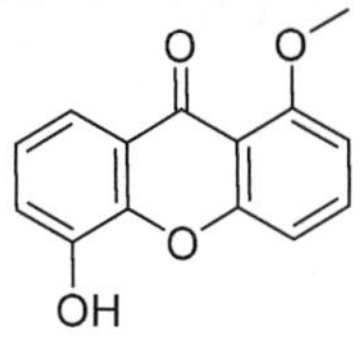

5 - hydroxy - 1 - methoxyxanthone

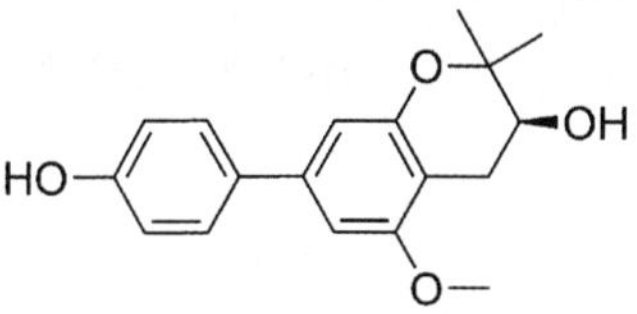

(S)- 3 - hydroxygarcibenzopyran

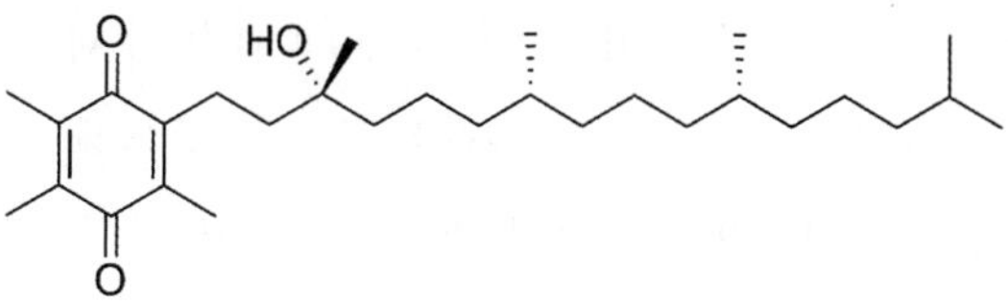

α - tocopherylquinone

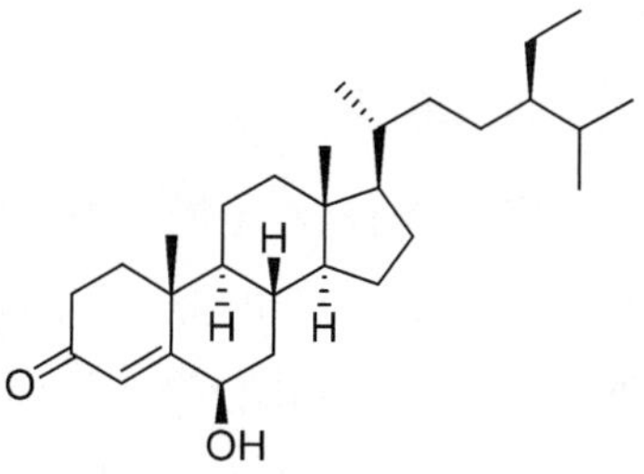

6β - hydroxystigmast - 4 - en - 3 - one

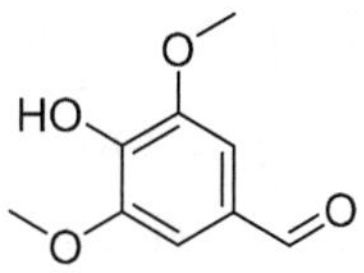

syringaldehyde

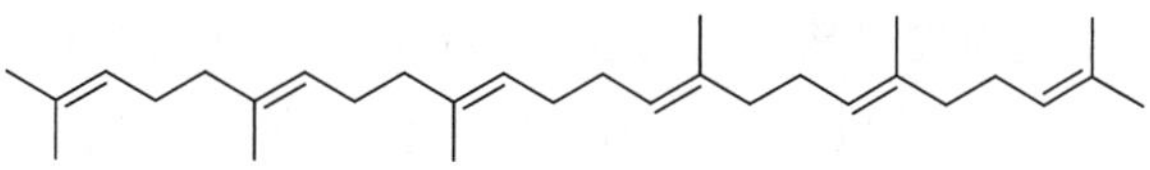

squalene

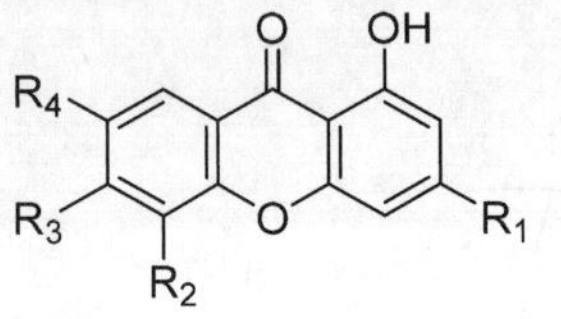

1,6 - dihydroxy - 5,7 - dimethoxyxanthone：R_1 = H,R_2 = R_4 = OMe,R_3 = OH
1,5 - dihydroxyxanthone：R_1 = R_3 = R_4 = H,R_2 = OH
1,5 - dihydroxy - 3 - methoxyxanthone：R_1 = OMe,R_2 = OH,R_3 = R_4 = H
1,6 - dihydroxy - 3,5 - dimethoxyxanthone：R_1 = R_2 = OMe,R_3 = OH,R_4 = H
1,6 - dihydroxy - 3,5,7 - trimethoxyxanthone：R_1 = R_2 = R_4 = OMe,R_3 = OH
1,6 - dihydroxy - 5 - methoxyxanthone：R_1 = R_4 = H,R_2 = OMe,R_3 = OH
1,6 - dihydroxy - 7 - methoxyxanthone：R_1 = R_2 = H,R_3 = OH,R_4 = OMe
1,7 - dihydroxyxanthone：R_1 = R_2 = R_3 = H,R_4 = OH
1,5 - dihydroxy - 6 - methoxyxanthone：R_1 = R_4 = H,R_2 = OH,R_3 = OMe
1,7 - dihydroxy - 3 - methoxyxanthone：R_1 = OMe,R_2 = R_3 = H,R_4 = OH

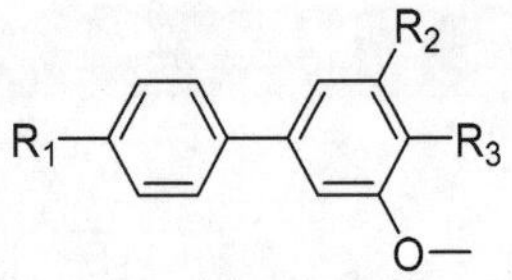

garcibiphenyl A：R_1 = R_2 = OH,R_3 = H
garcibiphenyl B：R_1 = R_2 = OH,R_3 = prenyl
aucuparin：R_1 = H,R_2 = OMe,R_3 = OH
1,5 - dihydroxy - 6 - methoxyxanthone：R_1 = R_3 = OH,R_2 = OMe

garcibiphenyl D：R_1 = R_2 = OH,R_3 =

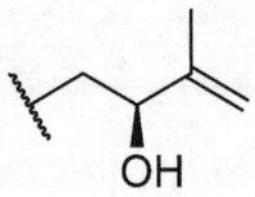

garcibiphenyl E：R_1 = R_2 = OH,R_3 =

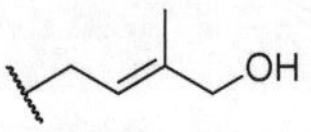

图 4 - 2 - 8　兰屿福木干燥根中所含化合物结构式

（二）抗菌作用

Chen 等对兰屿福木干燥根中所含化合物进行研究,分离化合物并检测其在体外对结核分枝杆菌 90 - 221387 的抑制作用,以临床抗结核药乙胺丁醇为阳性对照药。结果如表4 - 2 - 29 所示,𠮩酮类化合物 1,5 - dihydroxy - 3 - methoxyxanthone、1,5 - dihydroxy - 6 - methoxyxanthone、1,6 - dihydroxy - 5 - methoxyxanthone、1,7 - dihydroxy - 3 - methoxyxanthone、globulixanthone D、rheediachromenoxanthone 以及联苯类化合物garcibiphenyl D 和 garcibiphenyl E,具有不同程度的抑制结核分枝杆菌 90 - 221387 活性。通过对化合物结构进行分析,发现 1,5 - dihydroxy - 3 - methoxyxanthone 和 1,7 - dihydroxy - 3 - methoxyxanthone 的结构中都具有 3 位甲氧基,它们的活性比具有 6 位甲氧基的 1,5 - dihydroxy - 6 - methoxyxanthone 和具有 5 位甲氧基的 1,6 - dihydroxy -

5 - methoxyxanthone 强 3~7 倍, 说明 3 位的甲氧基团对于呫酮类化合物的抗菌活性可能具有重要影响。其中, 1, 7 - dihydroxy - 3 - methoxyxanthone 的最小抑制浓度(MIC)为 3.1 μg/ml, 比临床抗结核药乙胺丁醇(6.2 μg/ml)显示出更强的抗结核杆菌活性。

表 4 - 2 - 29 兰屿福木干燥根中所含化合物对结核分枝杆菌 90 - 221387 的抑制效果

化 合 物	MIC(μg/ml)
(S)- 3 - hydroxygarcibenzopyran	>100
garcibiphenyl D	50.3
garcibiphenyl E	25.4
1, 5 - dihydroxy - 6 - methoxyxanthone	24.8
1, 7 - dihydroxy - 3 - methoxyxanthone	3.1
syringaldehyde	>100
squalene	51.3
α - tocopherylquinone	39.5
6β - hydroxystigmast - 4 - en - 3 - one	>100
rheediachromenoxanthone	49.7
linixanthone A	98.5
linixanthone B	50.7
globulixanthone D	26.2
1, 5 - dihydroxy - 3 - methoxyxanthone	6.3
1, 6 - dihydroxy - 5 - methoxyxanthone	25.5
aucuparin	52.3
乙胺丁醇*	6.2

注: * 阳性对照药。

参考文献

[1] 付文卫, 谭红胜, 徐宏喜.中国产藤黄属植物中抗肿瘤活性化学成分的研究概况[J].药学学报, 2014, 49(2): 166 - 174.

[2] 张俊艳, 韩英梅, 常允平.藤黄属植物的化学成分和药理作用研究进展[J].现代药物与临床, 2012, 27(3): 297 - 303.

[3] 王鸣, 冯煦, 赵友谊, 等.中药藤黄的研究和应用[J].中国野生植物资源, 2003, 22(1): 1 - 4.

[4] 李丽梅, 周俊, 娄洁, 等.大苞藤黄中的一个新黄酮及其抗烟草花叶病毒活性[J].中国中药杂志, 2015, 40(21): 4205 - 4207.

[5] 朱晗, 陈宝安.藤黄酸逆转肿瘤多药耐药的实验研究进展[J].时珍国医国药, 2013, 24(4): 794 - 796.

[6] 邢世华, 李晓波.清热解毒类中药抗病毒活性及作用机制研究进展[J].中国药理学通报, 2014,

30(4)：464 - 468.

[7] SUKPONDMA Y, RUKACHAISIRIKUL V, PHONGPAICHIT S. Antibacterial caged-tetraprenylated xanthones from the fruits of *Garcinia hanburyi*[J]. Chem Pharm Bull (Tokyo), 2005, 53(7)：850 - 852.

[8] REUTRAKUL V, ANANTACHOKE N, POHMAKOTR M, et al. Anti - HIV - 1 and anti-inflammatory lupanes from the leaves, twigs, and resin of *Garcinia hanburyi*[J]. Planta Med, 2010, 76(4)：368 - 371.

[9] HAHNVAJANAWONG C, KETNIMIT S, PATTANAPANYASAT K, et al. Involvement of p53 and nuclear factor-kappaB signaling pathway for the induction of G1 - phase cell cycle arrest of cholangiocarcinoma cell lines by isomorellin[J]. Biol Pharm Bull, 2012, 35(11)：1914 - 1925.

[10] RONG J J, HU R, QI Q, et al. Gambogic acid down-regulates MDM2 oncogene and induces p21 Waf1/CIP1 expression independent of p53[J]. Cancer Lett, 2009, 284(1)：102 - 112.

[11] GUO Q L, LIN S S, YOU Q D, et al. Inhibition of human telomerase reverse transcriptase gene expression by gambogic acid in human hepatoma SMMC - 7721 cells[J]. Life Sci, 2006, 78(11)：1238 - 1245.

[12] ZHOU J, LUO Y H, WANG J R, et al. Gambogenic acid induction of apoptosis in a breast cancer cell line[J]. Asian Pac J Cancer Prev, 2013, 14(12)：7601 - 7605.

[13] CHEN J, GU H Y, LU N, et al. Microtubule depolymerization and phosphorylation of c - Jun N - terminal kinase - 1 and p38 were involved in gambogic acid induced cell cycle arrest and apoptosis in human breast carcinoma MCF - 7 cells[J]. Life Sci, 2008, 83(3)：103 - 109.

[14] LI Q, CHENG H, ZHU G, et al. Gambogenic acid inhibits proliferation of A549 cells through apoptosis-inducing and cell cycle arresting[J]. Biol Pharm Bull, 2010, 33(3)：415 - 420.

[15] ROSENFELDT M T, RYAN K M. The multiple roles of autophagy in cancer[J]. Carcinogenesis, 2011, 32(7)：955 - 963.

[16] XU D Q, LAO Y Z, XU N H, et al. Identification and characterization of anticancer compounds targeting apoptosis and autophagy from Chinese native *Garcinia* species[J]. Planta Med, 2015, 81：79 - 89.

[17] MEI W, DONG C, HUI C, et al. Gambogenic acid kills lung cancer cells through aberrant autophagy[J]. PloS One, 2014, 9(1)：e83604.

[18] WU M, LAO Y Z, XU N H, et al. Guttiferone K induces autophagy and sensitizes cancer cells to nutrient stress-induced cell death[J]. Phytomedicine, 2015, 22(10)：902 - 910.

[19] PARK M S, KIM N H, KANG C W, et al. Antimetastatic effects of gambogic acid are mediated via the actin cytoskeleton and NF - κB pathways in SK - HEP1 cells[J]. Drug Develop Res, 2015, 76(3)：132 - 142.

[20] YI T, YI Z, CHO S G, et al. Gambogic acid inhibits angiogenesis and prostate tumor growth by suppressing vascular endothelial growth factor receptor 2 signaling[J]. Cancer Res, 2008, 68(6)：1843 - 1850.

[21] WANG T, WEI J, QIAN X, et al. Gambogic acid, a potent inhibitor of survivin, reverses

docetaxel resistance in gastric cancer cells[J]. Cancer Lett, 2008, 262(2): 214 - 222.

[22] WANG J, LIU W, ZHAO Q, et al. Synergistic effect of 5 - fluorouracil with gambogic acid on BGC - 823 human gastric carcinoma[J]. Toxicology, 2009, 256(1): 135 - 140.

[23] BAGGETT S, PROTIVA P, MAZZOLA E P, et al. Bioactive benzophenones from *Garcinia xanthochymus* fruits[J]. J Nat Prod, 2005, 68(3): 354 - 360.

[24] PROTIVA P, HOPKINS M E, BAGGETT S, et al. Growth inhibition of colon cancer cells by polyisoprenylated benzophenones is associated with induction of the endoplasmic reticulum response[J]. Int J Cancer, 2008, 123(3): 687 - 694.

[25] HAN Q B, QIAO C F, SONG J Z, et al. Cytotoxic prenylated phenolic compounds from the twig bark of *Garcinia xanthochymus*[J]. Chem Biodivers, 2007, 4(5): 940 - 946.

[26] JI F, LIA Z, LIU G, et al. Xanthones with antiproliferative effects on prostate cancer cells from the stem bark of *Garcinia xanthochymus*[J]. Nat Prod Commun, 2012, 7(1): 53 - 56.

[27] CHANMAHASATHIEN W, LI Y, SATAKE M, et al. Prenylated xanthones with NGF - potentiating activity from *Garcinia xanthochymus*[J]. Phytochemistry, 2003, 64(5): 981 - 986.

[28] CHANMAHASATHIEN W, LI Y, SATAKE M, et al. Prenylated xanthones from *Garcinia xanthochymus*[J]. Chem Pharm Bull (Tokyo), 2003, 51(11): 1332 - 1334.

[29] CHEN Y, FAN H, YANG G Z, et al. Prenylated xanthones from the bark of *Garcinia xanthochymus* and their 1, 1 - diphenyl - 2 - picrylhydrazyl (DPPH) radical scavenging activities [J]. Molecules, 2010, 15(10): 7438 - 7449.

[30] ZHONG F F, CHEN Y, YANG G Z. Chemical constituents from the bark of *Garcinia xanthochymus* and their 1, 1 - diphenyl - 2 - picrylhydrazyl (DPPH) radical-scavenging activities [J]. Helv Chim Acta, 2008, 91(9): 1695 - 1703.

[31] ZHONG F F, CHEN Y, WANG P, et al. Xanthones from the bark of *Garcinia xanthochymus* and their 1, 1 - diphenyl - 2 - picrylhydrazyl radical-scavenging activity[J]. Chinese J Chem, 2009, 27(1): 74 - 80.

[32] LYLES J T, NEGRIN A, KHAN S I, et al. In vitro antiplasmodial activity of benzophenones and xanthones from edible fruits of *Garcinia* species[J]. Planta Med, 2014, 80(8 - 9): 676 - 681.

[33] JACKSON D N, YANG L, WU S, et al. *Garcinia xanthochymus* benzophenones promote hyphal apoptosis and potentiate activity of fluconazole against *Candida albicans* biofilms[J]. Antimicrob Agents Chemother, 2015, 59(10): 6032 - 6038.

[34] LI Y, CHEN Y, XIAO C, et al. Rapid screening and identification of alpha-amylase inhibitors from *Garcinia xanthochymus* using enzyme-immobilized magnetic nanoparticles coupled with HPLC and MS[J]. J Chromatogr B, 2014, 960: 166 - 173.

[35] LIN K W, HUANG A M, TU H Y, et al. Xanthine oxidase inhibitory triterpenoid and phloroglucinol from guttiferaceous plants inhibit growth and induced apoptosis in human NTUB1 cells through a ROS - dependent mechanism[J]. J Agric Food Chem, 2011, 59(1): 407 - 414.

[36] LIN K W, HUANG A M, YANG S C, et al. Cytotoxic and antioxidant constituents from *Garcinia subelliptica*[J]. Food Chem, 2012, 135(2): 851 - 859.

［37］SHAKUI T，IGUCHI K，ITO T，et al. Anti-androgenic activity of hydroxyxanthones in prostate cancer LNCaP cells［J］. Fitoterapia，2014，92：9－15.

［38］ZHANG L J，CHIOU C T，CHENG J J，et al. Cytotoxic polyisoprenyl benzophenonoids from *Garcinia subelliptica*［J］. J Nat Prod，2010，73(4)：557－562.

［39］IINUMA M，TOSA H，TANAKA T，et al. Antibacterial activity of some *Garcinia* benzophenone derivatives against methicillin-resistant *Staphylococcus aureus*［J］. Biol Pharm Bull，1996，19(2)：311－314.

［40］WENG J R，LIN C N，TSAO L T，et al. Novel and anti-inflammatory constituents of *Garcinia subelliptica*［J］. Chemistry，2003，9(9)：1958－1963.

［41］WENG J R，TSAO L T，WANG J P，et al. Anti-inflammatory phloroglucinols and terpenoids from *Garcinia subelliptica*［J］. J Nat Prod，2004，67(11)：1796－1799.

［42］FUKUYAMA Y，KUWAYAMA A，MINAMI H. Garsubellin A，a novel polyprenylated phloroglucin derivative，increasing choline acetyltransferase (ChAT) activity in postnatal rat septal neuron cultures［J］. Chem Pharm Bull，1997，45(5)：947－949.

［43］FUKUYAMA Y，KAMIYAMA A，MIMA Y，et al. Prenylated xanthones from *Garcinia subelliptica*［J］. Phytochemistry，1991，30(10)：3433－3436.

［44］MINAMI H，KUWAYAMA A，YOSHIZAWA T，et al. Novel prenylated xanthones with antioxidant property from the wood of *Garcinia subelliptica*［J］. Chem Pharm Bull，1996，44 (11)：2103－2106.

［45］MINAMI H，KINOSHITA M，FUKUYAMA Y，et al. Antioxidant xanthones from *Garcinia subelliptica*［J］. Phytochemistry，1994，36(2)：501－506.

［46］ABE F，NAGAFUJI S，OKABE H，et al. Trypanocidal constituents in plants 2. xanthones from the stem bark of *Garcinia subelliptica*［J］. Biol Pharm Bull，2003，26(12)：1730－1733.

［47］Lu Y H，Wei B L，Ko H H，et al. DNA strand-scission by phloroglucinols and lignans from heartwood of *Garcinia subelliptica* Merr. and *Justicia* plants［J］. Phytochemistry，2008，69(1)：225－233.

［48］WU C C，LU Y H，WEI B L，et al. Phloroglucinols with prooxidant activity from *Garcinia subelliptica*［J］. J Nat Prod，2008，71(2)：246－250.

［49］MASUDA T，YAMASHITA D，TAKEDA Y，et al. Screening for tyrosinase inhibitors among extracts of seashore plants and identification of potent inhibitors from *Garcinia subelliptica*［J］. Biosci Biotechnol Biochem，2005，69(1)：197－201.

［50］LIU X，YU T，GAO X M，et al. Apoptotic effects of polyprenylated benzoylphloroglucinol derivatives from the twigs of *Garcinia multiflora*［J］. J Nat Prod，2010，73(8)：1355－1359.

［51］FAN Y M，YI P，LI Y，et al. Two unusual polycyclic polyprenylated acylphloroglucinols，including a pair of enantiomers from *Garcinia multiflora*［J］. Org Lett，2015，17(9)：2066－2069.

［52］LIN Y M，ANDERSON H，FLAVIN M T，et al. In vitro anti－HIV activity of biflavonoids isolated from *Rhus succedanea* and *Garcinia multiflora*［J］. J Nat Prod，1997，60(9)：884－888.

［53］TING C W，HWANG T L，CHEN I S，et al. Garcimultiflorone G，a novel benzoylphloroglucinol derivative from *Garcinia multiflora* with inhibitory activity on neutrophil pro-inflammatory responses[J]. Chem Biodivers，2014，11(5)：819－824.

[54] TING C W, HWANG T L, CHEN I S, et al. A new benzoylphloroglucinol derivative with an adamantyl skeleton and other constituents from *Garcinia multiflora*：effects on neutrophil pro-inflammatory responses[J]. Chem Biodivers，2012，9(1)：99－105.

[55] CHEN J J, TING C W, HWANG T L, et al. Benzophenone derivatives from the fruits of *Garcinia multiflora* and their anti-inflammatory activity[J]. J Nat Prod，2009，72(2)：253－258.

[56] CHIANG Y M, KUO Y H, OOTA S, et al. Xanthones and benzophenones from the stems of *Garcinia multiflora*[J]. J Nat Prod，2003，66(8)：1070－1073.

[57] XU G, FENG C, ZHOU Y, et al. Bioassay and ultraperformance liquid chromatography/mass spectrometry guided isolation of apoptosis-inducing benzophenones and xanthone from the pericarp of *Garcinia yunnanensis* Hu[J]. J Agric Food Chem，2008，56(23)：11144－11150.

[58] FENG C, ZHOU L Y, YU T, et al. A new anticancer compound, oblongifolin C, inhibits tumor growth and promotes apoptosis in HeLa cells through Bax activation[J]. Int J Cancer，2012，131(6)：1445－1454.

[59] LAO Y Z, WAN G, LIU Z Y, et al. The natural compound oblongifolin C inhibits autophagic flux and enhances antitumor efficacy of nutrient deprivation[J]. Autophagy，2014，10(5)：736－749.

[60] WANG X Y, LAO Y Z, XU N H, et al. Oblongifolin C inhibits metastasis by up-regulating keratin 18 and tubulins[J]. Sci Rep，2015，5：10293.

[61] XU W, CHENG M, LAO Y, et al. DNA damage and ER stress contribute to oblongifolin C－induced cell killing in Bax/Bak-deficient cells[J]. Biochem Biophys Res Commun，2015，457(3)：300－330.

[62] WU M, LAO Y Z, XU N H, et al. Guttiferone K induces autophagy and sensitizes cancer cells to nutrient stress-induced cell death[J]. Phytomedicine，2015，22(10)：902－910.

[63] LU Y, CAI S, TAN H, et al. Inhibitory effect of oblongifolin C on allergic inflammation through the suppression of mast cell activation[J]. Mol Cell Biochem，2015，406(1－2)：263－271

[64] XI Z C, YAO M, LI Y, et al. Guttiferone K impedes cell cycle re-entry of quiescent prostate cancer cells via stabilization of FBXW7 and subsequent c－MYC degradation[J]. Cell Death Dis，2016，7(6)：e2252.

[65] WANG L P, WU R, FU W W, et al. Synthesis and biological evaluation of Oblongifolin C derivatives as c－Met inhibitors[J]. Bioorg Med Chem，2016，24(18)：4120－4128.

[66] VO H T, NGO N T N, BUI T Q, et al. Geranylated tetraoxygenated xanthones from the pericarp of *Garcinia pedunculata*[J]. Phytochem Lett，2015，13：119－122.

[67] NEGI P S, JAYAPRAKASHA G K, JENA B S. Antibacterial activity of the extracts from the fruit rinds of *Garcinia cowa* and *Garcinia pedunculata* against food borne pathogens and spoilage bacteria[J]. Lebensm-wiss Technol，2008，41(10)：1857－1861.

[68] CHOWDHURY T. Virtual screening of compounds derived from *Garcinia pedunculata* as an

inhibitor of gamma hemolysin component A of *Staphylococcus aureus*[J]. Bangl J Pharmacol, 2014, 9(1): 67 - 71.

[69] JOSEPH G S, JAYAPRAKASHA G K, SELVI A T, et al. Antiaflatoxigenic and antioxidant activities of *Garcinia* extracts[J]. Int J Food Microbiol, 2005, 101(2): 153 - 160.

[70] ISLAM M Z, HOQUE M M, ASIF - UL - ALAM S M, et al. Chemical composition, antioxidant capacities and storage stability of *Citrus macroptera* and *Garcinia pedunculata* fruits[J]. Emir J Food Agr, 2015, 27(3): 275 - 282.

[71] DAS M, SARMA B P, AHMED G, et al. In vitro anti oxidant activity total phenolic content of *Dillenia indica Garcinia penducalata*, commonly used fruits in Assamese cuisine[J]. Free Radicals and Antioxidants, 2012, 2(2): 30 - 36.

[72] SHARMA A, JOSEPH G S, SINGH R P. Antioxidant and antiplatlet aggregation properties of bark extracts of *Garcinia pedunculata* and *Garcinia cowa*[J]. J Food Sci Technol, 2014, 51(8): 1626 - 1631.

[73] JAYAPRAKASHA G K, NEGI P S, JENA B S. Antioxidative and antimutagenic activities of the extracts from the rinds of *Garcinia pedunculata* [J]. Innov Food Sci Emerg, 2006, 7 (3): 246 - 250.

[74] HAN Q B, YANG N Y, TIAN H L, et al. Xanthones with growth inhibition against HeLa cells from *Garcinia xipshuanbannaensis*[J]. Phytochemistry, 2008, 69(11): 2187 - 2192.

[75] MOONGKARNDI P, KOSEM N, KASLUNGKA S, et al. Antiproliferation, antioxidation and induction of apoptosis by *Garcinia mangostana* (mangosteen) on SKBR3 human breast cancer cell line[J]. J Ethnopharmacol, 2004, 90(1): 161 - 166.

[76] WATANAPOKASIN R, JARINTHANAN F, JERUSALMI A, et al. Potential of xanthones from tropical fruit mangosteen as anti-cancer agents: caspase-dependent apoptosisinduction in vitro and in mice[J]. Appl Biochem Biotechnol, 2010, 162(4): 1080 - 1094.

[77] CHANG H F, HUANG W T, CHEN H J, et al. Apoptotic effects of γ - mangostin from the fruit hull of *Garcinia mangostana* on human malignant glioma cells[J]. Molecules, 2010, 15 (12): 8953 - 8966.

[78] WATANAPOKASIN R, JARINTHANAN F, NAKAMURA Y, et al. Effects of α - mangostin on apoptosis induction of human colon cancer[J]. World J Gastroenterol, 2011, 17(16): 2086 - 2095.

[79] AISHA A F, ABU - SALAH K M, NASSAR Z D, et al. Antitumorigenicity of xanthones-rich extract from *Garcinia mangostana* fruit rinds on HCT 116 human colorectal carcinoma cells[J]. Rev Bras Farmacogn, 2011, 21(6): 1025 - 1034.

[80] WANG J J, SANDERSON B J, ZHANG W. Cytotoxic effect of xanthones from pericarp of the tropical fruit mangosteen (*Garcinia mangostana* Linn.) on human melanoma cells[J]. Food Chem Toxicol, 2011, 49(9): 2385 - 2391.

[81] KRAJARNG A, NAKAMURA Y, SUKSAMRARN S, et al. α - Mangostin induces apoptosis in human chondrosarcoma cells through downregulation of ERK/JNK and Akt signaling pathway[J]. J Agr Food Chem, 2011, 59(10): 5746 - 5754.

［82］ MATSUMOTO K, AKAO Y, KOBAYASHI E, et al. Induction of apoptosis by xanthones from mangosteen in human leukemia cell lines[J]. J Nat Prod, 2003, 66(8): 1124 - 1127.

［83］ SATO A, FUJIWARA H, OKU H, et al. Alpha-mangostin induces Ca^{2+} - ATPase-dependent apoptosis via mitochondrial pathway in PC12 cells[J]. J Pharmacol Sci, 2004, 95(1): 33 - 40.

［84］ MOTOKO H, KAZUHIKO L, YUICHI I. Biological activities of α - mangostin derivatives against acidic sphingomyelinase[J]. Bioorg Med Chem Lett, 2003, 13(19): 3151 - 3153.

［85］ HUNG S H, SHEN K H, WU C H, et al. Alpha-mangostin suppresses PC - 3 human prostate carcinoma cell metastasis by inhibiting matrixmetalloproteinase - 2/9 and urokinase-plasminogen expression through the JNK signaling pathway[J]. J Agr Food Chem, 2009, 57(4): 1291 - 1298.

［86］ SHIBATA M A, IINUMA M, MORIMOTO J, et al. α - Mangostin extracted from the pericarp of the mangosteen (Garcinia mangostana Linn) reduces tumor growth and lymph node metastasis in an immunocompetent xenograft model of metastatic mammary cancer carrying a p53 mutation [J]. BMC Med, 2011, 9(1): 1 - 18.

［87］ SKEHAN P, STORENG R, SCUDIERO D, et al. New colorimetric cytotoxicity assay for anticancer-drug screening[J]. J Natl Cancer I, 1990, 82: 1107 - 1112.

［88］ WU Y P, ZHAO W, XIA Z Y, et al. Three new xanthones from the stems of Garcinia oligantha and their anti - TMV activity[J]. Phytochem Lett, 2013, 6(4): 629 - 632.

［89］ J H, KANG K, JHO E H, et al. α - and γ - Mangostin inhibit the proliferation of colon cancer cells via β - catenin gene regulation in Wnt/cGMP signalling[J]. Food Chem, 2011, 129(4): 1559 - 1566.

［90］ MIZUSHINA Y, KURIYAMA I, NAKAHARA T, et al. Inhibitory effects of α - mangostin on mammalian DNA polymerase, topoisomerase, and human cancer cell proliferation[J]. Food Chem Toxicol, 2013, 59: 793 - 800.

［91］ DOI H, SHIBATA M-A, SHIBATA E, et al. Panaxanthone isolated from pericarp of Garcinia mangostana L. suppresses tumor growth and metastasis of a mouse model of mammary cancer[J]. Anticancer Res, 2009, 29(7): 2485 - 2495.

［92］ KUROSE H, SHIBATA M A, IINUMA M, et al. Alterations in cell cycle and induction of apoptotic cell death in breast cancer cells treated with α - mangostin extracted from mangosteen pericarp[J]. Biomed Res Int, 2012, 2012(3): 672428.

［93］ HUNG S H, SHEN K H, WU C H, et al. α - Mangostin suppresses PC - 3 human prostate carcinoma cell metastasis by inhibiting matrix metalloproteinase - 2/9 and urokinase-plasminogen expression through the JNK signaling pathway[J]. J Agric Food Chem, 2009, 57(4): 1291 - 1298.

［94］ JOHNSON J J, PETIWALA S M, SYED D N, et al. α - Mangostin, a xanthone from mangosteen fruit, promotes cell cycle arrest in prostate cancer and decreases xenograft tumor growth[J]. Carcinogenesis, 2012, 33(2): 413 - 419.

［95］ SHAN T, CUI X J, LI W, et al. α - Mangostin suppresses human gastric adenocarcinoma cells in vitro via blockade of Stat3 signaling pathway[J]. Acta Pharmacol Sin, 2014, 35(8): 1065 - 1073.

［96］ CHEN J J, LONG Z J, XU D F, et al. Inhibition of autophagy augments the anticancer activity of α‐mangostin in chronic myeloid leukemia cells[J]. Leuk Lymphoma, 2014, 55(3): 628‐638.

[97] BENINATI S, OLIVERIO S, CORDELLA M, et al. Inhibition of cell proliferation, migration and invasion of B16‐F10 melanoma cells by α‐mangostin[J]. Biochem Biophys Res Commun, 2014, 450(4): 1512‐1517.

[98] WANG J J, SHI Q H, ZHANG W, et al. Anti-skin cancer properties of phenolic-rich extract from the pericarp of mangosteen (*Garcinia mangostana* Linn.)[J]. Food Chem Toxicol, 2012, 50 (9): 3004‐3013.

[99] HAFEEZ B B, MUSTAFA A, FISCHER J W, et al. alpha-Mangostin: a dietary antioxidant derived from the pericarp of *Garcinia mangostana* L. inhibits pancreatic tumor growth in xenograft mouse model[J]. Antioxid Redox Signal, 2014, 21(5): 682‐699.

[100] CHANG H F, YANG L L. Gamma-mangostin, a micronutrient of mangosteen fruit, induces apoptosis in human colon cancer cells[J]. Molecules, 2012, 17(7): 8010‐8021.

[101] CHANG H F, WU C H, YANG L L. Antitumour and free radical scavenging effects of γ‐mangostin isolated from *Garcinia mangostana* pericarps against hepatocellular carcinoma cell[J]. J Pharm Pharmacol, 2013, 65(9): 1419‐1428.

[102] KIKUCHI H, OHTSUKI T, KOYANO T, et al. Activity of mangosteen xanthones and teleocidin A‐2 in death receptor expression enhancement and tumor necrosis factor related apoptosis-inducing ligand assays[J]. J Nat Prod, 2009, 73(3): 452‐455.

[103] LIU Z, ANTALEK M, NGUYEN L, et al. The effect of gartanin, a naturally occurring xanthone in mangosteen juice, on the mTOR pathway, autophagy, apoptosis, and the growth of human urinary bladder cancer cell lines[J]. Nutr Cancer, 2013, 65(sup1): 68‐77.

[104] OIKE T, OGIWARA H, TORIKAI K, et al. Garcinol, a histone acetyltransferase inhibitor, radiosensitizes cancer cells by inhibiting non-homologous end joining[J]. Int J Radiat Oncol Biol Phys, 2012, 84(3): 815‐821.

[105] ZHANG Y, SONG Z, HAO J, et al. Two new prenylated xanthones and a new prenylated tetrahydroxanthone from the pericarp of *Garcinia mangostana*[J]. Fitoterapia, 2010, 81(6): 595‐599.

[106] LI G, PETIWALA S M, PIERCE D R, et al. Selective modulation of endoplasmic reticulum stress markers in prostate cancer cells by a standardized mangosteen fruit extract[J]. PLoS One, 2013, 8(12): e81572.

[107] KOSEM N, ICHIKAWA K, UTSUMI H, et al. *In vivo* toxicity and antitumor activity of mangosteen extract[J]. J Nat Med, 2013, 67(2): 255‐263.

[108] JAYAKUMAR R, KANTHIMATHI M. Inhibitory effects of fruit extracts on nitric oxide-induced proliferation in MCF‐7 cells[J]. Food Chem, 2011, 126(3): 956‐960.

[109] AISHA A F, ABU-SALAH K M, ISMAIL Z, et al. In vitro and *in vivo* anti-colon cancer effects of *Garcinia mangostana* xanthones extract[J]. BMC Complement Altern Med, 2012, 12 (1): 1‐10.

[110] BAUTISTA-GARFIAS C R, RIOS-FLORES E, GARCIA-RUBIO V G. Comparative effect of

Lactobacillus casei and a commercial mangosteen dietary supplement on body weight gain and antibody response to Newcastle disease virus vaccine in fighting roosters[J]. J Med Food, 2011, 14(7-8): 828-833.

[111] CHOI M, KIM Y M, LEE S, et al. Mangosteen xanthones suppress hepatitis C virus genome replication[J]. Virus genes, 2014, 49(2): 208-222.

[112] SEESOM W, JARATRUNGTAWEE A, SUKSAMRARN S, et al. Antileptospiral activity of xanthones from *Garcinia mangostana* and synergy of gamma-mangostin with penicillin G[J]. BMC Complement Altern Med, 2013, 13(1): 1-6.

[113] ZHENG X C, XU X Y, FU S Q, et al. Study on anti-lipopolysaccharide compounds from *Garcinia mangostana* L [J]. Journal of Chongqing University of Technology (Natural Science), 2011.

[114] CHOMNAWANG M T, SURASSMO S, WONGSARIYA K, et al. Antibacterial activity of Thai medicinal plants against methicillin-resistant *Staphylococcus aureus*[J]. Fitoterapia, 2009, 80(2): 102-104.

[115] KAOMONGKOLGIT R, JAMDEE K, CHAISOMBOON N. Antifungal activity of alpha-mangostin against *Candida albicans*[J]. J Oral Sci, 2009, 51(3): 401-406.

[116] NGUYEN P T, MARQUIS R E. Antimicrobial actions of α-mangostin against oral streptococci [J]. Can J Microbiol, 2011, 57(3): 217-225.

[117] AL-MASSARANI S M, EL GAMAL A A, AL-MUSAYEIB N M, et al. Phytochemical, antimicrobial and antiprotozoal evaluation of *Garcinia mangostana* pericarp and α-mangostin, its major xanthone derivative[J]. Molecules, 2013, 18(9): 10599-10608.

[118] KOH J J, QIU S, ZOU H, et al. Rapid bactericidal action of alpha-mangostin against MRSA as an outcome of membrane targeting[J]. Biochim Biophys Acta, 2013, 1828(2): 834-844.

[119] ABOABA S, AKANDE A, FLAMINI G. Chemical composition, toxicity and antibacterial activity of the essential oils of *Garcinia mangostana* from Nigeria[J]. J Essent Oil Bear Pl, 2014, 17(1): 78-86.

[120] TADTONG S, VIRIYAROJ A, VORARAT S, et al. Antityrosinase and antibacterial activities of mangosteen pericarp extract[J]. J Health Res, 2009, 23(2): 99-102.

[121] CUI J H, HU W, CAI Z J, et al. New medicinal properties of mangostins: Analgesic activity and pharmacological characterization of active ingredients from the fruit hull of *Garcinia mangostana* L.[J]. Pharmacol Biochem Behav, 2010, 95(2): 166-172.

[122] KEIGO N, NORIMICHI N, TSUTOMU A, et al. Inhibition of cyclooxygenase and prostaglandin E2 synthesis by γ-mangostin, a xanthone derivative in mangosteen, in C6 rat gliomacells[J]. Biochem Pharmacol, 2002, 63(1): 73-79.

[123] KEIGO N, TOHRU Y, NOBUHIKO K, et al. γ-Mangostin inhibits inhibitor-B kinase activity and decreases lipopolysaccharide-induced cyclooxygenase-2 gene expression in C6 rat glioma cells[J]. Mol Pharmacol, 2004, 66(3): 667-674.

[124] CHEN L G, YANG L L, WANG C C. Anti-inflammatory activity of mangostins from *Garcinia*

mangostana[J]. Food Chem Toxicol, 2008, 46(2): 688 - 693.

[125] SUPINYA T, CHATCHAI W, WILAWAN M. Effects of compounds from *Garcinia mangostana* on inflammatory mediators in RAW264.7 macrophage cells[J]. J Ethnopharmacol, 2009, 121(3): 379 - 382

[126] CHO B O, SO Y K, JIN C H, et al. Anti-Inflammatory effect of mangostenone F in lipopolysaccharide-stimulated RAW264.7 macrophages by suppressing NF - κB and MAPK activation[J]. Biomol Ther, 2014, 22(4): 288 - 294.

[127] MURAKAMI A, OHIGASHI H. Targeting NOX, INOS and COX - 2 in inflammatory cells: Chemoprevention using food phytochemicals[J]. Int J Cancer, 2007, 121(11): 2357 - 2363.

[128] ZHOU H C, LIN Y M, WEI S D, et al. Structural diversity and antioxidant activity of condensed tannins fractionated from mangosteen pericarp[J]. Food Chem, 2011, 129 (4): 1710 - 1720.

[129] NACZK M, TOWSEND M, ZADERNOWSKI R, et al. Protein-binding and antioxidant potential of phenolics of mangosteen fruit (*Garcinia mangostana*)[J]. Food Chem, 2011, 128 (2): 292 - 298.

[130] LING L T, RADHAKRISHNAN A K, SUBRAMANIAM T, et al. Assessment of antioxidant capacity and cytotoxicity of selected Malaysian plants[J]. Molecules, 2010, 15(4): 2139 - 2151.

[131] ZHAO Y, LIU J P, LU D, et al. A new antioxidant xanthone from the pericarp of *Garcinia mangostana* Linn.[J]. Nat Prod Res, 2010, 24(17): 1664 - 1670.

[132] MARTINEZ A, GALANO A, VARGAS R. Free radical scavenger properties of α - mangostin: thermodynamics and kinetics of HAT and RAF mechanisms[J]. J Phys Chem B, 2011, 115(43): 12591 - 12598

[133] SUKATTA U, TAKENAKA M, ONO H, et al. Distribution of major xanthones in the pericarp, aril, and yellow gum of mangosteen (*Garcinia mangostana* Linn.) fruit and their contribution to antioxidative activity[J]. Biosci Biotechnol Biochem, 2013, 77(5): 984 - 987.

[134] SUVARNAKUTA P, CHAWEERUNGRAT C, DEVAHASTIN S. Effects of drying methods on assay and antioxidant activity of xanthones in mangosteen rind[J]. Food Chem, 2011, 125(1): 240 - 247.

[135] GAN C Y, LATIFF A A. Extraction of antioxidant pectic-polysaccharide from mangosteen (*Garcinia mangostana*) rind: Optimization using response surface methodology[J]. Carbohyd Polym, 2011, 83(2): 600 - 607.

[136] WANG Y, XIA Z, XU J R, et al. α - Mangostin, a polyphenolic xanthone derivative from mangosteen, attenuates β - amyloid oligomers-induced neurotoxicity by inhibiting amyloid aggregation[J]. Neuropharmacology, 2012, 62(2): 871 - 881.

[137] SHA H, FRY J R, BAKAR M. Phytochemicals content, antioxidant activity and acetylcholinesterase inhibition properties of indigenous *Garcinia parvifolia* fruit[J]. Biomed Res Int, 2013: 138950

[138] HUANG H J, CHEN W L, HSIEH R H, et al. Multifunctional effects of mangosteen pericarp

on cognition in C57BL/6J and triple transgenic Alzheimer's mice[J]. Evid Based Complement Alternat Med，2014：813672.

[139] KHAW K Y，CHOI S B，TAN S C，et al. Prenylated xanthones from mangosteen as promising cholinesterase inhibitors and their molecular docking studies[J]. Phytomedicine，2014，21(11)：1303-1309.

[140] RYU H W，OH S R，CURTIS-LONG M J，et al. Rapid identification of cholinesterase inhibitors from the seedcases of mangosteen using an enzyme affinity assay[J]. J Agric Food Chem，2014，62(6)：1338-1343.

[141] MOONGKARNDI P，SRISAWAT C，SAETUN P，et al. Protective effect of mangosteen extract against beta-amyloid-induced cytotoxicity，oxidative stress and altered proteome in SK-N-SH cells [J]. J Proteome Res，2010，9(5)：2076-2086.

[142] THOISON O，FAHY J，DUMONTET V，et al. Cytotoxic prenylxanthones from *Garcinia bracteata*[J]. J Nat Prod，2000，63(4)：441-446.

[143] THOISON O，CUONG D D，GRAMAIN A，et al. Further rearranged prenylxanthones and benzophenones from *Garcinia bracteata*[J]. Tetrahedron，2005，61(35)：8529-8535.

[144] NIU S L，LI Z L，JI F，et al. Xanthones from the stem bark of *Garcinia bracteata* with growth inhibitory effects against HL-60 cells[J]. Phytochemistry，2012，77(5)：280-286.

[145] SHEN T，LI W，WANG Y Y，et al. Antiproliferative activities of *Garcinia bracteata* extract and its active ingredient，isobractatin，against human tumor cell lines[J]. Arch Pharm Res，2014，37(3)：412-420.

[146] GAO X M，YU T，LAI F S，et al. Identification and evaluation of apoptotic compounds from *Garcinia paucinervis*[J]. Bioorg Med Chem，2010，18(14)：4957-4964.

[147] LI D H，LI C X，JIA C C，et al. Xanthones from *Garcinia paucinervis* with in vitro antiproliferative activity against HL-60 cells[J]. Arch Pharm Res，2016，39(2)：172-177.

[148] XIA Z X，ZHANG D D，LIANG S，et al. Bioassay-guided isolation of prenylated xanthones and polycyclic acylphloroglucinols from the leaves of *Garcinia nujiangensis*[J]. J Nat Prod，2012，75(8)：1459-1464.

[149] TANG Z Y，XIA Z X，QIAO S P，et al. Four new cytotoxic xanthones from *Garcinia nujiangensis*[J]. Fitoterapia，2015，102：109-114.

[150] LU Y，CAI S，NIE J，et al. The natural compound nujiangexanthone A suppresses mast cell activation and allergic asthma[J]. Biochem Pharmacol，2016，100：61-72.

[151] ZHANG L，FENG J，KONG S，et al. Nujiangexathone A，a novel compound from *Garcinia nujiangensis*，suppresses cervical cancer growth by targeting hnRNPK[J]. Cancer Lett，2016，380(2)：447-456.

[152] TRISUWAN K，RITTHIWIGROM T. Benzophenone and xanthone derivatives from the inflorescences of *Garcinia cowa*[J]. Arch Pharm Res，2012，35(10)：1733-1738.

[153] SHEN J，TIAN Z，YANG J S. The constituents from the stems of *Garcinia cowa* Roxb. and their cytotoxic activities[J]. Pharmazie，2007，62(7)：549-551.

［154］MAHABUSARAKAM W，CHAIRERK P，TAYLOR W C. Xanthones from *Garcinia cowa* Roxb. latex［J］. Phytochemistry，2005，66(10)：1148－1153.

［155］SHEN J，YANG J S. Two new xanthones from the stems of *Garcinia cowa*［J］. Chem Pharm Bull (Tokyo)，2006，54(1)：126－128.

［156］XIA Z，ZHANG H，XU D，et al. Xanthones from the leaves of *Garcinia cowa* induce cell cycle arrest，apoptosis，and autophagy in cancer cells［J］. Molecules，2015，20(6)：11387－11399.

［157］KAENNAKAM S，SIRIPONG P，TIP-PYANG S. Kaennacowanols A－C，three new xanthones and their cytotoxicity from the roots of *Garcinia cowa*［J］. Fitoterapia，2015，102：171－176.

［158］KAN W L，YIN C，XU H X，et al. Antitumor effects of novel compound，guttiferone K，on colon cancer by p21Waf1/Cip1－mediated G(0)/G(1) cell cycle arrest and apoptosis［J］. Int J Cancer，2013，132(3)：707－716.

［159］PRIVES C，LOWE S W. Cancer：Mutant p53 and chromatin regulation［J］. Nature，2015，525 (7568)：199－200.

［160］TIAN Z，SHEN J，MOSEMAN A P，et al. Dulxanthone A induces cell cycle arrest and apoptosis via up-regulation of p53 through mitochondrial pathway in HepG2 cells［J］. Int J Cancer，2008，122(1)：31－38.

［161］MIHARA M，ERSTER S，ZAIKAA，et al. p53 has a direct apoptogenic role at the mitochondria［J］. Mol Cell，2003，11(3)：577－590.

［162］SRIYATEP T，SIRIDECHAKORN I，MANEERAT W，et al. Bioactive prenylated xanthones from the young fruits and flowers of *Garcinia cowa*［J］. J Nat Prod，2015，78(2)：265－271.

［163］AURANWIWAT C，TRISUWAN K，SAIAI A，et al. Antibacterial tetraoxygenated xanthones from the immature fruits of *Garcinia cowa*［J］. Fitoterapia，2014，98：179－183.

［164］STEPANIC V，GASPAROVIC A C，TROSELJ K G，et al. Selected attributes of polyphenols in targeting oxidative stress in cancer［J］. Curr Top Med Chem，2015，15(5)：496－450.

［165］FU W M，ZHANG J F，WANG H，et al. Apoptosis induced by 1，3，6，7－ tetrahydroxyxanthone in hepatocellular carcinoma and proteomic analysis［J］. Apoptosis，2012，17(8)：842－851.

［166］FU W M，ZHANG J F，WANG H，et al. Heat shock protein 27 mediates the effect of 1，3，5－ trihydroxy－13，13－dimethyl－2H－pyran［7，6－b］xanthone on mitochondrial apoptosis in hepatocellular carcinoma［J］. J Proteomics，2012，75(15)：4833－4843.

［167］SHI J M，HUANG H J，QIU S X，et al. Griffipavixanthone from *Garcinia oblongifolia* champ induces cell apoptosis in human non-small-cell lung cancer H520 cells in vitro［J］. Molecules，2014，19(2)：1422－1431.

［168］SHAN W G，LIN T S，YU H N，et al. Polyprenylated xanthones and benzophenones from the bark of *Garcinia oblongifolia*［J］. Helv Chim Acta，2012，95(8)：1442－1448.

［169］HUANG S X，FENG C，ZHOU Y，et al. Bioassay-guided isolation of xanthones and polycyclic prenylated acylphloroglucinols from *Garcinia oblongifolia*［J］. J Nat Prod，2009，72(1)：130－135.

［170］FENG C，HUANG S X，GAO X M，et al. Characterization of proapoptotic compounds from the bark of *Garcinia oblongifolia*［J］. J Nat Prod，2014，77(5)：1111－1116.

［171］ZHANG H，TAO L，FU W W，et al. Prenylated benzoylphloroglucinols and xanthones from the leaves of *Garcinia oblongifolia* with antienteroviral activity［J］. J Nat Prod，2014，77(4)：1037－1046.

［172］WANG M，DONG Q，WANG H，et al. Oblongifolin M，an active compound isolated from a Chinese medical herb *Garcinia oblongifolia*，potently inhibits enterovirus 71 reproduction through downregulation of ERp57［J］. Oncotarget，2016，7(8)：8797－8808.

［173］GAO X M，YU T，CUI M Z，et al. Identification and evaluation of apoptotic compounds from *Garcinia oligantha*［J］. Bioorg Med Chem Lett，2012，22(6)：2350－2353.

［174］GAO X M，CUI M Z，YU T，et al. A novel xanthone from *Garcinia oligantha*［J］. Helv Chim Acta，2013，96(3)：494－498.

［175］YANG H Y，WANG L，SU Z B，et al. New chalcone from *Garcinia oligantha* and its cytotoxicity［J］. Asian J Chem，2014，26(2)：625－626.

［176］YE Y Q，XIA C F，LI X L，et al. A new xanthone from *Garcinia oligantha* and its cytotoxicity［J］. Asian J Chem，2014，26(7)：1957－1959.

［177］TANG Y X，FU W W，WU R，et al. Bioassay-guided isolation of prenylated xanthone derivatives from the leaves of *Garcinia oligantha*［J］. J Nat Prod，2016，79(7)：1752－1761.

［178］ZHANG H，ZHANG D D，LAO Y Z，et al. Cytotoxic and anti-inflammatory prenylated benzoylphloroglucinols and xanthones from the twigs of *Garcinia esculenta*［J］. J Nat Prod，2014，77(7)：1700－1707.

［179］LI X，LAO Y，ZHANG H，et al. The natural compound Guttiferone F sensitizes prostate cancer to starvation induced apoptosis via calcium and JNK elevation［J］. BMC Cancer，2015，15(1)：254.

［180］DING Z J，LAO Y Z，ZHANG H，et al. Griffipavixanthone，a dimeric xanthone extracted from edible plants，inhibits tumor metastasis and proliferation via downregulation of the RAF pathway in esophageal cancer［J］. Oncotarget，2016，7(2)：1826－1837.

［181］ZHU L L，FU W W，WATANABE S，et al. Xanthine oxidase inhibitors from *Garcinia esculenta* twigs［J］. Planta Med，2014，80(18)：1721－1726.

［182］ZHANG D D，ZHANG H，LAO Y Z，et al. Anti－Inflammatory effect of 1，3，5，7－tetrahydroxy－8－isoprenylxanthone isolated from twigs of *Garcinia esculenta* on stimulated macrophage［J］. Mediators Inflamm，2015，2015(3)：11.

［183］YANG N Y，HAN Q B，CAO X W，et al. Two new xanthones isolated from the stem bark of *Garcinia lancilimba*［J］. Chem Pharm Bull，2007，55(6)：950－952.

［184］HAN Q B，TIAN H L，YANG N Y，et al. Polyprenylated xanthones from *Garcinia lancilimba* showing apoptotic effects against HeLa－C3 cells［J］. Chem Biodivers，2008，5(12)：2710－2717.

［185］CHEN J J，CHEN I S，DUH C Y. Cytotoxic xanthones and biphenyls from the root of *Garcinia linii*［J］. Planta Med，2004，70(12)：1195－1200.

［186］CHEN J J，PENG C H，CHEN I S. Benzopyrans，biphenyls and xanthones from the root of *Garcinia linii* and their activity against *Mycobacterium tuberculosis*［J］. Planta Med，2006，72（5）：473 - 477.

［187］SHEN K，XI Z，XIE J，et al. Guttiferone K suppresses cell motility and metastasis of hepatocellular carcinoma by restoring aberrantly reduced profilin 1［J］. Oncotarget，2016，7（35）：56650 - 56663.

［188］LI H，MENG X，ZHANG L，et al. Oblongifolin C and guttiferone K extracted from *Garcinia yunnanensis* fruit synergistically induce apoptosis in human colorectal cancer cells in vitro［J］. Acta Pharmacologica Sinica，2017，38(2)：252 - 263.

［189］ZHANG L，KONG S Y，ZHENG Z Q，et al. Nujiangexathone A，a novel compound derived from *Garcinia nujiangensis*，induces caspase-dependent apoptosis in cervical cancer through the ROS/JNK pathway［J］. Molecules（Basel，Switzerland），2016，380(2)：447 - 456.

［190］SHEN K，LU F，XIE J，et al. Cambogin exerts anti-proliferative and pro-apoptotic effects on breast adenocarcinoma through the induction of NADPH oxidase 1 and the alteration of mitochondrial morphology and dynamics［J］. Oncotarget，2016，7(31)：50596 - 50611.

［191］ZHANG H，DAN Z，DING Z J，et al. UPLC - PDA - QTOFMS - guided isolation of prenylated xanthones and benzoylphloroglucinols from the leaves of *Garcinia oblongifolia* and their migration-inhibitory activity［J］. Sci Rep，2016，6：35789.

［192］TANG Y X，FU W W，WU R，et al. Bioassay-guided isolation of prenylated xanthone derivatives from the leaves of *Garcinia oligantha*［J］. J Nat Prod，2016，79(7)：1752 - 1761.

第五章

中药藤黄研究

藤黄(Gamboge)是藤黄科植物藤黄(*Garcinia hanburyi* Hook. f.)树干裂口处分泌的干燥树脂,原产于印度、马来西亚、泰国、柬埔寨和越南等地,早在唐代以前就从东南亚国家输入我国,是传统的进口南药之一,在我国有着悠久的应用历史。印度是我国藤黄进口较多的国家。

在欧洲及远东地区,藤黄是一种传统药物,可用作利尿剂,在水肿和脑出血情况下发挥降血压作用等。藤黄作为一味重要的中药材,性凉,具有解毒消肿、祛腐敛疮、止血及杀虫的功效,临床上常被用于治疗痈疽、肿毒、溃疡、湿疮、烫伤和跌打肿痛等。藤黄一般以外用为主,少量内服可作为峻下剂。民间流传以藤黄为主药的膏、丹、丸、散剂,包括:真大黄膏、三黄密蜡丸、黎峒丸、金不换跌打刀伤方、一笔消、风毒膏、消毒散、消毒方、无回丹、拾遗珠方、五黄散和金氏离洞膏等,主要在我国及东南亚诸国的传统医药中使用。目前,藤黄在我国广东、广西、云南和海南等地被广泛引种栽培。

近20年来,国内外学者对藤黄进行了大量深入和系统的研究,藤黄及其活性成分藤黄酸等具有较广泛的药理活性,主要包括抗菌、抗炎、抗病毒、抗肿瘤及杀虫等作用,其在治疗肿瘤方面呈现的显著疗效已经成为近年来天然产物抗肿瘤研究的热点之一,引起了生物学、化学和药理学等领域科学家的兴趣。本章将对藤黄的传统药用历史、化学成分、生物活性和作用机制进行综述,为进一步合理开发利用藤黄及其活性成分提供科学依据。

第一节　中药藤黄文献研究

一、藤黄的本草记载

藤黄又名海藤、玉黄、月黄等。藤黄之名始载于唐代李珣的《海药本草》,列于木部,谓:"谨按《广志》云:出鄂、岳等州诸山崖。其树名海藤。花有蕊,散落石上,彼人收之,谓沙黄……据今所呼铜黄谬矣。盖以铜、藤语讹也。按此与石泪采无异也。画家及丹灶家并时用之。"其药用功效最早收载于清代张璐著的《本经逢原》中："藤黄性毒,而能攻毒,故治虫牙蛀齿,点之即落。毒能损骨,伤肾可知。"

明代李时珍将其列入《本草纲目》草部,并曰："今画家所用藤黄,皆经煎炼成者,舐之麻人……番人以刀砍树枝滴下,次年收之。"清代王子接《得宜本草》："服藤黄药,忌吃烟。按三黄宝蜡丸,黎峒丸,俱用藤黄,以其善解毒也。有中藤黄毒者,食海蜇即解。"清代赵学敏《本草纲目拾遗》："性酸涩,有毒,治痈疽,止血化毒,敛金疮,亦能杀虫。治刀斧木石伤及汤火伤,竹木刺入肉,一切诸伤。"清代《百草镜》："藤黄出外洋及粤中,乃藤脂也,以形似笔管者良……"林祖庚在1991年发表的著作《疮疡证治》中写道："藤黄为藤黄树汁流出之树脂,中国之国画用作颜料,橙黄鲜亮,久不褪色,中医用作早期疮疡痈疽外用,对初起肿痛未溃者效果甚佳。"今考证《纲目》及《纲目拾遗》所指藤黄即为本种,《海药本草》所说可能是另一种植物。

《现代实用中药》曰："为峻下剂,治绦虫及水肿。"《中药大辞典》亦记载道："(藤黄)消肿、化毒、止血、杀虫。治痈疽肿毒,顽癣恶疮,损伤出血,牙疳蛀齿,汤火伤。"根据历代医家、医籍对于藤黄用药的记载,可总结归纳其潜方用药的传统与经验。

二、藤黄在传统方剂中的应用

清代《本草便读》有云："散肿搜脓性毒烈,杀虫逐湿味酸温。藤黄系藤汁煎炼而成,酸涩有毒,能杀虫,以毒攻毒,皆外治之功。以其酸涩之性,有收束之意,敛极则散,故痈疽疮疡发散药中,每每用之。"藤黄一药自古至今在临床上的用药范围十分广泛,可以兼治内外科等多系统疾病,且取得良好疗效,故一直沿用至今。其传统用药的主治范围、经验用方及服药注意事项值得临床医生推敲借鉴。

1. 痈疡肿毒　痈疡肿毒是藤黄在临床上用治最多的一类外科疾病,收效十分显著。如清代马培之所著《青囊秘传》中的一笔勾,用治一切痈肿。清代《外科全生集·卷三》于方剂中加入藤黄来治疗疖毒,痈疽发背,各种疔毒恶疮,及一切无名肿毒。清代《串雅内编·卷二》提到使用藤黄来论治痈疽疮疡,一切无名肿毒初起。清代《饲鹤亭集方》选用藤黄治疗痈疽发背,五疔毒疮,对口搭手,诸般无名肿毒。此外,尚有《种福堂方·卷四》选用五色蟾酥墨来取消肿解毒之效。清代《疡医大全·卷二十二》引敬恕堂江方运用太乙丹来治疗一切无名肿毒。清代《纲目拾遗·卷七》引《王站柱不药良方》则施以风气膏来论治一切无名肿毒。《全国中药成药处方集·杭州方》在治疗痈疽发背,无名肿毒,横痃结核,或已成无肿,或漫肿不溃,以及跌打损伤时则施以治毒紫霞丹对症治疗。

2. 疔疮恶毒　疔疮恶毒是藤黄主治范围内的第二大外科类皮肤疾患。早在清代《鸡鸣录》中就有记载运用西域黄灵膏治疗金刃伤,以及痈疽疔毒、臁疮、血风疮等。清代《纲目拾遗·卷七》以金氏离洞膏治疗臁疮。清代《石室秘录·卷四》选择运用阴阳至圣丹来诊治痈疽。《疡医大全》有载道："阳疮每用二钱,阴疮每用五钱,掺于疮上。其余疮毒不消用二次,阴疽不消用三次。"另外,《石室秘录·卷四》选方消毒散来针对治疗多骨疽,痈疽疗毒等。《种福堂方·卷四》中亦有提到使用黄提药来论治一切恶毒、疗毒类皮肤病。

3. 对口、发背 《纲目拾遗·卷七》引《良方汇选》以大提药方来论治对口、发背、恶疽初起等皮肤科疾患。《良方汇录·外科统治门》则施以红玉膏来诊治一切痈疽、发背、对口、附骨、无名肿毒，无论阴阳，已成未成。

4. 跌打损伤、金疮刀伤 清代《串雅补·卷二》用十大功以治跌打损伤。清代《医宗金鉴·卷七十五》中使用三黄宝蜡丸来针对治疗金疮初起，伤破出血及一切恶疮。《纲目拾遗·卷七》应用金不换来对症治疗跌打刀伤。清代《外科大成·卷四》中施以金箔膏治疗咬伤。清代《青囊全集·卷上》则运用毒油神膏来治疗一切取割铅码枪子、硫黄硝毒、火疮肉烂、挪接痛甚所致的外科疾患。《纲目拾遗·卷七》中使用神效膏以止疼、止血和收口。对于刀斧木石伤及汤火伤，竹木刺入肉，一切诸伤都适用，且效果明显。《全国中药成药处方集》亦运用烫火软膏来主治烫伤，火伤等伤科类疾病。

5. 痔瘘 藤黄一药也常在痔疮中被运用到。元代《御药院方·卷十》使用寸金锭子，主治一切痔瘘，经久不愈者。《纲目拾遗·卷七》引《众妙方》施以无回丹来治疗一切疔痈脑疽。明代《外科十三方考》引《红蓼山馆经效方》以砒霜线来治疗痔瘘。清代《疡科遗编·卷下》则用退管神方来针对治疗一切漏管，并红痈痔管等，都收效明显。

6. 癣疥 《种福堂方·卷四》以五黄散治疗癣疥。《朱仁康临床经验集》运用月黄膏经验性治疗头癣。

7. 其他 《中医皮肤病学简编》中提到使用地黄膏来治疗淋巴腺结核。清代《理瀹骈文》则有记载运用消痰消核膏来治疗痰核。清代《徐评外科正宗·卷五》亦有施以消核膏来治疗瘰疬、乳核及各种结核等记载。清代《外科方外奇方·卷一》通过使用紫霞丹来治疗痈疽发背、破伤风、疔疮、无名肿毒、跌打损伤、小儿惊风等诸多疾病。尚有清代《经验良方》运用藤黄炼来对症治疗实证水肿。

三、藤黄的临床应用与毒副作用

藤黄作为临床上常用的一种内外兼治的中药，性凉，味酸、涩，有毒而亦能攻毒。具有消肿，解毒，止血，杀虫等功效。自古以来就被用来治疗瘰疬、痈疽、疔肿等顽疾。现代临床将其应用于治疗疮疖、带状疱疹、单纯性疱疹、生殖器疱疹、痤疮、急性炎症、宫颈糜烂、烫火伤、跌打损伤、肠绦虫病、皮肤顽癣、秃疮、乳腺癌、皮肤癌、阴茎癌、恶性淋巴瘤等。

由于藤黄具有毒性，使用时应特别注意。《得宜本草》载："服藤黄药，忌吃烟。按三黄宝蜡丸、黎峒丸，俱用藤黄，以其善解毒也。有中藤黄毒者，食海蜇即解。"古代多取适量藤黄外用，研末调敷、磨汁涂或熬膏涂抹。脾胃虚弱当慎用，体质虚弱者应忌服。多量易中毒，表现为头昏、乏力、呕吐、腹痛、腹泻，严重者可出现腹绞痛、便血、血压下降，甚至因脱水休克而死亡。故多作外用，很少内服，特别要谨慎其用量，一般取 0.03～0.06 g 剂量，入丸剂。在服用藤黄时应注意饮食禁忌，或与食物同服以解毒。

归纳总结藤黄在古代各医家、医籍经验用方中的配伍治疗心得及治疗注意事项,对于更好地开发利用藤黄,服务于临床患者有较大参考意义。

第二节 中药藤黄化学成分研究

从中药藤黄中分离出的化学成分据报道以呫酮类和三萜类化合物为主,主要是以藤黄酸为代表的笼状呫酮类成分和以五环三萜为主的三萜类成分,其结构式如表 5-2-1 所示。另从藤黄中还分离得到豆甾醇(stigmasterol)、stimasterol-3-O-β-D-glucopyranoside、di-bu phthalate、diisobutyl phthalate 和 bis(2-ethylhexyl) phthalate 等成分。

表 5-2-1 中药藤黄主要化学成分结构式

结 构 式	化 学 式 名 称
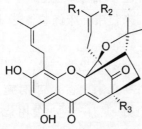	$R_1 = R_2 = Me$;$R_3 = H$ forbesione $R_1 = COOH$;$R_2 = Me$;$R_3 = H$ forbesionic acid $R_1 = Me$;$R_2 = COOH$;$R_3 = H$ isoforbesionic acid $R_1 = R_2 = Me$;$R_3 = prenyl$ hanburin
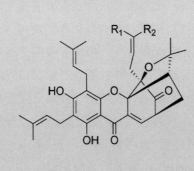	$R_1 = R_2 = Me$ deoxygaudichaudione A $R_1 = CH_2OH$;$R_2 = Me$ gaudichaudionol $R_1 = Me$;$R_2 = CH_2OH$ isogaudichaudionol $R_1 = CHO$;$R_2 = Me$ gaudichaudione A $R_1 = Me$;$R_2 = CHO$ isogaudichaudione A $R_1 = COOH$;$R_2 = Me$ gaudichaudic acid $R_1 = Me$;$R_2 = COOH$ isogaudichaudionic acid

结　构　式	化　学　式　名　称

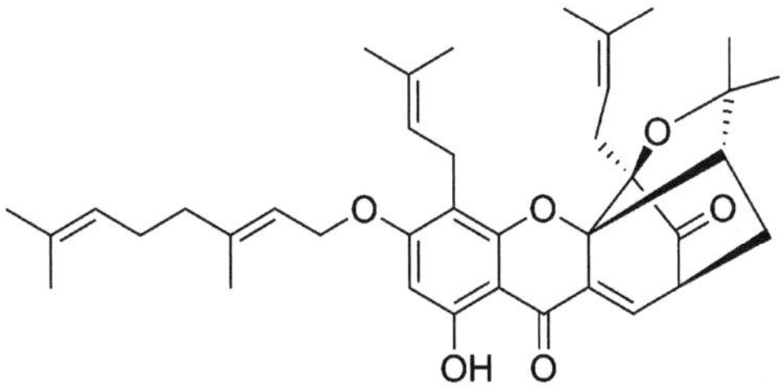

3 - *O* - geranylforbesione

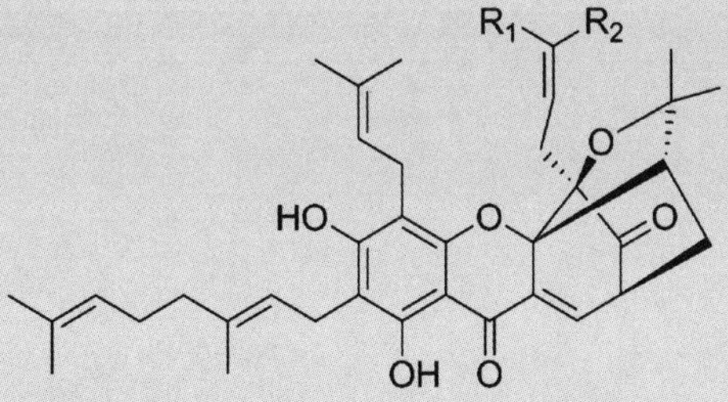

$R_1 = R_2 = Me$
desoxygambogenin

$R_1 = CH_2OH$；$R_2 = Me$
gambogeninol

$R_1 = Me$；$R_2 = CH_2OH$
isogambogeninol

$R_1 = CHO$；$R_2 = Me$
gambogenin

$R_1 = Me$；$R_2 = CHO$
isogambogenin

$R_1 = COOH$；$R_2 = Me$
gambogenic acid

$R_1 = Me$；$R_2 = COOH$
isogambogenic acid

$R_1 = $ ；$R_2 = Me$

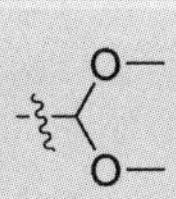

gambogenin dimethyl acetal

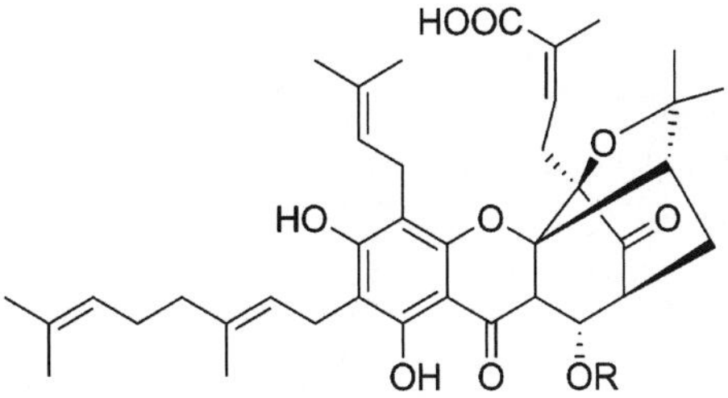

R = H
8,8a-dihydro - 8 - hydroxygambogenic acid

R = Me
10 - methoxygambogenic acid

R = Et
10α - ethoxy - 9,10 - dihydrogambogenic acid

303

结　构　式	化 学 式 名 称
	22,23 - dihydroxydihydrogambogenic acid
	gambogenific acid
	16,17 - dihydroxygambogenic acid
	gambogin isomer

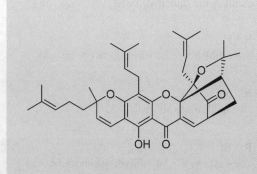

结　构　式	化　学　式　名　称
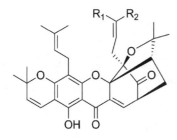	$R_1 = R_2 = Me$ desoxymorellin $R_1 = CH_2OH$；$R_2 = Me$ morellinol $R_1 = Me$；$R_2 = CH_2OH$ isomorellinol $R_1 = CHO$；$R_2 = Me$ morellin $R_1 = Me$；$R_2 = CHO$ isomorellin $R_1 = COOH$；$R_2 = Me$ morellic acid $R_1 = Me$；$R_2 = COOH$ isomorellic acid $R_1 = $![acetal group]　；$R_2 = Me$ morellin dimethyl acetal
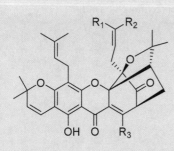	$R_1 = Me$；$R_2 = CHO$；$R_3 = H$ dihydroisomorellin $R_1 = COOMe$；$R_2 = Me$；$R_3 = H$ methyl 8,8a-dihydromorellate $R_1 = COOH$；$R_2 = Me$；$R_3 = OH$ 8,8a-dihydro‑8‑hydroxymorellic acid $R_1 = Me$；$R_2 = CHO$；$R_3 = OMe$ isomoreollin B $R_1 = COOH$；$R_2 = Me$；$R_3 = OMe$ moreollic acid $R_1 = COOH$；$R_2 = Me$；$R_3 = OEt$ 10α‑ethoxy‑9,10‑dihydromorellic acid

结　构　式	化　学　式　名　称
	R_1 = prenyl；R_2 = OH；R_3 = OMe epigambogic acid A R_1 = prenyl；R_2 = OH；R_3 = OEt epigambogic acid B R_1 = prenyl；R_2 = OH；R_3 = OBu 10α - butoxy gambogic acid
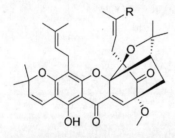	hanburinone
	R = Me 7 - methoxydesoxymorellin R = CH$_2$OH 7 - methoxyisomorellinol
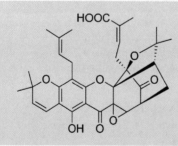	8,8a - epoxymorellic acid
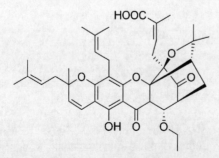	prenyl moreollic acid

结　构　式	化　学　式　名　称
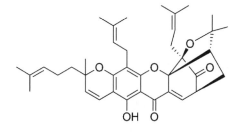	gambogin
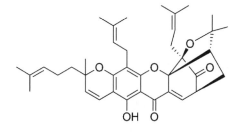	R_1 = Me；R_2 = CHO gambogic aldehyde R_1 = COOH；R_2 = Me gambogic acid R_1 = Me；R_2 = COOH isogambogic acid R_1 = COOH；R_2 = CH$_2$OH 30 - hydroxygambogic acid
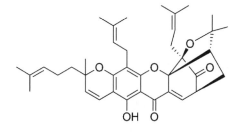	R_1 = COOH；R_2 = Me epigambogic acid R_1 = Me；R_2 = COOH isoepigambogic acid R_1 = COOH；R_2 = CH$_2$OH 30 - hydroxyepigambogic acid
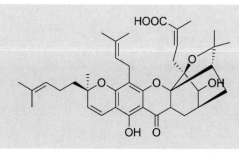	tetrahydrogambogic acid
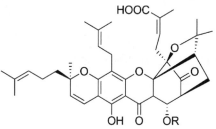	R = Me gambogoic acid A R = Et gambogoic acid B

结　构　式	化 学 式 名 称
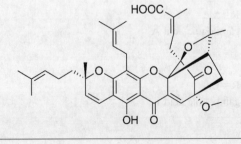	10α – hydroxyepigambogic acid
	8,8a – dihydro – 8 – hydroxygambogic acid
	garcinolic acid
	7 – methoxygambogic acid
	7 – methoxyepigambogic acid

结 构 式	化 学 式 名 称
	oxygambogic acid
	formoxanthone J
	epiformoxanthone J
	R = α - Me epigambogic acid C R = β - Me gambogic acid C
	gambogefic acid

结　构　式	化 学 式 名 称
	R = H gambogefic acid A R = OH 12 - hydroxygambogefic acid A
	$R_1 = R_2 = H$ gambogellic acid $R_1 = H$；$R_2 = OMe$ 7 - methoxygambogellic acid $R_1 = OH$；$R_2 = H$ gambogellic acid A
	gamboketanol
	hanburixanthone
	gambospiroene

结　构　式	化　学　式　名　称
	3 - epibetulinic acid
	R_1 = OAc；R_2 = OH；R_3 = Me；R_4 = COOH 3 - acetoxyalphitolic acid （2α - hydroxy - 3β - O - acetyllup - 20（29）- en - 28 - oic acid） R_1 = OH；R_2 = H；R_3 = Me；R_4 = COOH betulinic acid R_1 = OH；R_2 = H；R_3 = CH_2OH；R_4 = COOH messagenic acid D R_1 = OH；R_2 = OAc；R_3 = Me；R_4 = COOH 2 - acetoxyalphitolic acid R_1 = OH；R_2 = H；R_3 = Me；R_4 = CH_2OH betulin
	α - amyrin
	R_1 = R_2 = OH maslinic acid R_1 = OH；R_2 = OAc 2 - O - acetylmaslinic acid R_1 = OAc；R_2 = OH 3 - O - acetylmaslinic acid

结 构 式	化 学 式 名 称
	$R_1 = OH$；$R_2 = R_3 = OAc$ $2 - O -$ acetyl $- 3 - O - (4' - O -$ acetyl$) - \alpha - L -$ arabinopyranosylmaslinic acid
	$R_1 = R_3 = OAc$；$R_2 = OH$ $2 - O -$ acetyl $- 3 - O - (3' - O -$ acetyl$) - \alpha - L -$ arabinopyranosylmaslinic acid
	$R_1 = R_2 = R_3 = OAc$ $2 - O -$ acetyl $- 3 - O - (3'$；$4' - O -$ diacetyl$) - \alpha - L -$ arabinopyranosylmaslinic acid
	$R_1 = OAc$；$R_2 = OH$；$R_3 = H$ $3 - O - (3' - O -$ acetyl$) - \alpha - L -$ arabinopyranosyloleanolic acid
	$R_1 = OH$；$R_2 = OAc$；$R_3 = H$ $3 - O - (4' - O -$ acetyl$) - \alpha - L -$ arabinopyranosyloleanolic acid

第三节 中药藤黄生物活性研究

藤黄中主要含有 70%～80% 的树脂和 15%～25% 的树胶,包括藤黄酸、gambogenic acid、allogambogic acid、morellin、isomorellin、morellic acid 和 isomorellic acid 等化合物。随着对其化学成分的深入研究,藤黄中含有的活性物质也日益受到关注。本节将着重对藤黄粗提物及主要单体化合物的生物活性研究进行总结。

一、藤黄粗提物的生物活性

我国科研工作者自 20 世纪 80 年代开始对藤黄提取物的抗肿瘤活性进行了研究,从藤黄的不同溶剂提取物中发现其具有广谱的抗肿瘤活性。例如,藤黄乙醇提取物对小鼠腹水型网状细胞肉瘤(Ascitic reticulum sarcoma,ARS)具有抑制作用,可抑制 ARS 瘤的精浆酸性磷酸酶(Acid phosphatase,ACP)活性和 DNA 合成,并影响细胞内多糖和琥珀酸脱氢酶(Succinatedehydrogenase,SDH)等成分的含量;同时,乙醇提取物还可以抑制人白血病细胞 K562 和 K562/S 的生长。

另外,一些藤黄清水制、山羊血制、荷叶制、高压制和豆腐制的炮制品和生品可对抗巴豆油所致小鼠耳急性炎症；藤黄提取物在体外实验中表现出对 2 型单纯疱疹病毒（HSV-2）的抑制作用。

二、藤黄中单体化合物的生物活性

（一）藤黄酸

藤黄酸具有广谱的抗肿瘤作用，主要表现在对肝癌、肺癌、胃癌、鼻癌和胰腺癌等肿瘤细胞株均有明显的生长抑制作用。藤黄酸可以通过抑制细胞增殖、阻滞细胞周期、诱导细胞凋亡、抑制肿瘤转移和血管生成等作用选择性地杀死癌细胞。下文将对藤黄酸的抗肿瘤活性以及抗肿瘤作用机制研究进行总结。

1. 藤黄酸对实体瘤的作用

（1）藤黄酸对肝癌的作用：端粒酶在维持染色体的末端稳定方面起重要作用。作为一种核糖核蛋白酶，端粒酶可以在结合了富含鸟嘌呤核苷（G）的端粒末端后，经逆转录酶（Human telomerase reverse transcriptase，hTERT）催化，以自身的 RNA 为模板，合成端粒。一般情况下，端粒酶在正常成年体细胞中没有活性，其与 hTERT 水平会随细胞的分化而降低，因此，在高度分化的肿瘤细胞中呈现较高的活性。原癌基因 *c-Myc* 是 *hTERT* 基因的反式作用因子，在多种肿瘤细胞中均有表达，此基因编码的 c-Myc 蛋白可促进细胞的增殖和转化。研究发现，在人肝癌细胞 SMMC-7721 中，藤黄酸既可以下调 c-Myc 的表达，又可以降低 hTERT 的合成。另外，hTERT 转录后活性受蛋白激酶 B（Protein kinase B，PKB 或 Akt）调控，藤黄酸在 hTERT 的 473 位丝氨酸（Ser）残基处抑制 Akt 磷酸化，进一步抑制 824 位 Ser 残基磷酸化，最终抑制 hTERT 的活性并使端粒酶失活。因此，藤黄酸可通过抑制 SMMC-7721 细胞的端粒酶活性而发挥抗肿瘤作用。

其次，藤黄酸还能使 SMMC-7721 细胞中的活性氧（Reactive oxygen species，ROS）含量增加，从而使线粒体膜电位（Mitochondrial membrane potential，$\Delta\Psi_m$）降低。随着细胞色素 C 和凋亡诱导因子 AIF（Apoptosis-inducing factor，AIF）从线粒体中向细胞质中的释放，Caspase 依赖性凋亡被激活。进一步研究发现，藤黄酸诱导的癌细胞凋亡具有选择性，其对癌细胞 SMMC-7721 的凋亡诱导作用远高于对人正常肝细胞 LO2 的凋亡诱导作用，这可能是由于相比较于 LO2 细胞，SMMC-7721 细胞更易于与藤黄酸结合。

此外，藤黄酸对肝癌细胞 Hep3B 和 Huh7 的生长亦有抑制作用，IC_{50} 值分别为 1.8 μM 和 2.2 μM。经藤黄酸处理后，细胞会发生形态改变和 DNA 片段化。

在肿瘤细胞转移过程中，侵袭是较为关键的步骤，恶性实体肿瘤除了会发生原位异常增殖外，还会侵袭到邻近部位并向其他组织转移。有文献报道，藤黄酸可抑制肝癌细胞 SK-HEP1 中与细胞骨架和转移相关的肌动蛋白的表达，以及减少细胞侵袭过程中基质金属蛋白酶 MMP-2、MMP-9 和转录因子 NF-κB 的表达，进而抑制 SK-HEP1 细胞的增殖、转移和侵袭。

（2）藤黄酸对乳腺癌的作用：野生型 *p53* 是重要的抑癌基因，可调节 DNA 修复、凋亡、细胞周期、血管生成、自噬和糖酵解等多种生物过程，其失活是多种肿瘤发生和发展的原因。与人双微体蛋白 2（Human double minute 2，HDM2）结合，是使 p53 降解的一条重要途径。研究人员发现，藤黄酸能够使乳腺癌细胞 MCF‐7（p53 野生型）中的 p53 含量急剧升高，并呈时间和剂量依赖性地抑制 HDM2 蛋白的表达；反之，若采用 siRNA 敲低的实验手段或使用 p53 特异性抑制剂 PFT‐α 则可明显逆转由藤黄酸引起的 Bcl‐2 蛋白水平降低，并减少细胞凋亡的发生。因此，藤黄酸可通过上调 p53 蛋白表达并降低 Bcl‐2 蛋白表达，进而诱导 MCF‐7 细胞凋亡。

藤黄酸还可以诱导细胞周期阻滞从而抑制肿瘤细胞的生长。研究发现，在 MCF‐7 细胞中，藤黄酸可以破坏微管结构并引起微管解聚，从而诱导 G_2/M 细胞周期阻滞。此外，藤黄酸也可通过增加 p38 和 JNK 的磷酸化水平，诱导 MCF‐7 细胞发生凋亡。

另有研究表明，藤黄酸在低浓度（0.3～1.2 μM）时就可以抑制乳腺癌细胞 MDA‐MB‐231 的转移，高浓度（3～6 μM）可以诱导 MDA‐MB‐231 细胞发生凋亡。机制研究显示，藤黄酸通过激活线粒体通路和 ROS 的累积而诱导细胞凋亡，通过抑制 Akt/mTOR 信号通路而抑制细胞生长。

大量研究表明，在恶性乳腺癌细胞中，MMP‐2 和 MMP‐9 的高表达与细胞侵袭和迁移的能力有着较为密切的联系。有报道称，藤黄酸可以抑制人乳腺癌细胞 MDA‐MB‐231 的黏附、侵袭和迁移的能力，主要就是抑制了细胞中 MMP‐2 和 MMP‐9 的表达并降低了两者的活性。此外，在动物实验中，藤黄酸可浓度依赖性抑制肿瘤细胞的肺转移。

（3）藤黄酸对前列腺癌的作用：藤黄酸对体外培养的前列腺癌细胞 PC‐3 也会产生影响。在浓度大于 1 μM 时，其可浓度依赖性抑制细胞增殖并诱导细胞凋亡；藤黄酸也可使 PC‐3 细胞发生 S 期阻滞。此外，藤黄酸可通过阻断 PI3K/Akt 及 NF‐κB 信号通路，抑制由肿瘤坏死因子‐α（TNF‐α）诱导的 PC‐3 细胞侵袭。

（4）藤黄酸对黑色素瘤的作用：黑色素瘤是极易发生转移的恶性肿瘤，其常转移至肺和脑部，患有黑色素瘤的患者一旦发生远处转移，平均存活时间不会超过 9 个月。有研究表明，在具有高迁移能力的鼠黑色素瘤细胞 B16‐F10 中，藤黄酸可通过下调 α-整合素表达水平而降低细胞的黏附能力。同时，通过对 C57BL/6 小鼠尾静脉注射 B16‐F10 细胞建立转移模型，发现藤黄酸给药能够削弱 B16‐F10 细胞向小鼠肺部侵袭和转移的能力。

（5）藤黄酸对肺癌的作用：非小细胞肺癌是呼吸系统中较为常见的一种癌症。在非小细胞肺癌细胞 SPC‐A1 中，藤黄酸能够时间和剂量依赖性抑制端粒酶活性，使凋亡相关蛋白 Caspase‐9 和 Caspase‐10 的表达升高，从而诱导细胞凋亡，抑制细胞生长。

另外，藤黄酸可通过抑制特异蛋白 Sp1 的磷酸化以及重组人组蛋白去乙酰化酶‐1（Histone deacetylase catalytic subunit，HDAC1）与 Sp1 蛋白的结合，进而上调回复引导半胱氨酸丰富蛋白 kazal 基元（Reversion inducing cysteine rich protein with kazal motifs，RECK）的表达，最终抑制非小细胞肺癌细胞 A549 的转移和侵袭。此外，藤黄酸还可以通过抑制 TNF‐α/NF‐κB 信号通路而诱导 A549 细胞发生凋亡。

除了上述作用以外，藤黄酸已被证明对胃癌、直肠癌、宫颈癌和神经瘤等多种实体瘤的生长也具有一定的抑制作用。

（6）藤黄酸抑制血管生成作用：肿瘤细胞由于自身能够分泌大量血管生长因子，从而会不断生成血管并使其快速生长。血管生成抑制剂则可在不对正常细胞造成影响的前提下，特异性地降低肿瘤血管内皮细胞的增殖和活性，控制肿瘤的生长和转移。

VEGF 具有多种功能，不仅可以使内皮细胞的基因表达模式发生变化，加快新生血管的形成，还可以刺激细胞的迁移和分裂，同时延缓细胞衰老，使细胞凋亡被抑制。VEGF 也可以与酪氨酸（Tyr）激酶受体 VEGFR‐2（KDR/Flk‐1）结合，二聚体化后自动磷酸化。活化后的 VEGFR‐2 可激活 MAPK 及 Akt 信号通路，促进细胞迁移与增殖。藤黄酸可使 VEGFR‐2 在多个酪氨酸残基位点上去磷酸化，同时使 Akt、c‐Src 和粘着斑激酶（Focaladhesion kinase，FAK）的磷酸化受到抑制。此外，藤黄酸可减少 VEGFR‐2 对促凋亡蛋白 Caspase 的抑制作用。藤黄酸以这些方式抑制了内皮细胞的增殖、转移、入侵以及肿瘤血管生成，并诱导凋亡的发生。

2. 藤黄酸对白血病的作用　白血病的肿瘤细胞是分散于血液和骨髓中的非实体瘤，与治疗实体瘤不同，一些抑制细胞迁移和实体瘤新生血管生成的治疗方案不适用于治疗白血病。因此，对此研究的重点就在于要开发出能够直接抑制和治疗白血病的药物。

研究发现，藤黄酸可以促进 Junket 淋巴瘤细胞和人急性粒细胞白血病 HL‐60 细胞的凋亡，主要是通过与 BH3 多肽结合位点的结合，而此结合位点在抗凋亡蛋白 Bcl‐2 家族中的 Bcl‐XL、Bcl‐2、Bcl‐W、Bcl‐B、Bfl‐1 和 Mcl‐1 这六种蛋白中均有存在。

NF‐κB 基因缺陷和活性增高会致使很多淋巴癌的发生，因此 NF‐κB 是治疗淋巴癌的一个重要靶点。研究人员发现，藤黄酸可增强 TNF 和化疗药物对白血病细胞 KBM‐5 的凋亡诱导作用，并能抑制 NF‐κB 下游蛋白 IAP1、IAP2、Bcl‐XL、Bcl‐2、c‐Myc、Cyclin D1 和 TRAF1 的表达。此外，藤黄酸还可与淋巴癌细胞膜蛋白转铁蛋白受体（Transferrin receptor）结合，促进藤黄酸选择性地在淋巴癌细胞中累积。当使用 siRNA 干扰此蛋白受体的表达后，藤黄酸对 NF‐κB 的抑制作用和诱导凋亡的能力也随之大大降低。

3. 藤黄酸逆转肿瘤耐药性　肿瘤细胞对化疗药物的耐药性是肿瘤治疗中影响化疗效果的一个重要原因。有研究表明，肿瘤细胞中凋亡抑制基因 *Survivin* 的表达与其本身对某些化疗药物的敏感性呈负相关，据报道，藤黄酸可以使 *Survivin* 基因的表达降低从而逆转胃癌细胞对多西他赛（Docetaxel）的耐药性。当前，使用一些化疗增敏剂、天然多酚或中药以及反义核酶可逆转肿瘤的耐药性。研究发现，藤黄酸与 5‐氟尿嘧啶（5‐FU）联用比单用藤黄酸或 5‐FU 对人胃癌细胞 BGC‐823 有更强的抑制作用。进一步研究显示,藤黄酸还可调节多种酶的活性,比如 5 - FU 代谢酶、胸苷合成酶、DPD 和 OPRT 等。由此,藤黄酸可作为化疗增敏剂,与 5 - FU 产生协同抗肿瘤作用。

综上所述,藤黄酸抗肿瘤方面的药理活性较为显著,主要包括抑制肿瘤生长、逆转肿瘤耐药性和抑制肿瘤血管生成等。针对藤黄酸的研究是由我国科学家首先发起并发挥引领作用的:1949 年,藤黄酸的抗癌活性陆续被发现;20 世纪 60 年代,藤黄酸分子结构由我国科学家初步确定;1973 年,藤黄的抗肿瘤有效成分被证实为藤黄酸和 allogambogic acid;20 世纪 80 年代,我国藤黄酸抗肿瘤研究协作组(CGAI)正式确定了藤黄酸的分子结构,并对其在动物体内的抗肿瘤作用以及药代动力学进行了研究,此后进入临床试验;21 世纪后,国内外多家科研单位已在国际刊物上发表了藤黄酸研究方面的研究论文,获得了国内外同行的关注;2004 年,由中国药科大学自主研发的抗肿瘤一类新药藤黄酸被确定为"国家高技术研究发展计划('863'计划)"第三批新立项项目,该项目是具有自主知识产权的国家一类新药研发项目,并于 2003 年成功转让给国内知名企业。

由于前期研究已经证实了藤黄酸在抗肿瘤方面的良好作用,很多中外研究人员仍在继续对藤黄酸进行研究,期望能够通过药物联用、结构改造或者剂型改造等方法来克服藤黄酸的缺陷,使其发挥出特有的抗肿瘤作用。同时,藤黄酸的发现和研究也为中药抗肿瘤药物的研发奠定了基础、提供了思路。

(二) Gambogenic acid

藤黄中的另一个重要成分 gambogenic acid 在原药材中含量较高,提取工艺简单、成本较低。近年来,其在抗肿瘤方面的作用也被陆续发现。下面将对 gambogenic acid 在抗肿瘤方面的研究进行总结。

1. Gambogenic acid 对肺癌的作用 研究发现,在 A549 细胞中,gambogenic acid 可诱导 LC3 - Ⅱ 积累,激活 Beclin - 1,促进 P70S6K 磷酸化,诱导自噬发生。进一步研究表明,gambogenic acid 能通过降低溶酶体的酸化从而阻止自噬体与溶酶体的结合,激活野生型 p53、Bax 和 Caspase - 3,抑制抗凋亡蛋白 Bcl - 2,从而促进肿瘤细胞凋亡。通过 RNAi 下调 Beclin - 1 的表达,可削弱 gambogenic acid 对 p53、Bax、Caspase - 3 和 Bcl - 2 的作用,并降低其诱导的细胞凋亡效应,这证明 Beclin - 1 是 gambogenic acid 诱导肿瘤细胞自噬的关键蛋白。

体内研究表明,在 A549 裸鼠移植瘤模型中,gambogenic acid 处理组的肿瘤重量和体积均有所减少。同时,gambogenic acid 处理后的肿瘤超微结构发生了改变,比如出现空泡、染色体分布异常以及凋亡小体等。经 gambogenic acid 给药 20 天处理后,肿瘤细胞出现了典型的凋亡特征,其凋亡指数明显高于对照组。同时,肿瘤的 COX - 2 和 VEGF 表达也有所降低。这些结果表明,gambogenic acid 可能通过调节 VEGF 和 COX - 2 的表达,促进细胞凋亡,进一步影响 A549 肺癌细胞的生长和浸润。此外,体外研究也表明,gambogenic acid 能够阻滞细胞周期,下调 Cyclin D1 和 COX - 2 的 mRNA 水平,并呈剂量和时间依赖性地诱导 A549 细胞凋亡。

2. Gambogenic acid 对乳腺癌的作用　Gambogenic acid 可剂量依赖性抑制人乳腺癌细胞 MCF-7 和 MDA-MB-231 的增殖,诱导细胞发生凋亡。进一步研究表明,gambogenic acid 可导致 G_0/G_1 期细胞周期阻滞,激活 Fas/FasL 和细胞色素 C 信号通路,使凋亡相关蛋白如 Caspase-3、Caspase-8、Caspase-9 和 Bax 等的表达升高,并通过对线粒体膜的损伤下调抗凋亡蛋白 Bcl-2 的表达。在动物实验中,gambogenic acid 也可抑制 MDA-MB-231 移植瘤的生长。

3. Gambogenic acid 对肝癌的作用　研究发现,gambogenic acid 可诱导人肝癌细胞 HepG2 发生凋亡。通过对细胞和线粒体形态学变化的观察以及凋亡相关通路的检测,发现 gambogenic acid 可调节 HepG2 细胞中 p38 和 ERK1/2 的磷酸化水平,并具有时间和浓度依赖性。同时,其还可在蛋白和 mRNA 水平上使 Bcl-2/Bax 的比率升高,激活 Caspase-3 和 Caspase-9,诱导线粒体氧化应激,从而抑制 HepG2 细胞增殖并诱导其凋亡。

4. Gambogenic acid 对胶质瘤的作用　Gambogenic acid 可特异性地使神经胶质细胞瘤 U251 细胞周期蛋白 Cyclin D1 和 Cyclin E 的表达降低,阻滞细胞在 G_0/G_1 期,抑制肿瘤细胞增殖,同时还可以呈时间和剂量依赖性地促进 Caspase 依赖的细胞凋亡。gambogenic acid 对 U251 细胞的促凋亡作用主要通过使表皮生长因子受体(EGFR)的表达水平降低,减少 Akt(T308)和 GSK3β(S9)的磷酸化而实现。此外,gambogenic acid 还可与 LY294002(PI3K/Akt 信号通路特异性抑制剂)在 U251 细胞上产生协同或加合作用。

综上所述,gambogenic acid 的抗肿瘤活性主要是通过调节肿瘤自噬、诱导肿瘤细胞凋亡和阻滞肿瘤细胞周期等途径发挥作用。

(三) Isomorellin

Isomorellin 是从藤黄中提取分离的笼状𠮷酮类化合物。研究发现,isomorellin 可诱导肝胆管型肝癌细胞 KKU-100 和 KKU-M156 发生凋亡。使用 isomorellin 处理细胞 24 h、48 h 和 72 h,发现其对 KKU-100 细胞株的 IC_{50} 值分别为 6.2 μM、5.1 μM 和 3.5 μM;对 KKU-M156 细胞株的 IC_{50} 值分别为 1.9 μM、1.7 μM 和 1.5 μM。另有文献报道,联合使用 isomorellin 和多柔比星,对 KKU-M139 和 KKU-M156 细胞具有协同抑制作用,两者联用能增强 Bax/Bcl-2 的表达,激活 Caspase-9 和 Caspase-3,从而抑制细胞生长并诱导凋亡。此外,isomorellin 可通过抑制 NF-κB 激活,上调 p53、p21 和 p27 的表达,下调细胞周期蛋白及其细胞周期依赖性蛋白激酶,进而诱导胆管癌细胞发生细胞周期阻滞和凋亡。

(四) 其他化合物

通过筛选发现,另有来自藤黄的 2 个活性化合物 S-33-hydroxygambogic acid 和

S-35-hydroxygambogic acid 能够较好抑制 STAT3、Akt 和 ERK 的磷酸化,并且可以抑制 Jak2 和 Jak3 激酶的活性(IC_{50} 值均接近 1 μM),而对 Jak1 和 Tyk2 基本没有抑制作用。因此,可以认为这两个化合物能选择性抑制 Jak2 和 Jak3 激酶。

α_1-、α_2-、β-和 γ-藤黄素(guttiferin)是从藤黄中分离得到的化合物。前期研究显示,该化合物在抑制革兰阳性真菌方面具有显著的药理活性,其中 β-和 γ-藤黄素在体外能较强地控制非致病性原虫,但抗菌作用与抗原虫作用并不平行;α_1-和 γ-藤黄酸在各方面与 α-和 β-藤黄素相似,如抑制革兰阳性细菌、对小鼠人工感染葡萄球菌的保护作用以及对热及酸碱度的稳定性等。

化合物 hanburinone、isomoreollin B、morellin、moreollic acid 和 morellic acid 为从藤黄中分离得到的笼状呫酮类化合物。耐甲氧西林金黄色葡萄球菌 MRSA 检测结果显示,化合物 moreollic acid 和 morellic acid 显示出较强的抗菌活性,其 MIC 值为 25 μg/ml。而化合物 hanburinone、isomoreollin B 和 morellin 的 MIC 值为 200 μg/ml。

在斑马鱼模型中,化合物 morellic acid、gambogenin 和 isogambogenic acid 在抑制血管新生方面作用相当。体外实验表明,这些化合物在低浓度(0.5 μM)时就能有效抑制人脐静脉血管内皮细胞(Human umbilical vein endothelial cell,HUVEC)的转移。

化合物 betulin、3-acetoxyalphitolic acid、betulinic acid 和 2-acetoxyalphitolic acid 为藤黄枝叶中分离得到的化合物,具有抗 HIV-1 病毒的活性,IC_{50} 值分别为 11.6 μg/ml、19.8 μg/ml、27.2 μg/ml 和 15.9 μg/ml。同时,这 4 个化合物在苯丙酸乙酯诱导的耳肿胀模型中,也显示出一定抗炎作用。此外,化合物 desoxygambogenin 和 dihydroisomorellin 也具有一定的抗 HIV-1 活性。

现代研究证实,藤黄的主要成分藤黄酸及其类似成分有很强的抗肿瘤活性,相关成果已在 *Cancer Research*、*Blood* 和 *PNAS* 等一些国际顶级期刊发表,这类成分作为抗肿瘤先导化合物已成为天然产物新药研发的热点之一;藤黄富含多种生物活性广泛的化合物或组分,其在治疗方面的作用也引起了广大药学工作者的浓厚兴趣。但是,由于藤黄及其活性成分藤黄酸类化合物在实际应用中表现出较强的毒性,使其成药性受到限制。在藤黄研究的基础上,进一步对藤黄属其他植物资源进行合理开发和利用、分离鉴定化学成分并开展生物活性研究,可以为发现新型抗肿瘤等先导化合物和药物研发带来新思路。

参考文献

[1] 国家中医药管理局《中华本草》编委会.中华本草:第三册[M].上海:上海科学技术出版社,1999:590-591.

[2] 宋立人.现代中药学大辞典[M].北京:人民卫生出版社,2005:2451-2452.

[3] 南京中医药大学.中药大辞典:下册[M].2 版.上海:上海科学技术出版社,2006:3805-3808.

[4]《全国中草药汇编》编写组.全国中草药汇编:下册[M].2 版.北京:人民卫生出版社,1996:754-755.

［5］赵丽丽,柳文媛,王磊,等.藤黄中三萜成分的研究［J］.中国药科大学学报,2014,45(3)：293－296.

［6］王鸣,冯煦,赵友谊,等.中药藤黄的研究和应用［J］.中国野生植物资源,2003,22(1)：1－4.

［7］杨企铮,贾淑杰,李德华.中药藤黄的近代研究［J］.中国肿瘤临床,1994,21(6)：464－466.

［8］李西林,徐宏喜.有毒中药的鉴别图谱［M］.北京：科学出版社,2014：114.

［9］杨虹,丛晓东,王峥涛.药用藤黄化学成分的研究［J］.中国药学杂志,2008,43(12)：900－902.

［10］徐文龙,杨柏霖.中药藤黄药理作用的研究进展［J］.现代中西医结合杂志,2013,22(11)：1239－1241.

［11］殷华芳,钱晓萍.中药藤黄抗肿瘤研究现状［J］.现代中西医结合杂志,2008,17(14)：2264－2267.

［12］贺百花,彭求贤,高倩,等.中药藤黄药理作用研究进展［J］.河北北方学院学报(医学版),2009,26(5)：71－73.

［13］王园园,汪盈盈,曹银,等.中药藤黄研究进展［J］.长江大学学报(自然科学版),2014,11(23)：50－54.

［14］杨靖,丁黎,柳文媛,等.藤黄化学生物学研究进展［J］.中国中药杂志,2013,38(1)：19－25.

［15］雷秋模,刘金妹.藤黄抗癌作用研究的回顾与展望［J］.肿瘤防治杂志,2003,10(2)：216－219.

［16］欧水平,王森,杨启悦,等.有毒中药藤黄炮制"减毒增效"作用的研究进展［J］.中草药,2011,42(12)：2560－2563.

［17］冯素梅,程间开,朱卫星.中药藤黄活性成分的药理研究概况［J］.现代医院,2010,10(10)：19－21.

［18］贾步云,彭代银,李珊珊,等.藤黄中藤黄酸 B 的制备分离方法优选及结构确证［J］.安徽中医药大学学报,2015,34(1)：77－81.

［19］李翔,胡海霞,周安,等.中压制备液相色谱法分离纯化新藤黄酸［J］.安徽医药,2012,16(10)：1428－1430.

［20］韩全斌,宋景政,乔春峰,等.藤黄中 xanthone 类化合物的定性定量分析(英文)［J］.中国天然药物,2006,4(3)：210－214.

［21］陈葆仁.藤黄抗癌成分的初步研究［J］.中国药学杂志,1980,15(11)：42.

［22］李洪涛,宁连胜,张斌.乳腺癌组织中 MMP－2、MMP－9 表达及预后意义［J］.河北北方学院学报,2006,(5)：4－8.

［23］唐冬,吕磊,曾甫清,等.藤黄酸抑制前列腺癌 PC－3 细胞增殖并诱导其细胞凋亡［J］.肿瘤,2011,31(8)：688－692.

［24］张洪明,朱晓莉,陈保安,等.藤黄酸诱导 SPC－A－1 肺腺癌细胞凋亡机制的探讨［J］.实用临床医药杂志,2009,13(03)：44－47.

［25］GUO Q L, LIN S S, YOU Q D, et al. Inhibition of human telomerase reverse transcriptase gene expression by gambogic acid in human hepatoma SMMC－7721 cells［J］. Life Sci, 2006,78(11)：1238－1245.

［26］NIE F, ZHANG X, QI Q, et al. Reactive oxygen species accumulation contributes to gambogic acid-induced apoptosis in human hepatoma SMMC－7721 cells［J］. Toxicology, 2009, 260(1－3)：60－67.

［27］LEE P N, HO W S. Antiproliferative activity of gambogic acid isolated from *Garcinia hanburyi* in Hep3B and Huh7 cancer cells［J］. Oncol Rep, 2013, 29(5)：1744－1750.

[28] RAHMAN M A, KIM N H, HUH S O. Cytotoxic effect of gambogic acid on SH‐SY5Y neuroblastoma cells is mediated by intrinsic caspase-dependent signaling pathway[J]. Mol Cell Biochem, 2013, 377(1): 187‐196.

[29] ZHOU J, LUO Y H, WANG J R, et al. Gambogenic acid induction of apoptosis in a breast cancer cell line[J]. Asian Pac J Cancer Prev, 2013, 14(12): 7601‐7605.

[30] SHANKAR S, CHEN Q, SRIVASTAVA R K. Inhibition of PI3K/AKT and MEK/ERK pathways act synergistically to enhance antiangiogenic effects of EGCG through activation of FOXO transcription factor[J]. J Mol Signal, 2008, 3(1): 7.

[31] DENG S, HU B, AN H M, et al. Teng‐Long‐Bu‐Zhong‐Tang, a Chinese herbal formula, enhances anticancer effects of 5‐Fluorouracil in CT26 colon carcinoma[J]. BMC Complement Altern Med, 2013, 13(1): 1‐11.

[32] DENG Y X, PAN S L, ZHAO S Y, et al. Cytotoxic alkoxylated xanthones from the resin of *Garcinia hanburyi*[J]. Fitoterapia, 2012, 83(8): 1548‐1552.

[33] HE Y, DING J, LIN Y, et al. Gambogenic acid alters chemosensitivy of breast cancer cells to Adriamycin[J]. BMC Complement Altern Med, 2015, 15(1): 1‐8.

[34] SU J, CHENG H, ZHANG D, et al. Synergistic effects of 5‐fluorouracil and gambogenic acid on A549 cells: activation of cell death caused by apoptotic and necroptotic mechanisms via the ROS‐mitochondria pathway[J]. Biol Pharm Bull, 2014, 37(8): 1259‐1268.

[35] HAHNVAJANAWONG C, WATTANAWONGDON W, CHOMVARIN C, et al. Synergistic effects of isomorellin and forbesione with doxorubicin on apoptosis induction in human cholangiocarcinoma cell lines[J]. Cancer Cell Int, 2014, 14(1): 1‐15.

[36] HAHNVAJANAWONG C, KETNIMIT S, PATTANAPANYASAT K, et al. Involvement of p53 and nuclear factor-kappaB signaling pathway for the induction of G1‐phase cell cycle arrest of cholangiocarcinoma cell lines by isomorellin[J]. Biol Pharm Bull, 2012, 35(11): 1914‐1925.

[37] YANG J, HE S, LI S, et al. In vitro and in vivo antiangiogenic activity of caged polyprenylated xanthones isolated from *Garcinia hanburyi* Hook. f.[J]. Molecules, 2013, 18(12): 15305‐15313.

[38] SUKPONDMA Y, RUKACHAISIRIKUL V, Phongpaichit S. Antibacterial caged-tetraprenylated xanthones from the fruits of *Garcinia hanburyi*.[J]Chem Pharm Bull (Tokyo), 2005, 53(7): 850‐852.

[39] DENG Y X, GUO T, SHAO Z Y, et al. Three new xanthones from the resin of *Garcinia hanburyi*[J]. Planta Med, 2013, 79(9): 792‐796.

[40] OLLIS W D, RAMSAY M V J, SUTHERLAND I O, et al. The constitution of gambogic acid[J]. Tetrahedron, 1965, 21(6): 1453‐1470.

[41] LU G B, YANG X X, HUANG Q S. Isolation and structure of neo-gambogic acid from Gamboge (*Garcinia hanburryi*)[J]. Yao Xue Xue Bao, 1984, 19(8): 636‐639.

[42] LIN L J, LIN L Z, PEZZUTO J M, et al. Isogambogic acid and isomorellinol from *Garcinia hanburyi*[J]. Magn Reson Chem, 1993, 31(4): 340‐347.

[43] ASANO J, CHIBA K, TADA M, et al. Cytotoxic xanthones from *Garcinia hanburyi* [J].

Phytochemistry，1996，41(3)：815 – 820.

［44］HAN Q B，WANG Y L，YANG L，et al. Cytotoxic polyprenylated xanthones from the resin of *Garcinia hanburyi*［J］. Chem Pharm Bull（Tokyo），2006，54(2)：265 – 267.

［45］HAN Q B，YANG L，WANG Y L，et al. A pair of novel cytotoxic polyprenylated xanthone epimers from gamboges［J］. Chem Biodivers，2006，3(1)：101 – 105.

［46］SONG J Z，YIP Y K，HAN Q B，et al. Rapid determination of polyprenylated xanthones in gamboge resin of *Garcinia hanburyi* by HPLC［J］. J Sep Sci，2007，30(3)：304 – 309.

［47］HAN Q B，SONG J Z，QIAO C F，et al. Novel compounds from *Garcinia hanburyi*，their use in treating cancer and method of separating epimers thereof：US20070149610［P］. 2009 – 09 – 22.

［48］FENG F，LIU W Y，CHEN Y S，et al. Five novel prenylated xanthones from *Resina Garciniae*［J］. J Asian Nat Prod Res，2007，9(8)：735 – 741.

［49］REUTRAKUL V，ANANTACHOKE N，POHMAKOTR M，et al. Cytotoxic and anti – HIV – 1 caged xanthones from the resin and fruits of *Garcinia hanburyi*［J］. Planta Med，2007，73(1)：33 – 40.

［50］WANG L L，LI Z L，SONG D D，et al. Two novel triterpenoids with antiproliferative and apoptotic activities in human leukemia cells isolated from the resin of *Garcinia hanburyi*［J］. Planta Med，2008，74(14)：1735 – 1740.

［51］LI S L，SONG J Z，HAN Q B，et al. Improved high-performance liquid chromatographic method for simultaneous determination of 12 cytotoxic caged xanthones in gamboges，a potential anticancer resin from *Garcinia hanburyi*［J］. Biomed Chromatogr，2008，22(6)：637 – 644.

［52］JIA M M，SHOU Q Y，TAN Q，et al. Chemical constitutes of *Garcinia hanburyi*［J］. Acta Chim Sin，2008，66(22)：2513 – 2517.

［53］WANG L L，LI Z L，XU Y P，et al. A new cytotoxic caged polyprenylated xanthone from the resin of *Garcinia hanburyi*［J］. Chin Chem Lett，2008，19(10)：1221 – 1223.

［54］TAO S J，GUAN S H，WANG W，et al. Cytotoxic polyprenylated xanthones from the resin of *Garcinia hanburyi*［J］. J Nat Prod，2009，72(1)：117 – 124.

［55］REUTRAKUL V，ANANTACHOKE N，POHMAKOTR M，et al. Anti – HIV – 1 and anti-inflammatory lupanes from the leaves，twigs，and resin of *Garcinia hanburyi*［J］. Planta Med，2010，76(4)：368 – 371.

［56］TAO S J，GUAN S H，LI X N，et al. A highly rearranged pentaprenylxanthonoid from the resin of *Garcinia hanburyi*［J］. Helv Chim Acta，2010，93(7)：1395 – 1400.

［57］YANG J，DING L，HU L，et al. Rapid characterization of caged xanthones in the resin of *Garcinia hanburyi* using multiple mass spectrometric scanning modes：the importance of biosynthetic knowledge based prediction［J］. J Pharm Biomed Anal，2011，60(4)：71 – 79.

［58］GUANGZHONG Y，SIWEN H. Studies on the Chemical Constituents of *Garcinia hanburyi* Hook. f.［J］. Journal of South – Central University for Nationalities（Natural Science Edition），2013，32(2)：63 – 65.

［59］WANG H M，LIU Q F，ZHAO Y W，et al. Four new triterpenoids isolated from the resin of

Garcinia hanburyi[J]. J Asian Nat Prod Res, 2014, 16(1): 20 - 28.

[60] CHEN Y, HE S, TANG C, et al. Caged polyprenylated xanthones from the resin of *Garcinia hanburyi*[J]. Fitoterapia, 2016, 109: 106 - 112.

[61] YANG Y, YANG L, YOU Q D, et al. Differential apoptotic induction of gambogic acid, a novel anticancer natural product, on hepatoma cells and normal hepatocytes[J]. Cancer Lett, 2007, 256 (2): 259 - 266.

[62] PARK M S, KIM N H, KANG C W, et al. Antimetastatic effects of gambogic acid are mediated via the actin cytoskeleton and NF - kappaB pathways in SK - HEP1 cells[J]. Drug Develop Res, 2015, 76(3): 132 - 142.

[63] RONG J J, HU R, QI Q, et al. Gambogic acid down-regulates MDM2 oncogene and induces p21 (Waf1/CIP1) expression independent of p53[J]. Cancer Lett, 2009, 284(1): 102 - 112.

[64] GU H, RAO S, ZHAO J, et al. Gambogic acid reduced bcl - 2 expression via p53 in human breast MCF - 7 cancer cells[J]. J Cancer Res Clin, 2009, 135(12): 1777 - 1782.

[65] CHEN J, GU H Y, LU N, et al. Microtubule depolymerization and phosphorylation of c - Jun N - terminal kinase - 1 and p38 were involved in gambogic acid induced cell cycle arrest and apoptosis in human breast carcinoma MCF - 7 cells[J]. Life Sci, 2008, 83(3 - 4): 103 - 109.

[66] QI Q, GU H, YANG Y, et al. Involvement of matrix metalloproteinase 2 and 9 in gambogic acid induced suppression of MDA - MB - 435 human breast carcinoma cell lung metastasis[J]. J Mol Med (Berl), 2008, 86(12): 1367 - 1377.

[67] ZHAO J, QI Q, YANG Y, et al. Inhibition of alpha(4) integrin mediated adhesion was involved in the reduction of B16 - F10 melanoma cells lung colonization in C57BL/6 mice treated with gambogic acid[J]. Eur J Pharmacol, 2008, 589(1 - 3): 127 - 131.

[68] QI Q, LU N, LI C, et al. Involvement of RECK in gambogic acid induced anti-invasive effect in A549 human lung carcinoma cells[J]. Mol Carcinogen, 2015, 54 Suppl 1: E13 - 25.

[69] ZHAI D, JIN C, SHIAU C W, et al. Gambogic acid is an antagonist of antiapoptotic Bcl - 2 family proteins[J]. Mol Cancer Ther, 2008, 7(6): 1639 - 1646.

[70] PANDEY M K, SUNG B, AHN K S, et al. Gambogic acid, a novel ligand for transferrin receptor, potentiates TNF-induced apoptosis through modulation of the nuclear factor-kappaB signaling pathway[J]. Blood, 2007, 110(10): 3517 - 3525.

[71] WANG T, WEI J, QIAN X, et al. Gambogic acid, a potent inhibitor of survivin, reverses docetaxel resistance in gastric cancer cells[J]. Cancer Lett, 2008, 262(2): 214.

[72] YI T, YI Z, CHO S G, et al. Gambogic acid inhibits angiogenesis and prostate tumor growth by suppressing vascular endothelial growth factor receptor 2 signaling[J]. Cancer Res, 2008, 68(6): 1843 - 1850.

[73] MEI W, DONG C, HUI C, et al. Gambogenic acid kills lung cancer cells through aberrant autophagy[J]. PloS One, 2014, 9(1): e83604.

[74] YANG L, WANG M, CHENG H, et al. Gambogenic acid inhibits proliferation of A549 cells through apoptosis-inducing[J]. Zhongguo Zhong Yao Za Zhi, 2011, 36(9): 1217 - 1221.

［75］LI Q，CHENG H，ZHU G，et al. Gambogenic acid inhibits proliferation of A549 cells through apoptosis-inducing and cell cycle arresting［J］. Biol Pharm Bull，2010，33(3)：415－420.

［76］YAN F，WANG M，LI J，et al. Gambogenic acid induced mitochondrial-dependent apoptosis and referred to phospho－Erk1/2 and phospho-p38 MAPK in human hepatoma HepG2 cells［J］. Environ Toxicol Phar，2012，33(2)：181－190.

［77］CHEN H B，ZHOU L Z，MEI L，et al. Gambogenic acid-induced time-and dose-dependent growth inhibition and apoptosis involving Akt pathway inactivation in U251 glioblastoma cells［J］. J Nat Med，2012，66(1)：62－69.

［78］HAHNVAJANAWONG C，BOONYANUGOMOL W，NASOMYON T，et al. Apoptotic activity of caged xanthones from *Garcinia hanburyi* in cholangiocarcinoma cell lines［J］. World J Gastroentero，2010，16(18)：2235－2243.

［79］XU L，LAO Y，ZHAO Y，et al. Screening active compounds from *Garcinia* species native to China reveals novel compounds targeting the STAT/JAK signaling pathway［J］. Biomed Res Int，2015，2015：910453.

［80］JIA B，LI S，HU X，et al. Recent research on bioactive xanthones from natural medicine：*Garcinia hanburyi*.［J］AAPS Pharm Sci Tech，2015，16(4)：742－758.

［81］XU H X，HAN Q B，YANG L，et al. Novel xanthone compounds from *Garcinia hanburyi*，their use in treating cancer and method of separating epimers thereof：US20070149610［P/OL］. 2007－06－28.

［82］DONG H，ZHANG Y，FANG L，et al. Combinative application of pH－zone-refining and conventional high-speed counter-current chromatography for preparative separation of alkaloids from *Stephania kwangsiensis*［J］. J Chromatogr B，2011，879(13－14)：945－949.

徐宏喜研究团队发表的中国藤黄属植物相关研究论文摘要(共81篇)

1. Sci Rep. 2016 Dec; 6: 39369.

UPLC-PDA-QTOFMS-guided isolation of prenylated xanthones and benzoylphloroglucinols from the leaves of *Garcinia oblongifolia* and their migration-inhibitory activity

Abstract

A UPLC-PDA-QTOFMS-guided isolation strategy was employed to screen and track potentially new compounds from *Garcinia oblongifolia*. As a result, two new prenylated xanthones, oblongixanthones D and E (1 – 2), six new prenylated benzoylphloroglucinol derivatives, oblongifolins V – Z (3 – 7) and oblongifolin AA (8), as well as a known compound oblongifolin L (9), were isolated from the EtOAc soluble fraction of an acetone extract of the leaves of *Garcinia oblongifolia* guided by UPLC – PDAQTOFMS analysis. The structures of the new compounds were elucidated by 1D – and 2D – NMR spectroscopic analysis and mass spectrometry. Experimental and calculated ECD spectra were used to determine the absolute configurations. The results of wound healing and transwell migration assay showed that oblongixanthones D (1), E (2), and oblongifolin L (9) have the ability to inhibit cancer cell migration in lower cytotoxic concentrations. Western blotting results showed that these compounds exhibited an anti-metastasis effect mainly through downregulating RAF protein levels. In addition, 2 and 9 could inhibit phospho-MEK and phospho-ERK at downstream. Moreover, 1, 2 and 9 could inhibit snail protein level, suggesting that they could regulate the EMT pathway.

2. Acta Pharmacol Sin. 2017 Feb; 38(2): 252 – 263

Oblongifolin C and guttiferone K extracted from *Garcinia yunnanensis* fruit synergistically induce apoptosis in human colorectal cancer cells *in vitro*

Abstract

Oblongifolin C（OC）and guttiferone K（GUTK）are two anticancer compounds extracted from *Garcinia yunnanensis* Hu，but they act by different mechanisms. In this study we investigated whether a combination of OC and GUTK（1 : 1 molar ratio）could produce synergistic anticancer effects against human colorectal cancer cells *in vitro*. For comparison，we also examined the anticancer efficacy of ethanol extracts from *G yunnanensis* fruit，which contain OC and GUTK up to 5%. Compared to OC and GUTK alone，the combination of OC and GUTK as well as the ethanol extracts more potently inhibited the cancer cell growth with IC_{50} values of 3.4 μmol/L and 3.85 μg/mL，respectively. Furthermore，OC and GUTK displayed synergistic inhibition on HCT116 cells：co-treatment with OC and GUTK induced more prominent apoptosis than treatment with either drug alone. Moreover，the combination of OC and GUTK markedly increased cleavage of casapse-3 and PARP，and enhanced cellular ROS production and increased JNK protein phosphorylation. In addition，the combination of OC and GUTK exerted stronger effects under nutrient-deprived conditions than in complete medium，suggesting that autophagy played an essential role in regulating OC-and GUTK-mediated cell death. OC and GUTK are the main components that contribute to the anticancer activity of *G. yunnanensis* and the compounds have apoptosis-inducing effects in HCT116 cells *in vitro*.

3. Molecules. 2016 Oct；21（10）. pii：E1360.

Nujiangexathone A, a novel compound derived from *Garcinia nujiangensis*, induces caspase-dependent apoptosis in cervical cancer through the ROS/JNK pathway

Abstract

Nujiangexathone A（NJXA），a novel compound derived from *Garcinia nujiangensis*，has been demonstrated to inhibit the proliferation of several human cancer cell lines. This study is the first to demonstrate the apoptosis inductive activities of NJXA and the possible underlying mechanisms. Our results demonstrated that NJXA inhibited colony formation by HeLa and SiHa cells in a dose-dependent manner. An Annexin V-FITC/PI staining assay showed that NJXA strongly triggered apoptosis in a dose-dependent manner. Western blotting analyses showed that NJXA induced the caspase-dependent apoptosis of HeLa and SiHa cells by triggering a series of events，including changes in the levels of Bcl－2 family proteins，cytochrome c release，caspase－3 activation，and chromosome fragmentation. Furthermore，we demonstrated that NJXA induced cell apoptosis by activating the reactive oxygen species（ROS)-mediated JNK signaling pathway. Consistent with this finding，a ROS scavenger，N-acetyl-L-cysteine（NAC，10 mM)，hindered NJXA-induced apoptosis and attenuated the sensitivity of HeLa and SiHa cells to NJXA. *In vivo* results further confirmed that the tumor inhibitory effect of NJXA was partially through the induction of apoptosis. Taken together，our results demonstrated that NJXA induced the apoptosis of HeLa and SiHa cells through the ROS/JNK signaling pathway，indicating that NJXA could be important candidate for the clinical treatment of cervical cancer.

4. Cancer lett. 2016 Oct；380(2)：447 - 456

Nujiangexathone A，a novel compound from *Garcinia nujiangensis*，suppresses cervical cancer growth by targeting hnRNPK

Abstract

Cervical cancer is among the most frequently diagnosed cancers in females worldwide. Nujiangexathone A（NJXA)，a novel compound from *Garcinia nujiangensis*，has been shown to have anti-cancer potential. In this study，the anti-tumor effects and the underlying mechanisms of NJXA action were investigated. Our results suggested that NJXA induced G_0/G_1 cell cycle arrest in HeLa and SiHa cells by down-regulating cyclins B_1，E_1，and A and cyclin-dependent kinases 2，4 and 6，while selectively restoring p27. Using two-dimensional gel electrophoresis，we showed that NJXA reduced the expression of heterogeneous nuclear ribonucleoprotein K（hnRNPK) by accelerating ubiquitin-proteasome-dependent hnRNPK degradation，which then induced cell cycle arrest through the c-Myc-cyclin/Cdk-Rb-E2F1 pathway. The loss-of-function study showed NJXA induced cell cycle arrest was mediated by down regulation of hnRNPK protein. *In vivo* results further confirmed the tumor inhibitory effect of NJXA via the down-regulation of hnRNPK，and NJXA induced no apparent toxicity. Our study suggests that NJXA may be a novel anti-cancer drug candidate，especially for treating cancers with abnormally high hnRNPK expression.

5. Bioorg Med Chem. 2016 Sep；24(18)：4120 - 4128.

Synthesis and biological evaluation of Oblongifolin C derivatives as c-Met inhibitors

Abstract

Oblongifolin C，one of the polyprenylated benzoylphloroglucinol natural products

(PPAPs) isolated from the fruits of *Garcinia yunnanensis* Hu，was recently discovered to be a potent anti-tumor agent. A collection of 12 derivatives with modifications on the benzophenone moieties were synthesized and tested for c-Met kinase inhibition and cytotoxicity against the HepG2，MIA PaCa－2，HCC827，HeLa，A549，AGS，and HT－29 cell lines *in vitro*. An oxidized derivative，10，was found to possess strong inhibition and anti-migration properties in the HCC827 cell line and serves as a potential lead compound for the development of new anticancer drugs. In addition，structure-activity relationships（SAR）were also evaluated to provide key information for future anticancer drug development.

6. Oncotarget，2016 Aug 30；7(35)：56650－56663.

Guttiferone K suppresses cell motility and metastasis of hepatocellular carcinoma by restoring aberrantly reduced profilin 1

Abstract

Hepatocellular carcinoma（HCC）is an aggressive malignancy and the 5-year survival rate of advanced HCC is ＜10%. Guttiferone K（GUTK）isolated from the *Garcinia* genus inhibited HCC cells migration and invasion *in vitro* and metastasis *in vivo* without apparent toxicity. Proteomic analysis revealed that actin-binding protein profilin 1（PFN1）was markedly increased in the presence of GUTK. Over-expression of PFN1 mimicked the effect of GUTK on HCC cell motility and metastasis. The effect of GUTK on cell motility was diminished when PFN1 was over-expressed or silenced. Over-expression of PFN1 or incubation with GUTK decreased F-actin levels and the expression of proteins involved in actin nucleation，branching and polymerization. Moreover，a reduction of PFN1 protein levels was common in advanced human HCC and associated with poor survival rate. In conclusion，GUTK effectively suppresses the motility and metastasis of HCC cells mainly by restoration of aberrantly reduced PFN1 protein expression.

7. Oncotarget. 2016 Aug；7(31)：50596－50611.

Cambogin exerts anti-proliferative and pro-apoptotic effects on breast adenocarcinoma through the induction of NADPH oxidase 1 and the alteration of mitochondrial morphology and dynamics

Abstract

Cambogin，a bioactive polycyclic polyprenylated acylphoroglucinol （PPAP） derived from the *Garcinia* genus，possesses proapoptotic effect in medulloblastoma and breast cancer cells. We have previously demonstrated that the proapoptotic effect of cambogin is driven by the production of reactive oxygen species（ROS）. Here we have shown that the inhibitory effect of cambogin on cell proliferation is associated with the loss of mitochondrial transmembrane potential（$\Delta\Psi_m$）and mitochondrial fragmentation. Cambogin also promotes the mutual complex formation of the membrane-bound subunit p22phox of NADPH oxidase 1（NOX1），as well as the phosphorylation of the cytosolic subunit p47phox，subsequently enhancing membrane-bound NOX1 activity，which leads to increases in intracellular and mitochondrial levels of O_2^- and H_2O_2 Pharmacological inhibition of NOX1 using apocynin（pan-NOX inhibitor），ML171（NOX1 inhibitor）or siRNA against NOX1 prevents the increases in O_2^- and H_2O_2 levels and the anti-proliferative effect of cambogin. Antioxidants，including SOD（superoxide dismutase），CAT（catalase）and EUK－8，are also able to restore cell viability in the presence of cambogin. Besides，cambogin increases the dissociation of thioredoxin－1（Trx1）from ASK1，switching the inactive form of ASK1 to the active kinase，subsequently leads to the phosphorylation of JNK/SAPK，which is abolished upon ML171 treatment. The proapoptotic effect of cambogin in breast cancer cells is also aggravated upon knocking down Trx1 in MCF－7 cells. Taken in conjunction，these data indicate that the anti-proliferative and pro-apoptotic effect of cambogin is mediated via inducing NOX1-dependent ROS production and the dissociation of ASK1 and Trx1.

8. J Nat Prod. 2016 Jul; 79(7)：1752－1761

Bioassay-Guided Isolation of Prenylated Xanthone Derivatives from the Leaves of *Garcinia oligantha*

Abstract

Four new dihydroxanthone derivatives（1－4），four new tetrahydroxanthone derivatives（5－8），two new xanthone derivatives（9 and 10），and two known caged tetrahydroxanthones were isolated from extracts of the leaves of *Garcinia oligantha* by bioassay-guided fractionation. These structures of the new compounds were elucidated by NMR and MS spectroscopic data analysis，and the absolute configurations of compounds 1 and 5－7 were determined by electronic circular dichroism and/or single-crystal X-ray diffraction analysis. Compounds 6－9 were shown to be unusual xanthone derivatives with an isopropyl group，which was confirmed by the X-ray crystallographic structure of compound 8. The inhibitory activities of these isolates against four human tumor cell lines（A549，HepG2，HT‑29，and PC‑3）were assayed，and compounds 1，2，5，11，and 12 showed inhibitory effects on tumor cell growth，with IC_{50} values ranging from 2.1 to 8.6 μM.

9. Cell Death Dis. 2016 Jun 2；7(6)：e2252.

Guttiferone K impedes cell cycle re‑entry of quiescent prostate cancer cells via stabilization of FBXW7 and subsequent c‑MYC degradation

Abstract

Cell cycle re‑entry by quiescent cancer cells is an important mechanism for cancer progression. While high levels of c‑MYC expression are sufficient for cell cycle re‑entry，the modality to block c‑MYC expression，and subsequent cell cycle re‑entry，is limited. Using reversible quiescence rendered by serum withdrawal or contact inhibition in $PTEN^{null}/p53^{WT}$（LNCaP）or $PTEN^{null}/p53^{mut}$（PC‑3）prostate cancer cells，we have identified a compound that is able to impede cell cycle re‑entry through c‑MYC. Guttiferone K（GUTK）blocked resumption of DNA synthesis and preserved the cell cycle phase characteristics of quiescent cells after release from the quiescence. In vehicle‑treated cells，there was a rapid increase in c‑MYC protein levels upon release from the quiescence. However，this increase was inhibited in the presence of GUTK with an associated acceleration in c‑MYC protein degradation. The inhibitory effect of GUTK on cell cycle re‑entry was significantly reduced in cells overexpressing c‑MYC. The protein level of FBXW7，a subunit of E3 ubiquitin ligase responsible for degradation of c‑MYC，was reduced upon the release from the quiescence. In contrast，GUTK stabilized FBXW7 protein levels during release from the quiescence. The critical role of FBXW7 was confirmed using siRNA knockdown，which impaired the inhibitory effect of GUTK on c‑MYC protein levels and cell cycle re‑entry. Administration of GUTK，either *in vitro* prior to transplantation or *in vivo*，suppressed the growth of quiescent prostate cancer cell xenografts. Furthermore，elevation of FBXW7 protein levels and reduction of c‑MYC protein levels were found in the xenografts of GUTK‑treated compared with vehicle‑treated mice. Hence，we have identified a compound that is capable of impeding cell cycle re‑entry by quiescent $PTEN^{null}/p53^{WT}$ and $PTEN^{null}/p53^{mut}$ prostate cancer cells likely by promoting c‑MYC protein degradation through stabilization of FBXW7. Its usage as a clinical modality to prevent prostate cancer progression should be further evaluated.

10. Anal Chim Acta. 2016 Mar；912：85 - 96.

Diagnostic filtering to screen polycyclic polyprenylated acylphloroglucinols from *Garcinia oblongifolia* by ultrahigh performance liquid chromatography coupled with ion mobility quadrupole time-of-flight mass spectrometry

Abstract

A novel multistage MS approach，insource collision-induced dissociation（CID）combined with Time Aligned Parallel（TAP）fragmentation，was established to study the fragmentation behavior of polycyclic polyprenylated acylphloroglucinols（PPAPs），which could provide a more reliable fragmentation relationship between precursor and daughter ions. The diagnostic ions for different subtypes of PPAPs and their fragmentation behaviors have been summarized. Moreover，a new and reliable multidimensional analytical workflow that combines ultrahigh performance liquid chromatography（UHPLC），dataindependent mass spectrometry（MSE），and tandem MS with ion mobility（IM）has been optimized and established for the analysis of PPAPs in the plant Garcinia oblongifolia by diagnostic filtering. Diagnostic fragment ions were used to selectively screen PPAPs from extracts，whereas IM coupled to MS was used to maximize the peak capacity. Under the optimized UHPLC - IM - MSE and UHPLC - IM - MS/MS method，140 PPAPs were detected from the crude extract of *G. oblongifolia*，and 10 of them were unambiguously identified by comparing them to the reference compounds. Among those PPAPs，7 pairs of coeluting isobaric PPAPs that were indistinguishable by conventional UHPLC - HRMS alone，were further resolved using UHPLC - IM - MS. It is anticipated that the proposed method will be extended to the rapid screening and characterization of the other targeted or untargeted compounds，especially these coeluting isomers in complex samples.

11. Oncotarget. 2016 Feb；7（8）：8797 - 8808

Oblongifolin M, an active compound isolated from a Chinese medical herb *Garcinia oblongifolia*，potently inhibits enterovirus 71 reproduction through downregulation of ERp57

Abstract

There is no effective drug to treat EV71 infection yet. Traditional Chinese herbs are great resources for novel antiviral compounds. Here we showed that Oblongifolin M（OM），an active compound isolated from *Garcinia oblongifolia*，potently inhibited

EV71 infection in a dose dependent manner. To identify its potential effectors in the host cells，we successfully identified 18 proteins from 52 differentially expressed spots by comparative proteomics studies. Further studies showed that knockdown of ERp57 inhibited viral replication through downregulating viral IRES (internal ribosome entry site) activities，whereas ectopic expression of ERp57 increased IRES activity and partly rescued the inhibitory effects of OM on viral replication. We demonstrated that OM is an effective antiviral agent；and that ERp57 is one of its cellular effectors against EV71 infection.

12. J Sep Sci. 2016 Feb；39(3)：559 - 565.

Combinative application of pH-zone-refining and conventional high-speed counter-current chromatography for preparative separation of caged polyprenylated xanthones from gamboges

Abstract

An efficient method for the preparative separation of four structurally similar caged xanthones from the crude extracts of gamboge was established，which involves the combination of pH-zone-refining counter-current chromatography and conventional high-speed counter-current chromatography for the first time. pH-zone-refining counter-current chromatography was performed with the solvent system composed of n-hexane/ethyl acetate/methanol/water (7：3：8：2, v/v/v/v)，where 0.1% trifluoroacetic acid was added to the upper organic stationary phase as a retainer and 0.03% triethylamine was added to the aqueous mobile phase as an eluter. From 3.157 g of the crude extract，1.134 g of gambogic acid，180.5 mg of gambogenic acid and 572.9 mg of a mixture of two other caged polyprenylated xanthones were obtained. The mixture was further separated byconventional high-speed counter-current chromatography with a solvent system composed of n-hexane/ethyl acetate/methanol/water (5：5：10：5，v/v/v/v) and n-hexane/methyl tert-butyl ether/acetonitrile/water (8：2：6：4, v/v/v/v)，yielding 11.6 mg of isogambogenic acid and 10.4 mg of β-morellic acid from 218.0 mg of the mixture，respectively. The purities of all four of the compounds were over 95%，as determined by high-performance liquidchromatography，and the chemical structures of the four compounds were confirmed by electrospray ionization mass spectrometry and NMR spectroscopy. The combinative application of pH-zone-refining counter-current chromatography and conventional high-speed counter-currentchromatography shows great advantages in isolating and enriching the caged polyprenylated xanthones.

13. Oncotarget. 2016 Jan; 7(2): 1826 – 1837.

Griffipavixanthone, a dimeric xanthone extracted from edible plants, inhibits tumor metastasis and proliferation via downregulation of the RAF pathway in esophageal cancer

Abstract

Metastasis causes a large number of deaths among esophageal cancer patients. The activation of RAF family proteins elevates tumor metastasisand proliferation. In screen targeting the RAF protein, we identified that Griffipavixanthone (GPX), a dimeric xanthone isolated from *Garcinia esculenta*, is a B – RAF and C – RAF inhibitor against esophageal cancer cells. Using wound healing, transwell migration and matrigel invasion assays, we confirmed that GPX significantly inhibited cell migration and invasion. Furthermore, exposure to GPX rendered cell proliferation and induced G_2/M cell cycle arrest. Our mechanistic study showed that GPX suppressed cancer metastasis and proliferation through downregulation of RAF – MEK – ERK cascades proteins as well as RAF mRNA levels. In a pulmonary metastasis model, the intraperitoneal injection of GPX significantly suppressed esophageal tumor metastasis and ERK protein level *in vivo*. In conclusion, our present study suggested that GPX could inhibit tumor migration, invasion and proliferation *in vitro* and *in vivo*, which indicated the potential of GPX for preventing and treating esophageal cancer.

14. Biochem Pharmacol. 2016 Jan; 100: 61 – 72.

The natural compound nujiangexanthone A suppresses mast cell activation and allergic asthma

Abstract

Mast cells play an important role in allergic diseases such as asthma, allergic rhinitis and atopic dermatitis. The genus *Garcinia* of the family Guttiferae is well known as a prolific source of polycyclic polyprenylated acylphloroglucinols and bioactive prenylated xanthones, which exhibit various biological activities including antibacterial, antifungal, anti-inflammatory, antioxidant, and cytotoxic effects. Nujiangexanthone A (N7) is a novel compound isolated from the leaves of *Garcinia nujiangensis*. In this paper, we sought to determine the anti-allergic and anti-inflammation activity of N7 *in vivo* and its mechanism *in vitro*. We found N7 suppressed IgE/Ag induced mast cell activiation，including degranulation and production of cytokines and eicosanoids，through inhibiting Src kinase activity and Syk dependent pathways. N7 inhibited histamine release，prostaglandin D_2 and leukotriene C_4 generation in mast cell dependent passive cutaneous anaphylaxis animal model. We also found N7 inhibited the IL‑4，IL‑5，IL‑13 and IgE levels in ovalbumin-induced asthma model. Histological studies demonstrated that N7 substantially inhibited OVA-induced cellular infiltration and increased mucus production in the lung tissue. Our study reveals the anti-allergic function of N7，thereby suggesting the utility of this compound as a possible novel agent for preventing mast cell-related immediate and delayed allergic diseases.

15. 世界中医药. 2016,11(7)：1195‑1201.
中国藤黄属植物中多环多异戊烯基间苯三酚类化合物的研究进展

摘要

多环多异戊烯基间苯三酚类化合物(PPAPs)为中国藤黄属植物的主要活性成分类型,其结构新颖复杂,生物活性多样,是目前天然产物研究的热点之一。结合作者在该领域的多年研究,对该类化合物在中国藤黄属植物中的分布和结构分类、波谱特征、提取分离方法以及生源合成途径进行归纳总结,为中国藤黄属植物中 PPAPs 类化合物的进一步研究开发奠定基础。

16. 世界中医药. 2016,11(7)：1176‑1179.
中国藤黄属植物的资源分布、分类与可持续利用

摘要

对中国藤黄属植物的种类、分类、资源分布及其利用等领域的研究成果进行综述,分析其现存问题及产生原因,并就科学地解决药用物种的保护与药用需求之间的矛盾,提出应对措施和建议,为进一步研究开发和利用中国藤黄属植物的药用资源提供借鉴参考。

17. 世界中医药. 2016,11(7)：1150‑1153.
山木瓜枝中抑制黄嘌呤氧化酶活性的化学成分研究

摘要

目的：研究山木瓜枝中抑制黄嘌呤氧化酶活性的化学成分。方法：通过活性导向分离,筛选山木瓜枝中具有抑制黄嘌呤氧化酶活性的粗提物及组分,采用多种色谱分离技术

对活性部位进行系统分离,通过理化常数和光谱分析,结合相关文献确定所得化合物的结构;并对所得化合物进行黄嘌呤氧化酶抑制活性的研究。结果:从山木瓜枝的乙酸乙酯部位分离得到 6 个化合物,经鉴定分别为桑橙素(1)、4,6,3′,4′-tetrahydroxy-2-methoxybenzophenone（2）、2,4,6,3′-tetrahydroxybenzo-phenone（3）、3,6,7-trihydroxy-1-methoxyxanthone（4）、2S,3S-3,5,7,3′,5′-pentahydroxyflavane（5）、丁香酸（6）;实验研究证实化合物 1 对黄嘌呤氧化酶具有一定的抑制活性（IC_{50} = 28.9 μM）。结论:从活性部位鉴定的 6 个化合物均为首次从该植物中分离得到,其中化合物 1 是主要的活性成分。

18. 世界中医药. 2016,11(7)：1154‒1170.
中国藤黄属植物中呫酮类化合物研究进展

摘要

呫酮类化合物是藤黄属植物中的主要特征成分,具有多样的生物活性,在中国藤黄属植物中广泛分布。由于氧化程度、取代基种类、数量和取代基位置的不同,呫酮类化合物具有多样的结构类型。本文综述了中国藤黄属植物中呫酮类化合物的研究概况,总结了该类化合物的分布、提取分离、结构分类、波谱学特征和生物合成途径。

19. 世界中医药. 2016,11(7)：1171‒1175.
Guttiferone K 抑制静止期前列腺癌细胞重新激活的作用研究

摘要

目的:观察从云南藤黄（*Garcinia yunnanensis*）中提取分离得到的 PPAPs（Polycyclic Polyprenylated Acylphloroglucinol)类化合物 Guttiferone K（GUTK)对人静止期前列腺癌 LNCaP 细胞重新激活的影响。方法:处于对数生长期的人前列腺癌 LNCaP 细胞去除血清培养 7 d 诱导其进入静止期,通过再次加入血清培养使其重新激活进入细胞周期,同时给予 GUTK 进行干预。用免疫细胞化学的方法检测 Ki‒67 蛋白表达的变化;利用 PI 染色的流式分析法和 EdU Incorporation 法检测 GUTK 对细胞周期分布的影响;利用 Western Blotting 法检测 Cyclin D1/3、CDK4/6 和 E2F1 蛋白表达水平的变化。结果:GUTK 呈剂量依赖性地抑制静止期 LNCaP 细胞的再次增殖并阻止静止期 LNCaP 细胞重新进入 S 期;GUTK 在静止期 LNCaP 细胞激活的早期明显下调了 Cyclin D1/3、CDK4/6 和 E2F1 蛋白的表达水平。结论:从云南藤黄中提取分离得到的化合物 GUTK 能够抑制人静止期前列腺癌 LNCaP 细胞的重新激活,具有潜在的延缓前列腺癌病情发展和预防复发的作用。

20. 世界中医药. 2016,11(7): 1189 - 1194.
中国藤黄属植物的药理作用研究进展

摘要

　　藤黄属植物分布广泛,资源丰富,有着悠久的民间用药历史。现代药理学研究显示,该属植物具有抗肿瘤、抗炎和抗菌等多种药理作用。其中,呫酮（Xanthones）、多环多异戊烯基间苯三酚(Polycyclic polyprenylated acylphoroglucinols,PPAPs)及双黄酮类化合物是其主要化学成分。文章对中国藤黄属植物的代表性活性成分及药效作用机制进行了分析和综述,为该属植物的充分利用及深入研究提供科学依据。

21. 世界中医药. 2016,11(7): 1180 - 1188.
藤黄的研究进展

摘要

　　藤黄科植物藤黄(*Garciniahanburyi* Hook. f.)原产于印度、马来西亚、泰国、柬埔寨和越南等地区,目前在我国广东、广西、云南和海南等地被广泛引种栽培。该植物分泌的干燥树脂被称为藤黄(Gamboge),作为传统的民间用药已具有悠久的历史,其外用对于痈疽、肿毒、溃疡、湿疮、烫伤和跌打肿痛等具有良好的治疗效果。近年来,藤黄及其活性成分藤黄酸等化合物被发现具有显著的抗肿瘤活性,成为抗肿瘤药物研究的热点之一。文章对藤黄的传统药用历史及其化学成分、药理活性和作用机制进行综述。

22. 世界中医药. 2016,11(7): 1141 - 1144.
天然产物 oblongifolin C 诱导 ROS 和线粒体降解

摘要

　　目的：探讨藤黄属植物中提取的多环多异戊烯基间苯三酚类天然小分子化合物 oblongifolin C(OC)对细胞线粒体功能和细胞凋亡的影响。方法：以野生型和促凋亡基因 bax/bak 双敲除的小鼠胚胎成纤维细胞 MEF 和人结肠癌细胞 HCT116 为研究模型,通过流式细胞术,共聚焦显微术和蛋白质免疫印迹法检测 OC 对 ROS,线粒体功能和细胞凋亡的影响。结果：OC 能够诱导细胞产生 ROS,破坏线粒体结构,降低线粒体膜电位,最终造成线粒体降解和细胞内 ATP 耗竭,使细胞走向凋亡。结论：OC 能通过多条途径诱导细胞凋亡,是一种极有抗癌潜力的天然化合物。

23. Biomed Res Int. 2015: 910453.
Screening active compounds from *Garcinia* species native to china reveals novel compounds

targeting the STAT/JAK signaling pathway

Abstract

Natural compounds from medicinal plants are important resources for drug development. In a panel of human tumor cells, we screened a library of the natural products from *Garcinia* species which have anticancer potential to identify new potential therapeutic leads and discovered that caged xanthones were highly effective at suppressing multiple cancer cell lines. Their anticancer activities mainly depended on apoptosis pathways. For compounds in sensitive cancer line, their mechanisms of mode of action were evaluated. 33 – Hydroxyepigambogic acid and 35 – hydroxyepigambogic acid exhibited about 1 μM IC_{50} values against JAK2/JAK3 kinases and less than 1 μM IC_{50} values against NCI – H1650 cell which autocrined IL – 6. Thus these two compounds provided a new antitumor molecular scaffold. Our report describes 33 – hydroxyepigambogic acid and 35 – hydroxyepigambogic acid that inhibited NCI – H1650 cell growth by suppressing constitutive STAT3 activation via direct inhibition of JAK kinase activity.

24. Mediators Inflamm. 2015: 350564.
Anti-inflammatory effect of 1, 3, 5, 7 – tetrahydroxy – 8 – isoprenylxanthone isolated from twigs of *Garcinia esculenta* on stimulated macrophage

Abstract

Garcinia Linn. plants having rich natural xanthones and benzophenones with anti-inflammatory activity attracted a great deal of attention to discover and develop them as potential drug candidates. Through screening targeting nitric oxide accumulation in stimulated macrophage, we found that 1, 3, 5, 7 – tetrahydroxy – 8 – isoprenylxanthone（TIE）had potential anti-inflammatory effect. To understand how TIE elicits its anti-inflammatoryactivity, we uncovered that it significantly inhibits the production of nitric oxide（NO）and prostaglandin E_2（PGE_2）in LPS/IFNγ – stimulated RAW264.7 cells. In further study, we showed that TIE reduced the expression of inducible nitric oxide synthase（iNOS）and cyclooxygenase – 2（COX – 2），two key molecules responsible for the production of NO and PGE_2 during inflammation progress. Additionally, TIE also suppressed the expression of inflammatory cytokines IL – 6，IL – 12，and TNF – α. TIE-led suppression in iNOS, COX – 2，and cytokines production were probably the consequence of TIE's capability to block ERK and p38 – MAPK signaling pathway. Moreover，TIE blocked activation of nuclear factor-kappa B (NF – κB) as well as NF – κB regulation of miR155 expression. Our study suggests that TIE may represent as a potential therapeutic agent for the treatment of inflammatory diseases.

25. RSC Adv. 2015 Sep；5：78259 – 78267.

Prenylated benzoylphloroglucinols and biphenyl derivatives from the leaves of *Garcinia multiflora* Champ

Abstract

Garcimultiflorones H – J (1 – 3)，three new polyprenylated benzoylphloroglucinols，multiflorabiphenyls B – D (4 – 6)，three new biphenyl derivatives，and six known compounds，were isolated from an acetone extract of the leaves of *Garcinia multiflora* by bioassay-guided fractionation. The structures of the new compounds were elucidated by extensive 1D and 2D – NMR spectroscopic analyses and mass spectrometry，and the absolute configurations of compounds 1 – 3 were determined by the comparison of experimental and calculated electronic circular dichroism (ECD) spectra. All of the isolates were evaluated for cytotoxic activities against several human cancer cell lines. Garcimultiflorone I (2) exhibited significant inhibitory activity against the SGC7901 and HCT116 cell lines，with IC_{50} values of 4.20 and 5.96 mM，respectively. A cell cycle analysis using flow cytometry showed that the compound arrests the cell cycle at the G_1 phase and induces cell death. Moreover，Bcl – 2，caspase – 3，caspase – 9，and PARP western blotting suggested that compound 2 can induce apoptosis. Taken together，these results suggest that compound 2 has anticancer activity that targets the cell cycle through apoptosis signalling pathways.

26. Phytomedicine. 2015 Sep；22(10)：902 – 910.

Guttiferone K induces autophagy and sensitizes cancer cells to nutrient stress-induced cell death

Abstract

BACKGROUND：Medicinal plants have long been an excellent source of pharmaceutical agents. Autophagy，a catabolic degradation process through lysosomes，plays an important role in tumorigenesis and cancer therapy.

PURPOSE：Through a screen designed to identify autophagic regulators from a library of natural compounds, we found that Guttiferone K (GUTK) can activate autophagy in several cancer cell lines. The objective of this study is to investigate the mechanism by which GUTK sensitizes cancer cells to cell death in nutrient starvation condition.

METHODS: Cell death analysis was performed by propidium iodide staining with flow cytometry or Annexin V – FITC/PI staining assay. DCFH – DA staining was used for intracellular ROS measurement. Protein levels were analyzed by western blot analysis. Cell viability was measured by MTT assay.

RESULTS: Exposure to GUTK was observed to markedly induce GFP – LC3 puncta formation and activate the accumulation of LC3 – II and the degradation of p62 in HeLa cells, suggesting that GUTK is an autophagy inducer. Importantly, hydroxychloroquine, an autophagy inhibitor, was found to significantly prevent GUTK – induced cell death in nutrient starvation conditions, suggesting that the cell death observed is largely dependent on autophagy. We further provide evidence that GUTK inhibits Akt phosphorylation, thereby inhibiting the mTOR pathway in cancer cells during nutrient starvation. In addition, GUTK causes the accumulation of reactive oxygen species (ROS) and the phosphorylation of JNK in EBSS, which may mediate both autophagy and apoptosis.

CONCLUSION: These data indicate that GUTK sensitizes cancer cells to nutrient stress-induced cell death though Akt/mTOR dependent autophagy pathway

27. **Mol Cell Biochem. 2015 Aug; 406(1 – 2): 263 – 271.**

Inhibitory effect of oblongifolin C on allergic inflammation through the suppression of mast cell activation

Abstract

Oblongifolin C (OC), a natural small molecule compound extracted from *Garcinia yunnanensis* Hu, has been previously shown to have anti-cancer effect, but the anti-allergic effect of OC has not yet been investigated. The aim of the present study is to determine the anti-allergic effect of OC on IgE/Ag-induced mouse bone marrow-derived mast cells (BMMCs) and on the passive systemic anaphylaxis (PSA) reaction in mice. OC clearly suppressed cyclooxygenase – 2 (COX – 2) – dependent prostaglandin D_2 (PGD$_2$) generation as well as leukotriene C_4 (LTC$_4$) generation and the degranulation reaction in IgE/Ag-stimulated BMMCs. Biochemical analyses of the IgE/Ag-mediated signaling pathways showed that OC suppressed the phosphorylation of phospholipase Cγ1 (PLCγ1)-mediated intracellular Ca^{2+} influx and the nuclear factor - κB (NF - κB) pathway, as well as the phosphorylation of mitogen-activated protein (MAP) kinases. Although OC did not inhibit the phosphorylation of Fyn, Lyn, and Syk, it directly inhibited the tyrosine kinase activity *in vitro*. Moreover, oral administration of OC inhibited the IgE-induced PSA reaction in a dose-dependent manner. Taken together, the present study provides new insights into the anti-allergic activity of OC, which could be a promising candidate for allergic therapy.

28. Mol Cancer Ther. 2015 Jul; 14(7): 1738 - 1749.

Cambogin induces caspase-independent apoptosis through the ROS/JNK pathway and epigenetic regulation in breast cancer cells

Abstract

Cambogin is a polycyclic polyprenylated acylphloroglucinol (PPAP) from the *Garcinia* genus, which has been used traditionally for cancer treatment across Southeastern Asia. In this study, we found that cambogin inhibited breast cancer cell proliferation and induced cell apoptosis *in vitro*. Cambogin induced the activation of the caspase-independent mitochondrial apoptotic pathway, as indicated by an increase in the ratio of Bax/Bcl - 2 and the nuclear translocation of apoptosis inducing factor (AIF). Two-dimensional gel electrophoresis and mass spectrometry revealed that the expression of proteins involving in the radical oxygen species (ROS) pathway was among the most affected upon cambogin treatment. Cambogin enhanced cellular ROS production, and induced the activation of the ASK1 - MKK4/MKK7 - JNK/SAPK signaling pathway. Pretreatment with ROS scavenger N - acetylcysteine (NAC), an antioxidant, or the JNK inhibitor SP600125 was able to restore cell viability in the presence of cambogin. Importantly, cambogin treatment led to the activation of activating transcription factor - 2 (ATF - 2) and the trimethylation of histone H3K9 in the activator protein 1 (AP - 1) binding region of the Bcl - 2 gene promoter. Finally, cambogin exhibited a potential antitumor effect in MCF - 7 breast cancer xenografts without apparent toxicity. Taken in conjunction, the present study indicates that cambogin can induce breast adenocarcinoma cell apoptosis and therefore represents therapeutic potential for cancer treatment.

29. Molecules. 2015 Jun; 20(6): 11387 - 11399.

Xanthones from the leaves of *Garcinia cowa* induce cell cycle arrest, apoptosis, and

autophagy in cancer cells

Abstract

Two new xanthones, cowaxanthones G (1) and H (2), and 23 known analogues were isolated from an acetone extract of the leaves of *Garcinia cowa*. The isolated compounds were evaluated for cytotoxicity against three cancer cell lines and immortalized HL7702 normal liver cells, whereby compounds 1, 5, 8 and 15 - 17 exhibited significant cytotoxicity. Cell cycle analysis using flow cytometry showed that 5 induced cell cycle arrest at the S phase in a dose-dependent manner, 1 and 16 at the G_2/M phase, and 17 at the G_1 phase, while 16 and 17 induced apoptosis. Moreover, autophagy analysis by GFP - LC3 puncta formation and western blotting suggested that 17 induced autophagy. Taken together, our results suggest that these xanthones possess anticancer activities targeting cell cycle, apoptosis, and autophagy signaling pathways.

30. Sci Rep. 2015 May 14; 5: 10293.

Oblongifolin C inhibits metastasis by up-regulating keratin 18 and tubulins

Abstract

Tumor metastasis is the main cause of cancer-related patient death. In this study, we performed a wound healing migration screen to search for a metastatic inhibitor within our library of natural compounds. We found that oblongifolin C (OC), a natural compound extracted from *Garcinia yunnanensis* Hu, is an effective inhibitor of metastasis in human esophageal squamous carcinoma Eca109 cells. The transwell migration and matrigel invasion assay results also showed that OC inhibits the migration of Eca109 cells and HepG2 cells. OC can increase the expression of tubulin, indicating that OC inhibits metastasis via tubulin aggregation. In addition, the Western blotting, real-time PCR, and immunostaining results indicated that OC increases the expression of keratin18. Furthermore, the knockdown of keratin 18 by small interfering RNAs inhibited the expression of tubulin and increased the metastasis of cancer cells, suggesting that keratin 18 is the upstream signal of tubulin and plays a vital role in metastasis. A subsequent study in a tail vein injection metastasis model showed that OC can significantly inhibit pulmonary metastasis, as revealed by immunohistochemistry staining. Taken together, our results suggest that OC inhibits metastasis through the induction of the expression of keratin 18 and may be useful in cancer therapy.

31. BMC Cancer. 2015 Apr 11；15：254.

The natural compound Guttiferone F sensitizes prostate cancer to starvation induced apoptosis via calcium and JNK elevation

Abstract

BACKGROUND： In a cytotoxicity screen in serum-free medium，Guttiferone F showed strong growth inhibitory effect against prostate cancer cells.

METHODS： Prostate cancer cells LNCaP and PC－3 were treated with Guttiferone F in serum depleted medium. Sub G_1 phase distributions were estimated with flow cytometry. Mitochondrial disruption was observed under confocal microscope using Mitotracker Red staining. Gene and protein expression changes were detected by real-time PCR and Western blotting. Ca^{2+} elevation was examined by Fluo－4 staining under fluorescence microscope. PC－3 xenografts in mice were examined by immunohistochemical analysis.

RESULTS： Guttiferone F had strong growth inhibitory effect against prostate cancer cell lines under serum starvation. It induced a significant increase in sub G_1 fraction and DNA fragmentation. In serum-free medium，Guttiferone F triggered mitochondria dependent apoptosis by regulating Bcl－2 family proteins. In addition，Guttiferone F attenuated the androgen receptor expression and phosphorylation of ERK1/2，while activating the phosphorylation of JNK and Ca^{2+} flux. Combination of caloric restriction with Guttiferone F *in vivo* could increase the antitumor effect without causing toxicity.

CONCLUSIONS： Guttiferone F induced prostate cancer cell apoptosis under serum starvation via Ca^{2+} elevation and JNK activation. Combined with caloric restriction，Guttiferone F exerted significant growth inhibition of PC－3 cells xenograft *in vivo*. Guttiferone F is therefore a potential anti-cancer compound.

32. Biochem Biophys Res Commun. 2015 Feb；457(3)：300－306.

DNA damage and ER stress contribute to oblongifolin C-induced cell killing in Bax/Bak-deficient cells

Abstract

A key clinical problem in oncology is the treatment of apoptosis-resistant tumors. Tumor cells deficient in both of the proapoptotic proteins Bax and Bak are protected against most chemotherapeutic drug-induced apoptosis. We report here that a natural compound，oblongifolin C（OC），effectively eliminates Bax/Bak-deficient murine embryonic fibroblasts and colon carcinoma HCT116 cells. OC not only triggers DNA double-strand breaks and DNA damage response，but also inhibits repair of DNA damage. In addition，OC induces ER stress through upregulation of the transcription factor CHOP and activation of JNK kinases. Upon treatment with OC，cells undergo Bax/Bak-independent，caspase-mediated apoptosis. Taken together，our data establish a rationale for the broad use of OC to treat apoptosis deficient tumors.

33. Xenobiotica. 2015 Feb 25：1 – 8.

Interaction between oblongifolin C and UDP-glucuronosyltransferase isoforms in human liver and intestine microsomes

Abstract

1. Oblongifolin C（OC）is a potential natural anticancer candidate，and its metabolic profile has not yet been established. 2. One major OC glucuronidation metabolite（OCG）has been identified in a pool of human liver microsomes（HLMs）. Chemical inhibition experiments suggested that OCG was mainly formed by UGT1A. A screen of recombinant UDP-glucuronosyltransferase isoforms（UGTs）indicated that UGT1A1 primarily mediates OC conjugation，with minor contributions from UGT1A3 and UGT1A8. Enzyme kinetic studies showed that UGT1A1 was the main UGT isoform involved in OCG in HLMs. 3. Further investigation suggested that OC is a broad inhibitor of UGTs. Additionally，OC competitively inhibited UGT1A6 with a Ki value of 3.49 ± 0.57 μM，whereas non-competitively inhibited UGT1A10 with a Ki value of 2.12 ± 0.18 μM. 4. Understanding the interaction between OC and UGTs will greatly contribute to future investigations regarding the inter-individual differences in OC metabolism in clinical trials and potential drug-drug interactions.

34. Planta Med. 2015 Jan；81（1）：79 – 89.

Identification and characterization of anticancer compounds targeting apoptosis and autophagy from Chinese native *Garcinia* species

Abstract

Natural compounds from medicinal plants are important resources for drug development. Active compounds targeting apoptosis and autophagy are candidates for anti-cancer drugs. In this study，we collected *Garcinia* species from China and extracted them into water or ethanol fractions. Then，we performed a functional screen in search of novel apoptosis and autophagy regulators. We first characterized the anti-proliferation activity of the crude extracts on multiple cell lines. HeLa cells expressing GFP‐LC3 were used to examine the effects of the crude extracts on autophagy. Their activities were confirmed by Western blots of A549 and HeLa cells. By using bioassay guided fractionation，we found that two caged prenylxanthones from *Garcinia bracteata*，neobractatin and isobractatin，can significantly induce apoptosis and inhibit autophagy. Our results suggest that different *Garcinia* species displayed various degrees of toxicity on different cancer cell lines. Furthermore，the use of a high content screening assay to screen natural products was an essential method to identify novel autophagy regulators.

35. Apoptosis. 2015 Jan；20(1)：75‐82.

MiR‐218‐targeting‐Bmi‐1 mediates the suppressive effect of 1，6，7‐trihydroxyxanthone on liver cancer cells

Abstract

Traditional Chinese medicine is recently emerged as anti-cancer therapy or adjuvant with reduced side-effects and improved quality of life. In the present study，an active ingredient，1，6，7‐trihydroxyxanthone（THA），derived from *Goodyera oblongifolia* was found to strongly suppress cell growth and induce apoptosis in liver cancer cells. MicroRNAs are a group of small non-coding RNAs that regulate gene expression at post-transcriptional levels. Our results demonstrated that miR‐218 was up-regulated and oncogene Bmi‐1 was down-regulated by THA treatment. Further investigation showed that THA-induced-miR-218 up-regulation could lead to activation of tumor suppressor P16（Ink4a）and P14（ARF），the main down-stream targets of Bmi‐1. In conclusion，THA might be a potential anti-cancer drug candidate，at least in part，through the activation of miR‐218 and suppression of Bmi‐1 expression.

36. 药学学报. 2014,49(2)：166‐174.

中国产藤黄属植物中抗肿瘤活性化学成分的研究概况

摘要

藤黄属(*Garcinia* L.)植物具有广泛的药用价值,是天然酮类、苯甲酮类等化合物的主要资源之一,这类成分具有新颖多变的结构和显著的生物活性,特别在抗肿瘤方面的研究,成为近年来天然产物的研究热点之一。本文结合作者多年来在该领域的研究工作,对中国产藤黄属植物中具有显著抗肿瘤生物活性的化学成分和生物活性的研究进展进行介绍。

37. Planta Med. 2014 Dec; 80(18): 1721–1726.

Xanthine oxidase inhibitors from *Garcinia esculenta* twigs

Abstract

The EtOAc soluble portion of the 80% (v/v) EtOH extract from the twigs of *Garcinia esculenta* exhibited strong xanthine oxidase inhibition *in vitro*. Bioassay-guided purification led to the isolation of 1, 3, 6, 7 – tetrahydroxyxanthone (3) and griffipavixanthone (8) as the main xanthine oxidase inhibitors, along with six additional compounds (1, 2, 4 – 7), including two new compounds (1 and 2). This enzyme inhibition was dose dependent with an IC_{50} value of approximately 1.2 μM for 3 and 6.3 μM for 8. The inhibitory activity of 3 was stronger than the control allopurinol (IC_{50} value: 5.3 μM). To our knowledge, compound 8 is the first bixanthone that demonstrated potent XO inhibitory activity *in vitro*. The structures of the new compounds were established by spectroscopic analysis, and the optical properties and absolute stereochemistry of racemic (±) esculentin A (2) were further determined by the calculation of the DP4 probability and analysis of its MTPA ester derivatives.

38. J Nat Prod. 2014 Jul; 77(7): 1700–1707.

Cytotoxic and anti-inflammatory prenylated benzoylphloroglucinols and xanthones from the twigs of *Garcinia esculenta*

Abstract

Five new prenylated benzoylphloroglucinol derivatives, garciesculentones A – E (1 – 5), a new xanthone, garciesculenxanthone A (6), and 15 known compounds were isolated from the petroleum ether extract and the EtOAc-soluble fraction of a 80% (v/v) EtOH extract of *Garcinia esculenta*. The structures of the new compounds were elucidated by 1D – and 2D – NMR spectroscopic analysis and mass spectrometry. Experimental and calculated ECD and a convenient modified Mosher's method were used to determine the absolute configurations. The cytotoxicity of these compounds were evaluated by MTT assay against three human cancer cell lines (HepG2, MCF – 7, and MDA－MB－231）and against normal hepatic cells（HL－7702）. In addition，these isolates were evaluated for their inhibitory effects on interferon－γ plus lipopolysaccharide-induced nitric oxide production in RAW264.7 cells.

39. Autophagy. 2014 May；10(5)：736－749.

The natural compound oblongifolin C inhibits autophagic flux and enhances antitumor efficacy of nutrient deprivation

Abstract

Metabolic stress induces autophagy as an alternative source of energy and metabolites. Insufficient autophagy in nutrient-deprived cancer cells would be beneficial for cancer therapy. Here，we performed a functional screen in search of novel autophagy regulators from natural products. We showed that oblongifolin C (OC)，a natural small molecule compound extracted from *Garcinia yunnanensis* Hu，is a potent autophagic flux inhibitor. Exposure to OC results in an increased number of autophagosomes and impaired degradation of SQSTM1/p62. Costaining of GFP－LC3B with LysoTracker Red or LAMP1 antibody demonstrates that autophagosome-lysosome fusion is blocked by OC treatment. Furthermore，OC inhibits lysosomal proteolytic activity by altering lysosomal acidification and downregulating the expression of lysosomal cathepsins. Importantly，OC can eliminate the tolerance of cancer cells to nutrient starvation. Starvation dramatically increases the susceptibility of cancer cells to OC-induced CASP3－dependent apoptosis *in vitro*. Subsequent studies in xenograft mouse model showed that OC has anticancer potency as revealed by increased staining of cleaved CASP3，LC3 puncta，and SQSTM1，as well as reduced expression of lysosomal cathepsins. Combined treatment with OC and caloric restriction potentiates anticancer efficacy of OC *in vivo*. Collectively，these data demonstrated that OC is a novel autophagic flux inhibitor and might be useful in anticancer therapy.

40. J Nat Prod. 2014 May；77(5)：1111－1116.

Characterization of proapoptotic compounds from the bark of *Garcinia oblongifolia*

Abstract

Twenty compounds from *Garcinia oblongifolia* were screened for proapoptotic activity using FRET-based HeLa-C3 sensor cells. Among them，oblongifolins F and G (1 and 2)，1，3，5－trihydroxy－13，13－dimethyl－2H－pyran[7，6－b] xanthone

(3)，nigrolineaxanthone T (4)，and garcicowin B (5) showed significant proapoptotic activity at a concentration of 10 μM. Bioassessments were then performed to evaluate the potential of these compounds for therapeutic application. All five compounds showed significant cytotoxicity and caspase‐3‐activating ability in cervical cancer HeLa cells，with compounds 1 and 2 having the highest potencies. All five compounds specifically induced caspase-dependent apoptosis，which could be prevented by the pan-caspase inhibitor zVAD-fmk. In particular，3 induced apoptosis through mitotic arrest. Compounds 1‐5 displayed similar IC_{50} values (3.9‐16.5 μM) against the three cancer cell lines HeLa，MDA‐MB‐435，and HepG2. In addition，compounds 1，2，and 4 exhibited similar and potent IC_{50} values (2.4‐5.1 μM) against several breast and colon cancer cell lines，including those overexpressing either HER2 or P-glycoprotein. HER2 and P-glycoprotein are known factors that confer resistance to anticancer drugs in cancer cells. This is the first study on the cytotoxicity，caspase‐3‐activing ability，and specificity of proapoptotic compounds isolated from *G. oblongifolia* in HeLa cells. The potential application of these compounds against HER2‐ or P-glycoprotein-overexpressing cancer cells was investigated.

41. J Nat Prod. 2014 Apr；77(4)：1037‐1046.

Prenylated benzoylphloroglucinols and xanthones from the leaves of *Garcinia oblongifolia* with antienteroviral activity

Abstract

An acetone extract of the leaves of *Garcinia oblongifolia* showed antiviral activity against enterovirus 71 (EV71) using a cytopathic effect inhibition assay. Bioassay-guided fractionation yielded 12 new prenylated benzoylphloroglucinols，oblongifolins J‐U (1‐12)，and five known compounds. The structures of 1‐12 were elucidated by spectroscopic analysis including 1D‐ and 2D‐NMR and mass spectrometry methods. The absolute configurations were determined by a combination of a Mosher ester procedure carried out in NMR tubes and ECD calculations. Compared to ribavirin (IC_{50} 253.1 μM)，compounds 1，4，and 13 exhibited significant anti‐EV71 activity *in vitro*，with IC_{50} values of 31.1，16.1，and 12.2 μM，respectively. In addition，the selectivity indices of these compounds were 1.5，2.4，and 3.0 in African green monkey kidney (Vero) cells，respectively.

42. J Ethnopharmacol. 2013 May;147(2): 497 - 502.

Isolation and characterization of an antibacterial biflavonoid from an African chewing stick *Garcinia kola* Heckel (Clusiaceae)

Abstract

Ethnopharmacological relevance: The use of African chewing sticks in maintaining oral health is widely practiced in African countries. It has been reported that chewing stick users have a lower rate of dental caries and a better general oral health than non-users. It is generally thought that the beneficial effect of chewing stick is attributed to the mechanical cleansing effect and antimicrobial substances present in the stick. However, the active antimicrobial substances remain uncharacterized.

Aim of the study: To provide a scientific basis for the anti-caries effect of African chewing sticks, the authors purify an active antibacterial compound from *Garcinia kola* Heckel, a Nigerian chewing stick and examined the antibacterial activity of this compound against the cariogenic bacterium Streptococcus mutans.

Materials and methods: Methanol extract was prepared from *Garcinia kola* and was further fractionated by solvent extractions. Silica gel chromatography was used to purify the antibacterial compound from the active fraction. The identity of the purified compound was determined by NMR analysis. The antibacterial activity of the purified compound was examined by standard microbiological assays.

Results: The antibacterial activity was found in the ether fraction and the active compound was isolated and determined to be a biflavonoid named GB1. GB1 was active against Streptococcus mutans and other oral bacteria with minimum inhibitory concentration (MIC) values of $32 - 64$ μg/ml. The basis for the antibacterial effect of GB1 was investigated using Streptococcus mutans as the target. At 256 μg/ml, GB1 exhibited some bacteriocidal activity against Streptococcus mutans and induced the aggregation of Streptococcus mutans. GB1 has no apparent effects on protein synthesis and DNA synthesis but inhibited glucose uptake and utilization by Streptococcus mutans suggesting that GB1 exerts its antibacterial effect by inhibiting metabolism. GB1 also inhibited the formation of water-insoluble glucan by the extracellular glucosyltransferases from Streptococcus mutans in a dose-dependent manner. Streptococcus mutans did not develop resistance to GB1 upon subculturing in the presence of sub-MIC level of the biflavonoid.

Conclusion: The antibacterial effect and glucan synthesis-inhibition property of this biflavonoid may account for some of the beneficial effects reported in the chewing stick users.

43. Int J Cancer. 2013 Feb; 132(3): 707 - 716.

Antitumor effects of novel compound, guttiferone K, on colon cancer by $p21^{Waf1/Cip1}$-mediated $G_{(0)}/G_{(1)}$ cell cycle arrest and apoptosis

Abstract

Low selectivity is one of the major problems of currently used anticancer drugs, therefore, there is a high demand for novel, selective antitumor agents. In this study, the anticancer effects and mechanisms of guttiferone K (GUTK), a novel polyprenylated acylphloroglucinol derivative isolated from *Garcinia cowa* Roxb., were examined for its development as a novel drug targeting colon cancer. GUTK concentration-and time-dependently reduced the viability of human colon cancer HT - 29 cells (IC_{50} value 5.39 ± 0.22 μM) without affecting the viability of normal human colon epithelial CCD 841 CoN cells and induced G_0/G_1 cell cycle arrest in HT - 29 cells by down-regulating cyclins D1, D3 and cyclin-dependent kinases 4 and 6, while selectively restoring $p21^{Waf1/Cip1}$ and $p27^{Kip1}$ to levels comparable to those observed in normal colon cells, without affecting their levels in normal cells. GUTK (10.0 μM) induced cleavage of PARP, caspases - 3, - 8 and - 9 and chromatin condensation to stimulate caspase - 3 - mediated apoptosis. The addition of a JNK inhibitor, SP600125, partially reversed GUTK-induced caspase - 3 activity, indicating the possible involvement of JNK in GUTK-induced apoptosis. Furthermore, GUTK (10 millig/kg, i.p.) significantly decreased the tumor volume in a syngeneic colon tumor model when used alone or in combination with 5 - fluorouracil without toxicity to the mice. Immunohistochemical staining of the tumor sections revealed a mechanism involving an increase in cleaved caspase - 3 and a decrease in cell proliferation marker Ki - 67. Our results support GUTK as a promising novel, potent and selective antitumor drug candidate for colon cancer.

44. Int J Cancer. 2012 Sep; 131(6): 1445 - 1454.

A new anticancer compound, oblongifolin C, inhibits tumor growth and promotes apoptosis in HeLa cells through Bax activation

Abstract

Oblongifolin C (OC) was identified as a potent apoptosis inducer from an herbal plant, *Garcinia yunnanensis*, during our previous bioassay-guided drug screening. In this study, we investigated the signaling pathways through which OC activated apoptosis in HeLa cells. We also compared the IC_{50} values of OC with that of etoposide, paclitaxel and vinblastine in multiple cancer cell lines including HER2 and P-glycoprotein overexpressing cells. In addition, the *in vivo* antitumor effect of OC was studied in nude mice model. Our results showed that OC induced a caspase-dependent apoptosis by triggering a series of events in HeLa cells including Bax translocation, cytochrome c release, caspase − 3 activation, chromosome fragmentation followed by caspase − 8 activation, Bid cleavage and eventually cell death. Addition of a pan-caspase inhibitor or overexpression of an anti-apoptotic protein, Bcl − xL, prevented OC-induced cell death. Moreover, OC exhibited a wide anticancer spectrum in multiple cancer cell lines with comparable IC_{50} values, regardless of the expression levels of HER2 and P-glycoprotein. In contrast, the IC_{50} values of three clinical anticancer drugs, etoposide, paclitaxel and vinblastine were significantly elevated in HER2 and/or P-glycoprotein overexpressing cells. Furthermore, OC showed a similar antitumor effect but lower general toxicity than etoposide against xenografted human tumors in nude mice model. All these data suggested that OC is a promising apoptosis inducer with the potential to be developed into a clinical anticancer drug.

45. Apoptosis. 2012 Aug; 17(8): 842 − 851.

Apoptosis induced by 1, 3, 6, 7 − tetrahydroxyxanthone in hepatocellular carcinoma and proteomic analysis

Abstract

Gamboge is a traditional Chinese medicine and our previous study showed that gambogic acid and gambogenic acid suppress the proliferation of HCC cells. In the present study, another active component, 1, 3, 6, 7 − tetrahydroxyxanthone (TTA), was identified to effectively suppress HCC cell growth. In addition, our Hoechst-PI staining and flow cytometry analyses indicated that TTA induced apoptosis in HCC cells. In order to identify the targets of TTA in HCC cells, a two-dimensional gel electrophoresis was performed, and proteins in different expressions were identified by MALDA-TOF MS and MS/MS analyses. In summary, eighteen proteins with different expressions were identified in which twelve were up-regulated and six were down-regulated. Among them, the four most distinctively expressed proteins were further studied and validated by western blotting. The β - tubulin and translationally controlled tumor protein were decreased while the $14 - 3 - 3\sigma$ and P16 protein expressions were up-regulated. In addition, TTA suppressed tumorigenesis partially through P16 - pRb signaling. $14 - 3 - 3\sigma$ silence reversed the suppressive effect of cell growth and apoptosis induced by introducing TTA. In conclusion, TTA effectively suppressed cell growth through, at least partially, up-regulation of P16 and $14 - 3 - 3\sigma$.

46. J Proteomics. 2012 Aug; 75(15): 4833 - 4843.

Heat shock protein 27 mediates the effect of 1, 3, 5 - trihydroxy - 13, 13 - dimethyl - 2H-pyran [7, 6 - b] xanthone on mitochondrial apoptosis in hepatocellular carcinoma

Abstract

Hepatocellular carcinoma (HCC) is a global public health problem which causes approximately 500, 000 deaths annually. Considering that the limited therapeutic options for HCC, novel therapeutic targets and drugs are urgently needed. In this study, we discovered that 1, 3, 5 - trihydroxy - 13, 13 - dimethyl - $2H$ - pyran [7, 6 - b] xanthone (TDP), isolated from the traditional Chinese medicinal herb, *Garcinia oblongifolia*, effectively inhibited cell growth and induced the caspase-dependent mitochondrial apoptosis in HCC. A two-dimensional gel electrophoresis and mass spectrometry-based comparative proteomics were performed to find the molecular targets of TDP in HCC cells. Eighteen proteins were identified as differently expressed, with Hsp27 protein being one of the most significantly down-regulated proteins induced by TDP. In addition, the following gain- and loss-of-function studies indicated that Hsp27 mediates mitochondrial apoptosis induced by TDP. Furthermore, a nude mice model also demonstrated the suppressive effect of TDP on HCC. Our study suggests that TDP plays apoptosis-inducing roles by strongly suppressing the Hsp27 expression that is specifically associated with the mitochondrial death of the caspase-dependent pathway. In conclusion, TDP may be a potential anti-cancer drug candidate, especially to cancers with an abnormally high expression of Hsp27.

47. J Nat Prod. 2012 Aug; 75(8): 1459 - 1464.

Bioassay-guided isolation of prenylated xanthones and polycyclic acylphloroglucinols from the leaves of *Garcinia nujiangensis*

Abstract

Bioassay-guided fractionation of the acetone extract of the leaves of *Garcinia nujiangensis* resulted in the isolation of two new prenylated xanthones, nujiangexanthones A（1）and B（2），three new polycyclic polyprenylated acylphloroglucinols，nujiangefolins A－C（3－5），and 10 known related analogues. The structures of compounds 1－5 were elucidated by interpretation of their spectroscopic data. Compounds 3 and 4 are unusual polycyclic polyprenylated acylphloroglucinols in which the enol hydroxy group forms a six-membered ring with a benzene ring carbon. The compounds isolated were evaluated for their cytotoxic effects against 11 cancer cell lines and immortalized MIHA normal liver cells，and the test substances demonstrated selectivity toward the cancer cells. Isojacareubin（6）was found to be the most potent cytotoxic compound of those tested.

48. Bioorg Med Chem Lett. 2012 Mar; 22(6): 2350－2353.

Identification and evaluation of apoptotic compounds from *Garcinia oligantha*

Abstract

Four new compounds, oliganthins A－D（1－4），and one known caged xanthone gaudichaudione H（5）were isolated from the stems of *Garcinia oligantha*. The structures of the new compounds were elucidated by spectroscopic evidences. All of the five compounds were evaluated for their apoptosis-inducing effects using HeLa－C3 cells which have been genetically engineered to produce a fluorescent biosensor capable of detecting caspase－3 activation. All of them induced cell apoptosis at 10 μM or lower concentrations. The apoptotic activity of oliganthins A，B and gaudichaudione H were further confirmed by detecting the cleavage of PARP，which is the substrate of activated caspase－3，in these compounds-treated cells using the method of Western blot. Moreover，the values of IC$_{50}$ were measured for all five compounds on HeLa cells using the MTT assay. Among them，gaudichaudione H had the lowest IC$_{50}$ value of 0.90 μM，while the other four new compounds had IC$_{50}$ values of 1.58，1.52，4.15，and 7.82 μM，respectively. These results show that gaudichaudione H has the strongest apoptosis-inducing effect and cell growth inhibition effect among these xanthones and it may have the potential to be developed into a new anticancer agent.

49. Anal Chim Acta. 2010 Sep; 678(1): 96－107.

Qualitative and quantitative analysis of polycyclic polyprenylated acylphloroglucinols from

Garcinia species using ultra performance liquid chromatography coupled with electrospray ionization quadrupole time-of-flight tandem mass spectrometry

Abstract

Polycyclic polyprenylated acylphloroglucinols（PPAPs）are a group of natural products isolated from different *Garcinia* species with a wide range of important biological activities. In this study，an ultra performance liquid chromatography（UPLC）coupled to photodiode-array detection and quadrupole time-of-flight mass spectrometry（Q－TOF）method was developed to characterize 16 PPAPs in 10 *Garcinia* species. In source dissociation techniques based on cone voltage fragmentation were used to fragment the deprotonated molecules and multiple mass spectrometry（MS/MS）using ramping collision energy were used to further break down the resulting product ions. The resulting characteristic fragment ions were generated by cleavage of C1－C5 bond and C7－C8 bond through concerted pericyclic reaction，which is especially valuable for differentiating three types of PPAPs isomers. As such，two new PPAPs isomers present in minor amount in the extracts of *Garcinia oblongifolia* were tentatively characterized by comparing their tandem mass spectra to the known ones. In addition，an UPLC－Q－TOF－MS method was validated for the quantitative determination of PPAPs. The method exhibited limits of detection from 2.7 to 21.4 ng/ml and intra-day and inter-day variations were less than 3.7% and the recovery was in the range of 89%－107% with RSD less than 9.0%. This UPLC－Q－TOF－MS method has successfully been applied to quantify 16 PPAPs in 32 samples of 10 *Garcinia* species，which were found to be a rich source of PPAPs.

50. J Nat Prod. 2010 Aug; 73（8）: 1355－1359.

Apoptosis effects of polyprenylated benzoylphloroglucinol derivatives from the twigs of *Garcinia multiflora*

Abstract

With bioassay-guided fractionation，five new polyprenylated benzoylphloroglucinol derivatives，garcimultiflorone D（1），18－hydroxygarcimultiflorone D（2），garcimultiflorone E（3），garcimultiflorone F（4），and isogarcimultiflorone F（5），and five known compounds，guttiferone E（6），guttiferone F（7），aristophenone A（8），isoxanthochymol（9），and morelloflavone（10），were isolated from the acetone extract of the twigs of *Garcinia multiflora*. The compounds were evaluated for their apoptotic effects against HeLa‐C3 cells, which have been genetically engineered to produce a fluorescent biosensor capable of detecting caspase‐3 activation. Compounds 1 and 3‐9 activate caspase‐3 in HeLa‐C3 cells within 72 h after treatment at a concentration of 100 μM or lower. In particular, compounds 6, 8, and 9 showed strong apoptosis-inducing effects at a concentration of 25 μM.

51. Bioorg Med Chem. 2010 Jul; 18(14): 4957‐4964.

Identification and evaluation of apoptotic compounds from *Garcinia paucinervis*

Abstract

Four new compounds, paucinervins A‐D (1‐4), and 15 known ones were isolated from the leaves of *Garcinia paucinervis*. The structures of the new compounds were elucidated by spectroscopic evidences. All of the 19 compounds were evaluated for their apoptosis-inducing effects using HeLa‐C3 cells which have been genetically engineered to possess a fluorescent biosensor capable of detecting caspase‐3 activation. Eight of them were found to activate caspase‐3 in HeLa‐C3 cells within 72 h at the concentration of 25 μM. Moreover, the values of IC$_{50}$ were measured for all four new compounds on HeLa cells using the MTT assay. Among them, compound 2 (paucinervin B) had the lowest IC$_{50}$ value of 9.5 μM, while the other three new compounds had much higher IC$_{50}$ values of 29.5, 52.5, and 95.6 μM, respectively. This result shows that paucinervin B has the strongest inhibitory effect against HeLa cell growth among these four newly identified paucinervins and it may have the potential to be developed into a new anticancer candidate.

52. Tetrahedron Lett. 2010 May; 51(18): 2442‐2446.

Novel polyisoprenylated benzophenone derivatives from *Garcinia paucinervis*

Abstract

Four novel polyisoprenylated benzophenone derivatives, paucinones A‐D (1‐4), were isolated from the leaves of the plant *Garcinia paucinervis*. Paucinones A‐C (1‐3) contained an unexpected cyclohexane-spiro-tetrahydrofuran moiety. A 1‐methylene‐3, 3‐dimethylcyclohexane group never reported before was found in the structure of paucinone D (4). The structures of these compounds were elucidated with spectroscopic evidences. The relative stereochemistries of 1‐4 were determined by NOESY correlations. These compounds showed significant cytotoxicities against HeLa cells.

53. J Nat Prod. 2010 Feb; 73(2): 104 – 108.

Cytotoxic acylphloroglucinol derivatives from the twigs of *Garcinia cowa*

Abstract

An unusual polyprenylated acylphloroglucinol derivative unsubstituted at C – 2 and C – 6, garcicowin A (1), together with three other new (garcicowins B – D, 2 – 4) and nine known analogues, was isolated and characterized from the twigs of *Garcinia cowa*. The structures of 1 – 4 were elucidated by interpretation of their spectroscopic data. The compounds isolated were evaluated for their cytotoxicity against two cancer cell lines (HT – 29 and HCT116) and against normal colon cells (CCD – 18Co), and the results demonstrated their selective toxicity toward the cancer cells.

54. Curr Med Chem. 2009; 16(28): 3775 – 3796.

Caged *Garcinia* xanthones: development since 1937

Abstract

Caged xanthones, characterized by a unique 4 – oxa-tricyclo[4.3.1.0(3, 7)]dec – 2 – one scaffold, are a special class of bioactive components mainly derived from the *Garcinia* genus (Guttiferae family). Around 100 compounds from this family have been reported to date and most of them have potent antitumor activity, with gambogic acid being the best representative. During the past decades, inspired by the unusual caged skeleton and remarkable bioactivity, scientists from various fields have shown increasing interest on these promising natural products. In this review, the plant resources, structural characteristics, total synthesis, biological activity and mechanisms of action, structure activity relationship, and anticancer drug development of these caged xanthones are described.

55. J Am Soc Mass Spectrom. 2009 Oct; 20(10): 1846 – 1850.

Screening of polycyclic polyprenylated acylphloroglucinols from *Garcinia* species using precursor ion discovery (PID) scan and ultra performance liquid chromatography electrospray ionization Q – TOF tandem mass spectrometry

Abstract

A strategy was newly developed to rapidly screen polycyclic polyprenylated acyl-phloroglucinols (PPAPs) from the plant matrices of nine *Garcinia* species using ultraperformance liquid chromatography (UPLC) coupled with comprehensive mass spectrometric approaches including precursor ion discovery (PID) and tandem mass (MS/MS) scans. The PPAPs share the same diagnostic product ion at m/z 177.02 in positive MS/MS scan, which may be increased as the base peak by ramping the cone voltage from 45 to 100 V. With this ramping cone voltage PID scan, it is feasible to selectively screen the PPAPs from 29 samples of nine *Garcinia* species. This approach has proven to be a powerful, highly selective, and sensitive tool for rapid screening and detection of nontargeted components in natural products before the purification and structural elucidation process.

56. J Chromatogr B Analyt Technol Biomed Life Sci. 2009 Feb; 877(4): 401 - 407.

Bioassay guided discovery of apoptosis inducers from gamboge by high-speed counter-current chromatography and high-pressure liquid chromatography/electrospray ionization quadrupole time-of-flight mass spectrometry

Abstract

A screening system, composed of high-speed counter-current chromatography and high-pressure liquid chromatography/electrospray ionization quadrupole time-of-flight mass spectrometry, was established to find bioactive lead compound. This system succeeded in discovering apoptosis inducers from gamboge, the resin of *Garcinia hanburyi*. High-speed counter-current chromatography was used to provide well-separated fractions for bioassay and the resulted active fractions were rapidly identified using high-pressure liquid chromatography/electrospray ionization quadrupole time-of-flight mass spectrometry. The solvent system of n-hexane/ethyl acetate/methanol/water was optimized to the ratio of 7 : 3 : 7 : 3 (v/v/v/v) by a K value analysis. As a result, two active fractions were obtained. They showed apoptosis inducing effects as potent as that of taxol (500 nM) at the concentration of 1 μg/ml. Gambogenic acid (72.1%) and epimeric isogambogic acids (25.3%) were identified in one of the fractions. The other active fraction mainly contained two epimeric mixtures, gambogic acids (68.7%) and gambogoic acids (26.9%). Among them, gambogenic acid, without epimerization, has priority to be lead compound.

57. Proteomics. 2009 Jan; 9(2): 242 - 253.

Proteomic identification of molecular targets of gambogic acid: Role of stathmin in hepatocellular carcinoma

Abstract

Gamboge has been developed as an injectable drug for cancer treatment in China. In this study, the inhibition ratio and their IC_{50} values of two derivatives from Gamboge in hepatocellular carcinoma (HCC) were determined. Proteomic approach was employed to reveal the target proteins of these two derivatives, gambogic acid (GA), and gambogenic acid (GEA). HCC cells were cultured under varied conditions with the addition of either GA or GEA. Twenty differentially expressed proteins were identified and the four most distinctly expressed proteins were further validated by Western blotting. GA and GEA revealed inhibitory effects on HCC cell proliferation. The expression of cyclin-dependent kinase 4 inhibitor A and guanine nucleotide-binding protein beta subunit 1 were upregulated by both xanthones, whilst the expression of 14 - 3 - 3 protein sigma and stathmin 1 (STMN1) were downregulated. Furthermore, overexpression of STMN1 in HCC cells decreased their sensitivity, whilst small interfering RNAs targeting STMN1 enhanced their sensitivity to GA and GEA. In conclusion, our study suggested for the first time that STMN1 might be a major target for GA and GEA in combating HCC. Further investigation may lead to a new generation of anticancer drugs exerting synergistic effect with conventional therapy, thus to promote treatment efficacy.

58. J Nat Prod. 2009 Jan; 72(1): 130 - 135.

Bioassay-guided isolation of xanthones and polycyclic prenylated acylphloroglucinols from *Garcinia oblongifolia*

Abstract

Bioassay-guided fractionation of the acetone extract of the bark of *Garcinia oblongifolia* has resulted in the isolation of three new xanthones, oblongixanthones A - C (1 - 3), three new polyprenylated benzoylphloroglucinols, oblongifolins E - G (4 - 6), and 12 known compounds. Oblongifolins I (5) and J (6) are the first natural products that have similar structural features to those of two known oxidation products of garcinol. The structures of the new compounds 1 - 6 were characterized by spectroscopic data interpretation. All isolates were assayed for their apoptosis-inducing effects against HeLa - C3 cells. Oblongifolin C (16) was found to be the most potent apoptotic inducer of the compounds evaluated.

59. Chem Biodivers. 2008 Dec; 5(12): 2710 - 2717.

Polyprenylated xanthones from *Garcinia lancilimba* showing apoptotic effects against HeLa - C3 cells

Abstract

Three new prenylated xanthones, 1 - 3, along with ten known compounds, were isolated from the stem bark of *Garcinia lancilimba*. Their structures were elucidated by extensive spectroscopic analysis, including 1D - and 2D - NMR spectra, as well as HR - MS experiments. Some of these compounds showed apoptotic effects or growth-inhibition effects against HeLa cells expressing a caspase sensor protein.

60. J Agric Food Chem. 2008 Dec; 56(23): 11144 - 11150.

Bioassay and ultraperformance liquid chromatography/mass spectrometry guided isolation of apoptosis-inducing benzophenones and xanthones from the pericarp of *Garcinia yunnanensis* Hu

Abstract

Bioassay and ultraperformance liquid chromatography/photodiode array/mass spectrometry (UPLC/PDA/MS) guided isolation of the apoptosis-inducing active metabolites on HeLa - C3 cells from the pericarp of *Garcinia yunnanensis* (Guttiferae) yielded five active compounds, including the new garciyunnanins A (1) and B (2). The structures of the compounds were elucidated by comprehensive nuclear magnetic resonance and mass spectrometry analysis. Garciyunnanin B (2), featured with a natural tetracyclic xanthone skeleton derived from a polyisoprenylated benzophenone, is structurally interesting since it can be seen as an evidence of the previously described cyclization of garcinol by 2, 2 - diphenyl - 1 - picrylhydrazyl (DPPH). Garciyunnanin A (1) contains a 3 - monohydroxy benzophenone skeleton, which is rarely found in *Garcinia* species. Both new compounds induce HeLa - C3 cells into apoptosis after 72 h of incubation at 15 μM. It is noteworthy that oblongifolin C (4), the major constituent of this plant, has proved to be the most active one among the isolates for inducing apoptotic cell death in cervical cancer derived HeLa - C3 sensor cells.

61. Anal Chim Acta. 2008 Nov; 629(1 - 2): 104 - 118.

Analysis of caged xanthones from the resin of *Garcinia hanburyi* using ultraperformance liquid chromatography/electrospray ionization quadrupole time-of-flight tandem mass

spectrometry

Abstract

On-line ultra high-performance liquid chromatography（UHPLC）coupled with electrospray quadrupole time-of-flight tandem mass spectrometry（ESI‐QTOF‐MS/MS/MS）has been developed for the analysis of a series of caged xanthones in the resin of *Garcinia hanburyi*. The fragmentation of protonated molecular ions for 12 known cadged xanthones was carried out using low-energy collision-induced electrospray ionization tandem mass spectrometry. It was found that Retro-Diels-Alder rearrangement occurred in the CID processes and produced the characteristic fragment ions，which are especially valuable for the identification of this class of xanthones. The fragmentation differential between some cis-，trans-isomers was uncovered. Computation methods were utilized to rationalize the observed MS behaviors. On-line UHPLC‐ESI‐MS/MS/MS method has proved to be rapid and efficient in that within 6 min，15 caged scaffold xanthones，including three pairs of epimers and four pairs of isomers in gamboges，were effectively separated and identified. Among them，two known，namely isogambogenin（13）and isomorellinol（14）and one likely new caged *Garcinia* xanthones from the *Garcinia hanburyi* were tentatively characterized based on the tandem mass spectra of known ones.

62. J Chromatogr A. 2008 Oct；1206（2）：131‐139.

Characterization of polyprenylated xanthones in *Garcinia xipshuanbannaensis* using liquid chromatography coupled with electrospray ionization quadrupole time-of-flight tandem mass spectrometry

Abstract

A reliable and sensitive on-line high-performance liquid chromatography（HPLC）coupled with electrospray quadrupole time-of-flight tandem mass spectrometry（ESI‐QTOF‐MS/MS/MS）method has been optimized and established for the analysis of polyprenylated xanthones in the plant *Garcinia xipshuanbannaensis*. Collision induced MS/MS techniques were used to fragment the precursor molecular ions and MS/MS/MS techniques based on cone voltage fragmentation were used to further break down the resulting product ions sequentially. It was found that Retro-Diels-Alder rearrangement occurred from the xanthone skeleton in the MS/MS/MS process and produced characteristic fragment ions，which are useful for differentiating some positional isomers containing the prenyl unit on the A ring or B ring. Complementary fragmentation information, for instance the successive loss of prenyl residues, is also valuable for the identification of this class of xanthones. Under optimized HPLC - MS/ MS/MS method, a total of 15 prenylated xanthones could be separated within 10 min. This method also provided information about the molecular formula of a precursor molecule and its fragments, which could be used for dereplication of known or likely new prenylated xanthones in *Garcinia* plants before the purification and structural elucidation process.

63. Phytochemistry. 2008 Aug; 69(11): 2187 - 2192.

Xanthones with growth inhibition against HeLa cells from *Garcinia xipshuanbannaensis*

Abstract

Eight prenylated xanthones, bannaxanthones A - H (1 - 8), together with seven known compounds, were isolated from the acetone extract of the twigs of *Garcinia xipshuanbannaensis*. Their structures were elucidated by spectroscopic data interpretation. The cytotoxic activities of these compounds were evaluated using the MTT method. The results showed that xanthones with an unsaturated prenyl group had stronger cytotoxic activity against cancer cells, whereas those with hydroxylated prenyl groups had none.

64. Biomed Chromatogr. 2008 Jun; 22(6): 637 - 644.

Improved high-performance liquid chromatographic method for simultaneous determination of 12 cytotoxic caged xanthones in gamboges, a potential anticancer resin from *Garcinia hanburyi*

Abstract

The potential anti-tumor activity of gamboges, a herbal medicine derived from *Garcinia hanburyi*, has increasingly gained the interest of scientist worldwide. The major components of gamboges are cytotoxic caged xanthones. In the present study, an improved HPLC method was developed to simultaneously quantify 12 caged xanthones, including three pairs of epimers and four pairs of trans-cis isomers, i.e. forbesione, isomorellic acid, morellic acid, R - 30 - hydroxygambogic acid, S - 30 - hydroxygambogic acid, isogambogenic acid, gambogenic acid, gambogellic acid, R - isogambogic acid, S - isogambogic acid, R - gambogic acid and S - gambogic acid. This method was validated to be sensitive, precise and accurate with limits of detection of 0.03 - 0.08 μg/ml, overall intra-day and inter-day variations less than 7.9% and overall recovery over 93.2%. The correlation coefficients (r^2) of the calibration curves were higher than 0.995 for all analytes. The newly established method was successfully applied to reveal the difference in the chemical profiles and contents of these analytes in gamboges from different origins. It can be concluded that this method was not only an effective quality control method to ensure the safety and efficacy consistency of gamboges, but also a useful tool for screening and determining more potent cytotoxic xanthones with potential anticancer activity.

65. Chem Pharm Bull (Tokyo). 2007 Jun; 55(6): 950 - 952.
Two new xanthones isolated from the stem bark of *Garcinia lancilimba*

Abstract

Two new xanthones, 1, 5, 6 - trihydroxy - 6', 6' - dimethyl - 2H - pyrano(2', 3' : 3, 4)- 2 -(3 - methylbut - 2 - enyl) xanthone (1) and 1, 6, 7 - trihydroxy - 6', 6' - dimethyl - 2H - pyrano(2', 3' : 3, 2)- 4 -(3 - methylbut - 2 - enyl) xanthone (2), have been isolated from the stem bark of *Garcinia lancilimba* (Guttiferae), together with six known xanthones. Their structures were identified on the basis of extensive spectral evidence including detailed 2D - NMR and HR - MS data. Two new compounds showed moderate inhibitory effect on human breast cancer MDA - MB - 435S cell line.

66. Chem Biodivers. 2007 May; 4(5): 940 - 946.
Cytotoxic prenylated phenolic compounds from the twig bark of *Garcinia xanthochymus*

Abstract

Three new hydroxylated xanthones with prenyl or geranyl substituents, compounds 1 - 3, were isolated from the twig bark of *Garcinia xanthochymus*, along with the four known compounds 1, 4, 5, 6 - tetrahydroxy - 7, 8 - diprenylxanthone (4), 1, 3, 5, 6 - tetrahydroxy - 4, 7, 8 - triprenylxanthone (5), garciniaxanthone E (6), and 6 - prenylapigenin (7). Their structures were elucidated by extensive spectroscopic analysis, including 1D - and 2D - NMR as well as HR - MS experiments. All compounds showed moderate cytotoxicities against breast cancer (MDA - MB - 435S) and lung adenocarcinoma (A549) cell lines, but lacked antifungal activity against *Candida albicans*.

67. J Sep Sci. 2007 Feb; 30(3): 304 - 309.

Rapid determination of polyprenylated xanthones in gamboges resin of *Garcinia hanburyi* by HPLC

Abstract

A rapid ion-pair HPLC method was developed and validated for the determination of eight polyprenylated xanthones including three pairs of epimers, namely morellic acid（MA）, 30 - hydroxygambogic acid（HGA）, 30 - hydroxyepigambogic acid（HEGA）, isogambogic acid（IGA）, epiisogambogic acid（EIGA）, gambogenic acid（GNA）, gambogic acid（GA）, and epigambogic acid（EGA）, in gamboge resin of *Garcinia hanburyi*. The separation was performed on a narrow bore C_8 column with isocratic elution using a mixture of methanol - ACN - 40 mM KH_2PO_4 buffer（37.5 : 37.5 : 25 v/v/v, containing 0.1% tetradecyltrimethylammonium bromide）. The newly developed method was used to determine the contents of the eight compounds present in the gamboge. Results showed that GA and EGA are the dominant components of gamboge. The content ratio of each epimer pair remained constant, indicating that the content ratio of epimers can be used as a specific characteristic for the quality control of gamboge.

68. J Chromatogr A. 2006 Sep; 1127(1 - 2): 298 - 301.

Preparative separation of gambogic acid and its C - 2 epimer using recycling high-speed counter-current chromatography

Abstract

A recycling counter-current chromatographic system was first set up with high-speed counter-current chromatography instrument coupled with a column switching valve. This system was first successfully applied to the preparative separation of epimers, gambogic acid and epigambogic acid from *Garcinia hanburyi* using *n*-hexane-methanol- water （5 : 4 : 1, v/v/v） as the two-phase solvent system. As a result, 28.2 mg gambogic acid and 18.4 mg epigambogic acid were separated from 50 mg of mixture. Their purities were both above 97% as determined by HPLC. The chemical structures were then identified by their ^{1}H NMR and ^{13}C NMR spectra.

69. Chin J Nat Med. 2006 May; 4 (3): 210 - 214.

Characterization and quantitative analysis of xanthones in Gamboges

Abstract

AIM: To characterize and quantitatively analyze the xanthones in gamboges. **METHOD**: A simple and rapid HPLC method was used. **RESULTS**: Seven major xanthones of gamboges were characterized to be isomorellic acid (1), morellic acid (2), isogambogenic acid (3), gambogenic acid (5), isogambogic acid (6), gambogic acid (7), and 30 - hydroxygambogic acid (4) by LC/ ESI - MS, respectively. The validation of the quantitative method was performed accordingly. Seven samples from different regions of China and India were examined. They showed similar chromatographic patterns in the HPLC fingerprints, containing the above-mentioned seven major constituents as the characteristic markers. The relative retention time and relative peak area of these characteristic peaks were calculated and set as important parameters for the fingerprinting identification of gamboges.

70. Planta Med. 2006 Feb; 72(3): 281 - 284.

Gambogic acid and epigambogic acid, C - 2 epimers with novel anticancer effects from *Garcinia hanburyi*

Abstract

Gambogic acid, usually isolated as an inseparable stereomeric mixture of C - 2 epimers, was newly separated into two epimers (1 and 2) from the gamboges of *Garcinia hanburyi*. The stereochemistry at C - 2 was clearly defined by extensive spectroscopic analysis and direct comparison of NMR and HPLC data with those of the known *R* - epimer. Both epimers were examined for their cytotoxicities against human leukemia K562 (K562/S) and doxorubicin-resistant K562 (K562/R) cell lines. Different from doxorubicin (IC$_{50}$ = 10.78 μM for K562/R and 0.66 μM for K562/S), epimers1 and 2 exhibited similar activities against both cell lines (IC$_{50}$ = 1.32 and 0.89 μM for 1, IC$_{50}$ = 1.11 and 0.86 μM for 2). These results suggested that both epimers were not multidrug resistance (MDR) substrates. Furthermore, epimers 1 and 2 were tested for their inhibitory effects against six human cytochrome P - 450 enzymes. Epimers 1 and 2 showed little inhibitory effects toward five of the enzymes except CYP2C9. Interestingly, when tested against CYP2C9, *S* - epimer 2 had an inhibitory effect 20 - fold stronger than that of *R* - epimer 1.

71. Chem Pharm Bull (Tokyo). 2006 Feb; 54(2): 265 - 267.

Cytotoxic polyprenylated xanthones from the resin of *Garcinia hanburyi*

Abstract

Thirteen xanthones（1 - 13）were isolated from the resin of *Garcinia hanburyi*. Among them, two new compounds（namely gaudichaudic acid, and isogambogenic acid, 1, 2）, and one new natural product（deoxygaudichaudione A, 3）were identified on the basis of extensive spectral evidence including detailed 2D - NMR data. Ten of these xanthones were tested for their cytotoxicities against human leukemia K562（K562/S）and doxorubicin-resistant K562（K562/R）cell lines, and showed similar inhibitory effects on both cell lines, suggesting that this group of polyprenylated xanthones might not be multidrug resistance（MDR）substrates.

72. Chem Biodivers. 2006 Jan; 3(1): 101 - 105.

A pair of novel cytotoxic polyprenylated xanthone epimers from Gamboges

Abstract

Two new polyprenylated xanthone epimers were isolated from gamboges of *Garcinia hanburyi*, and identified by detailed spectroscopic analysis as 30 - hydroxygambogic acid（2a）and its（2*S*)-epimer 30 - hydroxyepigambogic acid（2b）. Both compounds exhibited significant cytotoxicities against the human leukemia K562/S and the corresponding doxorubicin-resistant K562/R cell lines.

73. Biol Pharm Bull. 2005 Dec; 28(12): 2335 - 2337.

Stability and cytotoxicity of gambogic acid and its derivative, gambogoic acid

Abstract

In this study, the stability of gambogic acid（GA）, a polyprenylated xanthone with potent cytotoxicities against various cancer cell lines, was evaluated under several experimental conditions including addition of acids, alkalis and organic solvents. GA was stable when dissolved in acetone, acetonitrile, and chloroform, even when acids were added. However, a new derivative was produced after GA was stored in the methanol solution for a week at room temperature. The addition of alkalis could increase the rate of this chemical transformation. This derivative was determined to be gambogoic acid（GOA）by the HPLC - MS comparison with the known compound. GOA was proposed to be the product of neuclophilic addition of methanol to the olefinic bond at C - 10 of GA. Furthermore, when these two compounds were tested for their cytotoxicity, GOA showed significantly weaker inhibitory effects than GA. It was therefore deduced that the alpha, beta-unsaturated carbonyl moiety at C‐10 contributed to the cytotoxicity of gambogic acid.

74. Chem Pharm Bull (Tokyo). 2005 Aug; 53(8): 1034‐1036.

Complete NMR assignments of the antibacterial biflavonoid GB1 from *Garcinia kola*

Abstract

From the antibacterial fraction of the roots of *Garcinia kola*, 3″, 4′, 4‴, 5, 5″, 7, 7″‐heptahydroxy‐3, 8″‐biflavanone (GB1) was isolated as the major constituent, whose interesting conformations were studied on the basis of its 1D and 2D‐NMR spectra obtained at different temperatures and in different solvents. GB1 showed antibacterial activities against methicillin-resistant *Staphylococcus aureus* (MRSA) and vancomycin-resistant *enterococci* (VRE) with MIC of 32 and 128 μg/ml, respectively.

75. Molecules. 2017 Mar 23;22(4). pii: E508. doi: 10.3390/molecules22040508.

Molecularly Imprinted Polymers for Selective Extraction of Oblongifolin C from *Garcinia yunnanensis* Hu.

Abstract

Molecularly imprinted polymers (MIPs) were synthesized and applied for the selective extraction of oblongifolin C (OC) from fruit extracts of Garcinia yunnanensis Hu. A series of experiments and computational approaches were employed to improve the efficiency of screening for optimal MIP systems in the study. The molar ratio (1 : 4) was eventually chosen based on the comparison of the binding energy of the complexes between the template (OC) and the functional monomers using density functional theory (DFT) at the RI‐PBE‐D3‐gCP/def2‐TZVP level of theory. The binding characterization and the molecular recognition mechanism of MIPs were further explained using the molecular modeling method along with NMR and IR spectra data. The reusability of this approach was demonstrated in over 20 batch rebinding experiments. A mass of 140.5 mg of OC (>95% purity) was obtained from the 5 g extracts, with 2 g of MIPs with the best binding properties, through a gradient elution program from 35% to 70% methanol-water solution. At the same time, another structural analog, 46.5 mg of guttiferone K (GK) (>88% purity), was also obtained by the gradient elution procedure. Our results showed that the structural analogs could be separated from the crude extracts by the molecularly imprinted solid-phase extraction (MISPE) using a gradient elution procedure for the first time.

76. 世界科学技术-中医药现代化,2017,(02)：229－234.

山木瓜来源化合物 Griffipavixanthone 调节自噬和钙离子抑制肿瘤细胞生长

摘要

目的：本文主要探索藤黄属植物山木瓜中提取的天然小分子化合物 Griffipavixanthone 对肿瘤自噬的影响和作用机制。方法：以宫颈癌 He La 细胞株为体外研究模型,通过共聚焦显微术,流式细胞术和蛋白免疫印迹法检测 Griffipavixanthone 对自噬和钙离子信号通路的影响;同时使用裸鼠荷瘤模型,探索 Griffipavixanthone 体内的抗肿瘤作用。结果：Griffipavixanthone 浓度和时间依赖增加细胞内 GFP－LC3 点状结构,诱导 LC3 I 至 LC3 II 的转变,增加 SQSTM1 蛋白含量;同时,Griffipavixanthone 显著抑制 He La 细胞生长,并且在营养缺乏情况下,可以加速细胞死亡;此外,Griffipavixanthone 可以下调细胞内钙离子的浓度;最后体内实验表明 Griffipavixanthone 具有一定的抗肿瘤效果。结论：体内体外的研究结果表明 Griffipavixanthone 具有抗肿瘤作用,其作用机制可能和 Griffipavixanthone 抑制自噬通量和钙离子内流相关。

77. 世界科学技术-中医药现代化,2017,(02)：235－240.

Guttiferone K 诱导人前列腺癌 LNCaP 细胞 G0/1 期阻滞的作用研究

摘要

目的：本文主要观察从云南藤黄 Garcinia yunnanensis 中提取分离得到的多环多异戊烯基间苯三酚（Polycyclic Polyprenylated Acylphoroglucinols，PPAPs）类化合物 Guttiferone K(GUTK)对人前列腺癌 LNCaP 细胞增殖情况的影响。方法：取处于对数生长期的人前列腺癌 LNCaP 细胞,给予 GUTK。采用 MTT 法检测细胞增殖的情况;采用 PI 染色的流式分析法、BrdU 法及免疫细胞化学法检测细胞的周期分布;采用 Western Blotting 法检测 Cyclin A、p27 和激酶相关蛋白－2（S－Phase Kinase-Associated Protein 2，SKP2）蛋白水平的变化。结果：GUTK 呈时间和剂量依赖性地抑制人前列腺癌 LNCaP 细胞的增殖;GUTK 能够诱导人前列腺癌 LNCaP 细胞的 G0/1 期细胞周期阻滞;GUTK 能够下调人前列腺癌 LNCaP 细胞 Cyclin A 和 SKP2 蛋白的表达水平并上调 p27 蛋白的表达水平。结论：从云南藤黄中提取分离得到的化合物 GUTK 能够通过诱导人前列腺癌 LNCaP 细胞 G0/1 期细胞阻滞来抑制细胞的增殖,具有潜在的抗肿瘤作用。

78. 世界科学技术-中医药现代化,2017,(02)：241－246.

Guttiferone K 抑制胰腺癌的体内外活性研究

摘要

目的：本文主要探讨从藤黄属植物云南藤黄 Garcinia yunnanensis 中提取分离得到

的化合物 Guttiferone K(GUTK)抑制人胰腺癌增殖的体内外作用。方法：用 MTT 法检测 GUTK 对 5 株人胰腺癌细胞增殖的抑制作用；利用免疫印迹法检测凋亡相关蛋白 Caspase‑3、多聚二磷酸腺苷核糖聚合酶（Poly Adenosinediphosphate-Ribose Polymerase，PARP）和 Bcl‑x L 蛋白水平的变化；将人胰腺癌细胞 MIA Pa Ca‑2 接种到裸鼠胰腺上，腹腔注射 GUTK 进行干预，隔天给药，4 周后摘取小鼠胰腺肿瘤并检测瘤体积和瘤重；通过免疫组化法检测 cleaved Caspase‑3 在各组肿瘤组织中表达水平的差异。结果：GUTK 在低浓度时能有效抑制 5 种人胰腺癌细胞的增殖；GUTK 呈时间及剂量依赖地诱导 Caspase‑3 和 PARP 剪切，并下调 Bcl‑x L 的表达；体内实验表明 GUTK 能显著抑制胰腺癌裸鼠原位移植瘤的生长，并诱导 cleaved Caspase‑3 在肿瘤组织中的表达。结论：GUTK 在体内外均能诱导胰腺癌细胞的凋亡，具有潜在的抗胰腺癌作用，有望开发成治疗胰腺癌的药物。

79. 世界科学技术‑中医药现代化，2017，(02)：254‑259.
高速逆流色谱快速分离山竹子素的制备方法实验研究

摘要

目的：制备山竹子素（garcinol）化学对照品。方法：采用高速逆流色谱法，从多花山竹子、山木瓜、大叶藤黄三种藤黄属植物粗提物中快速分离化合物 garcinol，溶剂系统为正己烷‑乙酸乙酯‑95%乙醇‑水（8：8：12：4，体积比），上相做固定相，下相做流动相，仪器转速 850 rpm，温度 25℃，检测波长 254 nm，目标化合物馏分经 Sephadex LH‑20 凝胶柱柱色谱纯化，所得样品由高效液相色谱法检测纯度。结果：可从 104.765 g 多花山竹子枝、105.270 g 山木瓜枝、102.318 g 大叶藤黄果实中分离得到 garcinol 的量分别为 45 mg、281 mg、4 080 mg，纯度分别为 98.72%、98.36%、98.42%。结论：通过对比三种植物样品处理方法，结果以大叶藤黄果实作为原料时，正己烷‑乙酸乙酯‑95%乙醇‑水（5：5：5：5，体积比）萃取的上相浸膏，经高速逆流色谱法结合凝胶柱柱色谱法，可快速高效、大量制备化合物 garcinol。实验表明该方法效率高，可操作性强，制备量大。

80. 世界科学技术‑中医药现代化，2017，(02)：260‑264
LC‑MS 技术在藤黄属植物化学成分研究中的应用

摘要

藤黄属植物有着重要的经济及药用价值，一直以来都作为食品和民间药物被广泛使用，随着现代分析技术的发展，越来越多的植物化学研究也应用于藤黄属植物，其中，液相色谱‑质谱联用（LC‑MS）技术以其快速、精确等特点，被越来越多的研究者用于藤黄属植物的化学研究。本文根据已发表文献，通过总结 LC‑MS 技术在藤黄属植物化学成分的定性研究、辅助发现新化合物,以及定量研究等方面的应用进展,阐述 LC‐MS 技术在藤黄属植物化学研究中的研究现状,为今后藤黄属植物化学研究工作提供一定参考。

81. 世界中医药,2017,(02):377‐381.
云南藤黄提取物对人结肠癌裸鼠皮下移植瘤的抑制作用及其机制研究

摘要

目的:探讨云南藤黄提取物抑制裸鼠大肠癌植性实体瘤的作用机制。方法:建立裸鼠人结肠癌皮下移植瘤模型,随机分为:模型对照组、阳性对照组(5‐氟脲嘧啶)、云南藤黄提取物低、中、高剂量组。连续治疗 28 d,于末次给药后 12 h,剥取肿瘤,称重,计算抑瘤率;并检测肿瘤细胞凋亡情况;免疫组化法检测肿瘤组织中 cyclin E1,c-Met 和 hnRNPK 的表达。结果:云南藤黄提取物低、中、高剂量对肿瘤的抑瘤率分别为 12.5%、20.83% 和 29.17%,与空白对照组相比,差异有统计学意义($P<0.01$)。肿瘤细胞凋亡率增加,并且随着云南藤黄提取物浓度的增加而增加,具有剂量依赖性($P<0.05$)。云南藤黄提取物能明显降低肿瘤组织中 cyclin E1,c-Met 和 hnRNPK 的表达,具有剂量依赖性($P<0.01$)。结论:云南藤黄具有较好的体内抗肿瘤作用,可能是通过降低 cyclin E1,c-Met 和 hnRNPK 的表达,抑制肿瘤细胞在体内增殖。